国立障害者リハビリテーションセンター

編集
飛松 好子
浦上 裕子

社会復帰をめざす高次脳機能障害リハビリテーション

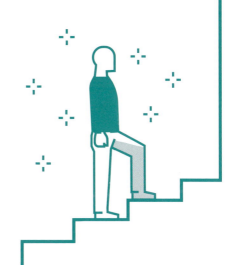

南江堂

執筆者一覧

■ 編　集

飛松　好子	とびまつ　よしこ	国立障害者リハビリテーションセンター
浦上　裕子	うらかみ　ゆうこ	国立障害者リハビリテーションセンター病院 精神科

■ 執　筆（執筆順）

浦上　裕子	うらかみ　ゆうこ	国立障害者リハビリテーションセンター病院 精神科
菅野　博也	かんの　ひろや	国立障害者リハビリテーションセンター病院 リハビリテーション部 臨床心理
野口　玲子	のぐち　れいこ	国立障害者リハビリテーションセンター病院 リハビリテーション部 臨床心理
色井　香織	いろい　かおり	国立障害者リハビリテーションセンター病院 リハビリテーション部 臨床心理
北條　具仁	ほうじょう　ともひと	国立障害者リハビリテーションセンター病院 リハビリテーション部 言語聴覚療法
山本　正浩	やまもと　まさひろ	国立障害者リハビリテーションセンター病院 リハビリテーション部 作業療法
大畑　秀央	おおはた　ひでなか	国立障害者リハビリテーションセンター病院 リハビリテーション部 言語聴覚療法
二宮充喜子	にのみや　みきこ	国立障害者リハビリテーションセンター病院 神経内科
君嶋　伸明	きみじま　のぶあき	国立障害者リハビリテーションセンター病院 リハビリテーション部 言語聴覚療法
百瀬　瑞穂	ももせ　みずほ	国立障害者リハビリテーションセンター病院 リハビリテーション部 言語聴覚療法
粟生田友子	あおうだ　ともこ	国立障害者リハビリテーションセンター病院 看護部
濱　　祐美	はま　ひろみ	国立障害者リハビリテーションセンター病院 リハビリテーション部 理学療法
田中　亮造	たなか　りょうぞう	国立障害者リハビリテーションセンター病院 リハビリテーション部 理学療法
樋口　幸治	ひぐち　ゆきはる	国立障害者リハビリテーションセンター病院 リハビリテーション部 リハビリテーション体育
岩渕　典仁	いわぶち　のりひさ	国立障害者リハビリテーションセンター病院 リハビリテーション部 リハビリテーション体育
高橋　春一	たかはし　はるかず	国立障害者リハビリテーションセンター学院 リハビリテーション体育学科
堤　　美穂	つつみ　みほ	国立障害者リハビリテーションセンター病院 看護部
上野久美子	うえの　くみこ	国立障害者リハビリテーションセンター病院 医事管理課 医療相談室
森　　曜子	もり　ようこ	国立障害者リハビリテーションセンター 自立支援局 総合支援課
茅根　孝雄	ちのね　たかお	国立障害者リハビリテーションセンター 自立支援局 函館視力障害センター 支援課
飯塚　真理	いいづか　まり	国立障害者リハビリテーションセンター 自立支援局 総合相談課
熊倉　良雄	くまくら　よしお	国立障害者リハビリテーションセンター 自立支援局 肢体機能訓練課
稼農　和久	かのう　かずひさ	全国健康保険協会 企画部 （前 国立障害者リハビリテーションセンター研究所 障害福祉研究部）
吉田　洋美	よしだ　ひろみ	国立障害者リハビリテーションセンター病院 医事管理課 医療相談室
西牧　謙吾	にしまき　けんご	国立障害者リハビリテーションセンター病院 児童精神科

序　文

　高次脳機能障害は外傷や疾病により認知機能の障害をきたした状態である．国立障害者リハビリテーションセンター病院，自立支援局においても，受傷後，発症後の医学的リハビリテーション，社会復帰にむけた生活自立訓練，就労移行支援を行ってきた．

　国立障害者リハビリテーションセンター病院には1990年代後半から少しずつ交通事故による頭部外傷後遺症患者が入院してくるようになったが，当時は高次脳機能障害という概念も，診断基準もなく，リハビリテーションの手法も確立していなかった．

　私が初めて受け持った患者さんは，若い男性だった．事故後1ヵ月半ほどで「もう治療は終わった」といわれて脳神経外科から転院してきた方で整形外科医からの紹介だった．運動機能はほぼ問題なかったが，意識清明とはいえず，かといって意識障害があるともいえず発動性の低下した状態だった．幸いなことに患者さんは自然回復に沿って食事をとるようになり，ADLは自立した．失調は残ったが，職業リハビリテーションに移行した．

　その後モデル事業が行われ，診断基準やリハビリテーションの手法がだんだん確立された．病院から自立支援局の社会的リハビリテーションへと移行し，受傷後の医学的リハビリテーションから社会的リハビリテーションを経て，社会復帰までを一連のものとしてとらえた高次脳機能障害のリハビリテーションをチームで取り組んできたが，そろそろこの取り組みをまとめる時期がきたと思われたので本書を皆で分担執筆した．

　本書では小児の高次脳機能障害や高次脳機能障害者の自動車運転など，現在的な課題にも触れられている．また，十分な情報，診断，リハビリテーションの手法が確立していなかった時期に受傷され，社会で適応障害を起こしている方々に入院していただき，高次脳機能障害を評価し，その後の生活に対する助言を行い，地域へとつなげる「評価入院」についても触れられている．

　高次脳機能障害のリハビリテーションに関する成書は多いが，本書の特徴は，リハビリテーションの入口から社会復帰までが一連の流れとして書かれていることと，現場の専門職が具体的に何をしたらよいのかがわかるように書かれていることである．

　本書を通じて1人でも多くの高次脳機能障害者のリハビリテーションが円滑にすすみ，社会復帰へとつながることを願っている．

2016年11月

飛松　好子

目　次

第1章　高次脳機能障害とは　　　　　　　　　　　　　　　　　　　浦上　裕子　1
- A．定　義　　2
- B．原　因　　3
- C．疫　学（年間の発症数／国内の現状）　　6
- D．医学的診断　　8

第2章　症　状　　　　　　　　　　　　　　　　　　　　　　　　　浦上　裕子　23
- A．意　識　　24
- B．記憶障害　　26
- C．注意障害　　34
- D．遂行機能障害　　40
- E．社会的行動障害　　48
- F．失語・失行・失認　　57

第3章　評　価　　69
- A．尺度と使い方　　70
  1. 記憶障害　………………………………　菅野　博也，野口　玲子，色井　香織　70
  2. 注意障害　……………………………………………………………　北條　具仁　77
  3. 遂行機能障害　………………………………………………………　山本　正浩　82
  4. 社会的行動障害　……………………………………………………　浦上　裕子　88
  5. 失語・失行・失認　…………………………………………………　大畑　秀央　95

第4章　合併症とその管理　　　　　　　　　　　　　　　　　　　　二宮充喜子　99
- A．中枢性運動障害　　100
- B．てんかん　　103

第5章　リハビリテーション（回復期） ... 107

A．リハビリテーションプログラム　浦上　裕子　108
B．機能回復訓練の実際 ... 117
  1．作業療法 ································ 山本　正浩　117
  2．言語療法 ···················· 君嶋　伸明，百瀬　瑞穂　126
  3．心理療法 ············ 菅野　博也，野口　玲子，色井　香織　133
  4．看　護 ···································· 粟生田友子　147
  5．理学療法 ······················· 濱　祐美，田中　亮造　165
  6．リハビリテーション体育—評価とメニュー ······ 樋口　幸治，岩渕　典仁，高橋　春一　171
C．薬物療法　浦上　裕子　181

第6章　退院にむけて ... 193

A．家族指導
浦上　裕子，堤　美穂，山本　正浩，濱　祐美，田中　亮造，
君嶋　伸明，菅野　博也，野口　玲子，色井　香織，樋口　幸治　194
B．家族学習会　上野久美子，森　曜子　202
C．環境調整　上野久美子，茅根　孝雄，飯塚　真理　205
D．車の運転　熊倉　良雄　211
E．生活訓練・就労支援への移行　浦上　裕子　229
F．職業リハビリテーションへの移行　浦上　裕子　235

第7章　慢性期の生活障害の支援・社会生活への介入　浦上　裕子　241

A．高次脳機能評価入院の実績から　242
B．高次脳機能専門外来の役割・地域との連携　247

第8章　生活を支える社会資源・法制度 ... 249

A．関連する法令と障害認定　稼農　和久　250
  1．障害者基本法 ································ 250
  2．精神保健福祉法 ······························· 252
  3．障害者総合支援法 ····························· 253
  4．介護保険法 ·································· 257
  5．障害認定 ···································· 260
  6．成年後見制度 ································ 261
B．意見書の書き方—精神障害者保健福祉手帳　浦上　裕子　263

第9章　地域の支援体制　　　　　上野久美子，吉田　洋美　269
- A．地域の支援体制　270
- B．地域生活に関する支援の相談窓口　271
- C．就労・職場復帰に関する支援機関および相談窓口　276
- D．高次脳機能障害に関する相談窓口　282

第10章　小児の高次脳機能障害　　　　　西牧　謙吾　283
- A．小児の高次脳機能障害　284

第11章　症例提示　　　　　浦上　裕子　295
- A．脳外傷に対する復職を目標としたリハビリテーションチームアプローチ　296
- B．重複する障害を合併する例　301

索　引　309

NATIONAL REHABILITATION CENTER
FOR PERSONS WITH DISABILITIES

第1章

高次脳機能障害とは

A 定義

　平成13年から5年間にわたり施行された高次脳機能障害支援モデル事業では，高次脳機能障害をもつ人たちに，その障害の特性を踏まえて適切な医学的リハビリテーションや生活訓練，就労・就学支援などを提供することが必要と考え，サービス提供への門戸を開くために行政的な見地から高次脳機能障害診断基準(診断基準)が作成された[1]．モデル事業では，高次脳機能障害標準的訓練プログラムも作成され，それぞれの医療機関の実情に応じて運用できるようなシステムが構成された．全国都道府県に支援拠点機関が設置され，支援拠点機関のネットワークが構築された．国立障害者リハビリテーションセンターは全国の拠点センターであり，高次脳機能障害情報・支援センターが設置され，高次脳機能障害に関する情報が随時提供されるようになった(表1)．

　高次脳機能障害支援モデル事業では「連続したケア」が提唱されてきた[1]．高次脳機能障害を早期に適切に医学的に診断し，慢性期においても医学的診断を行い，連続したケアにのせることが，生活障害の改善につながる．医学的リハビリテーション，生活訓練，職業リハビリテーションが連携して，回復期からの連続したリハビリテーションと支援を提供することによって高次脳機能障害者の社会参加の促進が期待できる．

表1　高次脳機能障害支援モデル事業によって構築されたもの
- (行政的)高次脳機能障害診断基準(第1章D．医学的診断参照)
- 高次脳機能障害標準的訓練プログラム，連続したケア
- 全国支援拠点機関，ネットワークの構築
- 高次脳機能障害情報・支援センター

文献
1) 中島八十一ほか(編)：高次脳機能障害の現状と診断基準．高次脳機能障害ハンドブック―診断から自立支援まで―，医学書院，p1-20，2006

B 原因

　脳損傷によって生じた機能障害の程度はさまざまであり，環境とのかかわりの中で行動の障害を呈する．医療機関におけるリハのシステムにそれらを直接反映させることは困難である．そのため高次脳機能障害支援モデル事業では，「高次脳機能障害」という大くくりで診断基準が作成され，それらの障害特性に応じた訓練プログラム，社会復帰・生活・介護支援プログラムが作成され，連続した医療・福祉サービスを利用できるようになった[1]．行政的な高次脳機能障害基準に適合する脳の器質的疾患を表1に示す．

　Alzheimer病やPick病，大脳皮質基底核変性症[2]などの神経変性疾患によっても認知機能障害をきたすが，進行性であることから，行政的な高次脳機能障害の診断基準には含まれない．発達障害においても注意障害を呈する場合があるが，これも行政的な診断基準では高次脳機能障害の除外項目に分類されている．認知症に対しては介護保険制度が制定され地域包括支援センターがサービスの中核を担っている．発達障害に対しては発達障害支援法（平成16年）が制定されており，それぞれの疾患特性にあわせた医療・福祉サービスが提供されている．

01　大脳皮質と白質という概念から脳損傷をとらえる

a．大脳皮質

　大脳皮質のBroca領域の障害によって運動性失語が生じる．このように失語，失行，失認などは巣症状であり，大脳皮質の機能障害として古くから知られてきた．大脳皮質に局在する機能の欠損を，対応する病理，画像によって疾患単位が形成されてきた．しかし，Broca領域は言語機能だけを支配しているのではなく，人間の情動や模倣など進化の過程で獲得されたさまざまな機能との関連が深いことも近年の研究で明らかになってきている．

　大脳皮質連合野は，高次の脳機能を担い，その病変によって認知・行動にかかわる症候をきたす．単一感覚様式の連合野として視覚・聴覚・体性感覚連合野があげられ，より統合的な連合野として前頭・頭頂・側頭連合野があげられる（図1）[3]．

　前頭連合野の背外側部の主な機能は，言語，遂行機能，柔軟な考え，作業記憶，行為（口舌顔面）であり，内側底面の主な機能は，言語，行動抑制・変換，運動の開始・維持，報酬による行動制御（他者理解，共感や感情認知）である．

表1　高次脳機能障害をきたす疾患

頭部外傷：びまん性，局在性
脳血管障害：脳出血，脳梗塞，くも膜下出血
脳炎・脳症：ウイルス性脳炎，細菌性脳炎，自己免疫性脳炎（抗NMDA受容体脳炎など）
脳腫瘍：髄膜腫，神経膠腫，下垂体腺腫，神経鞘腫，悪性リンパ腫，転移性脳腫瘍など
低酸素脳症：心肺停止後の蘇生後脳症
その他（代謝・中毒性）：一酸化炭素中毒，アルコール，ビタミン欠乏症など

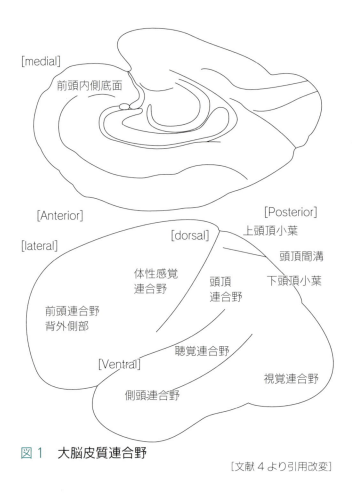

図1 大脳皮質連合野

[文献4より引用改変]

　頭頂連合野の上頭頂小葉や頭頂間溝の機能は，視覚─体性感覚─運動の統合であり，下頭頂小葉は，感覚統合と行為，言語，計算，身体の認知，自己の状態の認知，方向性注意，全般性注意，視空間認知などの機能をつかさどっている．この領域の障害で，Gerstmann症候群としての失書・失算・手指失認・左右障害や，失行，伝導失語・超皮質性感覚性失語を生じる．
　側頭葉連合野は，前部は辺縁系と感覚の統合や言語の機能であり，後部上方は言語，下方は言語，視覚(腹側路として)の機能をつかさどっている．

b. 大脳白質

　大脳白質も脳の進化によってその割合が増大し，成人で脳の約半分を占めている．白質は皮質と異なり，機能局在性に乏しく，異なった機能系が近接し交錯するため，病変と臨床像が一致しない場合も多い[4]．症状が軽い割にMRIでは広範な白質病変を検出する場合があり，その逆もある．白質の線維は離れた細胞群を結び，機能的に関連する線維群が束や層をなしており，連結する構造に応じて分類されている(表2)．
　大脳半球白質の長い連合線維束には，上縦束(Ⅰ：頭頂葉上部から内面〜上前頭回と，前運動野補足運動野，Ⅱ：頭頂葉下部(角回)頭頂・後頭葉と前頭前野，Ⅲ：頭頂弁蓋(高次体性感

表2 白質の線維束

1) Cortico-cortical association fibers	大脳半球内
a) Short association fibers	皮質直下のU線維
b) Neighborhood association fibers	脳回を越える
c) Long association fibers	脳葉を越える
2) Cortico-striatal fibers	皮質と線条体を結ぶ
3) Commissural fibers	大脳半球間を結ぶ
4) Cortico-subcortical pathways to thalamus	視床との連絡
5) Cortico-subcortical pathway topontocerebellar systems, brainstem and spinal cord	大脳基底核,脳幹,脊髄へ下降

覚)と前頭弁蓋(運動前野腹側)),最外包,中縦束,下縦束,帯状束,下口頭前頭束,鉤状束,弓状束がある.大脳皮質の神経細胞の中で長い連合線維によるものは2%以下であるが,比較的長い距離を連絡する脳梁や上縦束では,より短い距離を連絡する鉤状束より軸索径が大きい.運動皮質や体性感覚,視覚領野などの要素的機能をもつ大脳皮質を左右に連絡する脳梁線維の軸索径は,より高次の機能が想定される前頭前野,運動前野,頭頂葉を左右に連絡する線維より太いとされている.

c. 白質の可塑性

　神経系の発達過程は,軸索や髄鞘が互いに協調しながら,一定の方向に機能と形態を変化させていく.このような機能―形態変化は発生期だけではない.MRIで測定可能なFA(fractional anisotropy)値は,中心前回直下の白質の優位半球で対側より有意に高く,言語や利き手との機能的関係が推測されている.短期の視運動課題や,ワーキングメモリーの訓練,短期記憶訓練後にFA値の上昇が報告されており,軸索の伸張や髄鞘の増加と対応していると考えられている.

　脳損傷によって皮質・白質に障害が起こり,その後に生じる神経行動障害は,多様であり,異なる回復をたどり,対応にも難渋する場合が多い.大脳皮質の変化は単一の原因で生じているのではなく,血管障害や外傷,あるいは複数の変性疾患が共存し,診断を複雑にする場合がある.白質病変も多様で,臨床と画像・病理を直接関連づけることは困難な場合が多い.しかし,皮質のみならず,白質の可塑性を踏まえた疾患や病態の理解が,症状のよりよい理解や治療,リハビリテーションにつながる可能性があり,今後の展開も期待される.

文　献

1) 国立障害者リハビリテーションセンター:高次脳機能障害者支援の手引き(改訂第2版)〈http://www.rehab.go.jp/brain_fukyu/data/〉(2016年7月現在)
2) Rebeiz JJ, et al : Corticodentatonigral degeneration with neuronal achromasia. Arch Neurol 18 : 20-33,1968
3) 鈴木匡子:大脳皮質連合野病変の症候学.Brain Nerve 67:433-443, 2015
4) 内原俊記ほか:ヒト大脳白質の成り立ちと病態.Brain Nerve 67:371-387, 2015

C 疫学（年間の発症数／国内の現状）

01 社会生活実態調査

　平成13年開始当初の高次脳機能障害支援モデル事業（厚生労働省）において2府県で実施された調査から全国の高次脳機能障害者を推計した結果，全国で約28万人，65歳以下に限れば約66,400人という数字が報告されている[1]．平成20年の東京都の調査では，都内に高次脳機能障害者は約49,500人いて，毎年3000人発症していると報告された[2]．調査対象を診断基準に合致する症例で，リハにより社会復帰可能な障害程度（6〜69歳）に区切った調査では，全国に高次脳機能障害者は約68,000人いて，年間約2,900人（人口10万人あたり約2.3人）の発症であると推計された[3]．

　受傷・発症前に就労・就学しており，脳損傷により高次脳機能障害の診断を受け，認知リハビリテーションを行った全国12支援拠点機関の120名を対象とした平成24年の調査では，高次脳機能障害の原因となった疾患は，外傷性脳損傷54％，脳血管障害33％，脳炎・脳症9％，脳腫瘍2％，その他2％であった[4]．認知リハビリテーションを受けた高次脳機能障害者の社会生活実態調査では，発症から回答した支援拠点機関に入院するまでの平均日数は96日，平均在院日数は97日であった．入院リハは，主に作業・理学・言語療法を組み合わせて1日あたり各1〜2単位を約3ヵ月継続することが標準的であった．発症から1年後に復職と一般就労の合計が23％（就学を含めて31％）であった．画像診断陰性例の全国調査では，全体の1.7％であり，その原因として，受傷・発症から長期経過していることと，昏睡期間がはっきりしない軽度の外傷性脳損傷があげられた．

　高次脳機能障害支援事業において，都道府県に支援拠点機関の設置が促進され，全都道府県に合計70ヵ所に設置され（平成24年3月），平成28年3月15日現在では全国に合計103ヵ所（大学病院，総合病院，リハビリテーション病院，精神保健福祉センター，保健所など）に設置されている．

02 高次脳機能障害者の追跡調査

　国立障害者リハビリテーションセンター病院で認知リハビリテーションを行った100名（受傷前に就労・就学していた者）を対象とした高次脳機能障害の診断基準を満たす調査において，原因となった疾患は，外傷性脳損傷55％，脳血管障害30％，脳炎15％，低酸素脳症10％，脳腫瘍5％であった．これら100名の発症から3年間の経緯は，1年後は就労率30％であったが，2年後には就労率は40％近くまで上昇した．2年後には自立訓練・就労支援などを活用し，社会復帰訓練をしている者が22％まで上昇した．3年後には就労48％，作業所5％、在宅生活35％、自立訓練・職業訓練6％となった（図1）[5]．高次脳機能障害ガイドラインでは，訓練期間は「医学的リハビリテーションプログラムは最大6ヵ月実施する，種々のサービスを利用して合計1年間の訓練が望ましい」とされているが，1年後に就労に至った者は30％にしかすぎない．3年後にようやく48％台となるが，その間に職種変更を余儀なくされた者もいる．本人をとりまく環境や職場の理解なども影響するが，適応障害を起こしたときに再度，医学的評価を行い，復職支援やサービスにつなげるようなかかわりが，受傷・発症から少なくとも3年間は必要である．

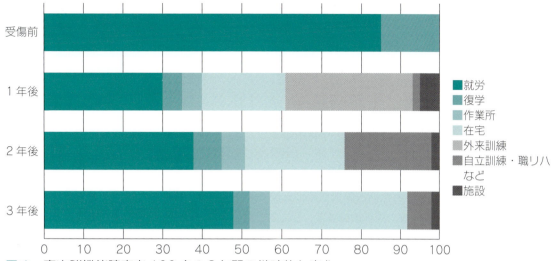

図1 高次脳機能障害者100名の3年間の継時的な変化
1年後は就労率30%, 2年後には就労率は40%近くまで上昇する. 2年後には自立訓練・就労支援などを活用し, 社会復帰訓練をしている者が22%まで上昇する. 3年後には就労48%, 作業所5%, 在宅生活35%, 自立訓練・職業訓練6%となった.

[文献5より引用改変]

　頭部外傷では1年後の就労率は41%, 3年後は51%であり, 脳炎では1年後に就労に至った者はおらず, 3年後に22%となる[5]. 低酸素脳症も受傷原因によって回復に差があるが一般的に回復は頭部外傷と比べて緩慢であり, 1年後の就労率は20%, 3年後は50%であった. 疾患によって1年後から3年後の就労率に差異があるのは, 疾患によって回復の起こり方が異なることが考えられる. それぞれの疾患の回復程度に応じたリハビリテーション計画をたてることが望ましい.

文献

1) 日本リハビリテーション医学会(監):リハビリテーション医学白書2013年度版, 医歯薬出版, 東京, 2013
2) 渡辺　修ほか:東京都における高次脳機能障害者総数の推計, Jpn J Rehab Med **46**:118-125, 2009
3) 蜂須賀研二:高次脳機能障害者に対する地域支援ネットワークの構築に関する研究:平成20年度総括・分担研究報告書:厚生労働省科学研究費補助金こころの健康科学研究事業, 2009
4) 中島八十一:高次脳機能障害者の地域生活支援の推進に関する研究:平成23年度総括・分担研究報告書:厚生労働科学研究費補助金障害者対策総合研究事業, p15-32, 2012
5) 浦上裕子ほか:高次脳機能障害者の就労にむけた医学的リハビリテーション—就労準備に対する介入について, 高次脳研 **35**:9-18, 2015

D 医学的診断

01 高次脳機能障害診断基準（表1）[1)]

「高次脳機能障害」という用語は，学術用語としては，脳損傷に起因する認知障害全般をさし，この中にはいわゆる巣症状としての失語・失行・失認のほかに，記憶障害・注意障害・遂行機能障害・社会的行動障害が含まれる．

平成13年から開始された高次脳機能障害支援モデル事業で集積された脳損傷者のデータ分析から，記憶障害，注意障害，遂行機能障害，社会的行動障害などの認知障害を主たる要因として，日常生活や社会生活への適応に困難を有する一群が存在することが明らかになった．これらの診断，リハビリテーション，生活支援の手法の確立が必要であり，その支援対策を推進する観点から，行政的に，この一群が示す認知障害を「高次脳機能障害」と定められた（「第1章B．原因」参照）．確立された訓練プログラムは，「高次脳機能障害者」の特性から生活支援，就労支援を目的としたものである．

02 高次脳機能障害とICD-10 精神および行動の障害（国際疾病分類第10版）（F00〜F99）

表2のように，高次脳機能障害診断基準の対象は，F04, F06, F07に含まれる疾病を原因疾患

表1 高次脳機能障害診断基準

Ⅰ．主要症状等
 1. 脳の器質的病変の原因となる事故による受傷や疾病の発症の事実が確認されている．
 2. 現在，日常生活または社会生活に制約があり，その主たる原因が記憶障害，注意障害，遂行機能障害，社会的行動障害などの認知障害である．

Ⅱ．検査所見
 MRI，CT，脳波などにより認知障害の原因と考えられる脳の器質的病変の存在が確認されているか，あるいは診断書により脳の器質的病変が存在したと確認できる．

Ⅲ．除外項目
 1. 脳の器質的病変に基づく認知障害のうち，身体障害として認定可能である症状を有するが上記主要症状（I-2）を欠く者は除外する．
 2. 診断にあたり，受傷または発症以前から有する症状と検査所見は除外する．
 3. 先天性疾患，周産期における脳損傷，発達障害，進行性疾患を原因とする者は除外する．

Ⅳ．診断
 1. Ⅰ〜Ⅲをすべて満たした場合に高次脳機能障害と診断する．
 2. 高次脳機能障害の診断は脳の器質的病変の原因となった外傷や疾病の急性期症状を脱した後において行う．
 3. 神経心理学的検査の所見を参考にすることができる．

なお，診断基準のⅠとⅢを満たす一方で，Ⅱの検査所見で脳の器質的病変の存在を明らかにできない症例については，慎重な評価により高次脳機能障害者と診断されることがありうる．またこの診断基準については，今後の医学・医療の発展を踏まえ，適時，見直しを行うことが適当である．

［文献1より引用］

表2 高次脳機能障害と ICD-10

高次脳機能障害診断基準の対象となるもの
- F04　器質性健忘症候群，アルコールその他の精神作用物質によらないもの
- F06　脳の損傷および機能不全ならびに身体疾患によるその他の精神障害
- F07　脳の疾患，損傷および機能不全

高次脳機能障害診断基準から除外されるもの
- F40　恐怖性不安障害
- F43　重度ストレスへの反応および適応障害

にもつものである．F0は，症状性を含む器質性精神障害であるが，他の項目，Alzheimer病（F00），Parkinson病（F02）などは除外される．

原因疾患が外傷性脳損傷，脳血管障害，低酸素脳症，脳炎，脳腫瘍などで，記憶障害が主体となる病態はF04，健忘が主体で注意・遂行機能障害だけの症例はF06に分類され，高次脳機能障害診断基準の対象となる．

非器質性精神障害である心的外傷後ストレス障害（post traumatic stress disorder：PTSD）はF43に，外傷性全生活史健忘に代表される機能性健忘はF40に該当し，高次脳機能障害診断基準からは除外される．

主要症状の記憶障害・注意障害・遂行機能障害・社会的行動障害は，第2章で概説する．

神経学的所見として以下の有無を診断する．

1) 視覚にかかわるもの：複視・半盲・半側空間無視の所見
2) 聴覚にかかわるもの：聴覚失認など
3) 運動障害：麻痺や失調などの中枢性運動障害（第4章参照）

03 高次脳機能障害をきたす疾患の特徴と画像診断

a. 頭部外傷

高次脳機能障害をきたす疾患としてもっとも頻度が高いものであり，交通事故，転落・転倒打撲などが原因である．スポーツによる頭部外傷（ボクシング，フットボールなど）は回転加速によって発生することが多く，交通事故ほど強くはないが，繰り返し損傷によって，脳振盪から致命的な病態を引き起こすことがある．

i. 頭部外傷の分類

1) 臨床症状からみた分類

画像診断を用いずに臨床症状（意識レベルと局所所見の有無）のみから閉鎖性頭部外傷を分類したものとして，荒木の分類（表3）がある．あくまでも臨床症状が脳挫傷を考えるに矛盾しないということであり，最終的には脳挫傷ではない場合もある．

表3　荒木の頭部外傷分類（要約）

第Ⅰ型（単純型または、無症候型）
　脳からの症状をまったく欠如しているもの
第Ⅱ型（脳震盪型）
　意識障害が受傷後6時間以内に消失し，その他の脳の局所症状を示さないもの
第Ⅲ型（脳挫傷型）
　1）受傷直後より意識障害が6時間以上続く
　2）意識障害の有無にかかわらず，脳よりの局所症状のあるもの
第Ⅳ型（頭蓋内出血型）
　受傷直後の意識障害および局所症状が軽微であるか，または欠如していたものが時間がたつにつれて意識障害および局所症状がでてくるか，それらの程度が増悪してくるもの

［荒木千里：医事新報 2274：105-106, 1967 より引用］

表4　Gennarelliの頭部外傷の分類

1. 頭蓋骨損傷　　　　線状骨折・陥没骨折
2. 局所損傷　　　　　硬膜外血腫・硬膜下血腫・挫傷(contusion)・脳内血腫
3. びまん性脳損傷(diffuse brain injuries：DBI)
(1) 軽度脳震盪：意識消失はないが，一過性神経学的障害がある
(2) 古典的脳震盪：一過性意識消失(6時間以内)を伴う一過性神経学的障害
(3) 遷延性昏睡（びまん性軸索損傷 diffuse axonal injury：DAI）
　①軽症DAI　昏睡6〜24時間，長期または慢性の神経学的または認知障害
　②中等症DAI　昏睡24時間以上，脳幹機能障害なし
　③重症DAI　昏睡24時間以上，脳幹機能障害あり（大脳・脳幹のびまん性軸索損傷）

［Gennarelli TA, et al：J Neurosurg **56**：26-32, 1982 より引用］

2）病態やCTによる分類

　脳実質損傷を局所性の脳挫傷(focal injury)とびまん性脳損傷(diffuse injury)に分け，脳振盪とびまん性軸索損傷をびまん性脳損傷の中に分類した（表4）．臨床的には理解しやすい分類である．

ii．頭部外傷の画像検査のすすめ方

　単純CTが第一選択であり，緊急手術の適応があるか否かを判断する．出血や骨折の検出能は高いが，前頭葉底部や側頭葉下面など周囲を骨で囲まれる部位の脳挫傷はとらえにくい．脳挫傷とは，皮質灰白質を含む脳表層の損傷であり，斑状の出血巣周囲に浮腫や壊死を伴う．CTでは軽症にみえるのに意識障害が強い場合は，びまん性軸索損傷を疑いMRIを精査する．意識清明期の後に意識障害が進行する場合は遅発性脳内血腫を疑い，緊急CTを行う．

1）びまん性軸索損傷（diffuse axonal injury：DAI）とは

　外傷による強い外力のうち，回転性加速・減速が冠状断面に加わった場合に生じる．大脳半球の皮髄境界，脳梁（膨大部），上部脳幹（中脳や橋上部）の背側，基底核やその周囲が損傷される．骨折を合併することはまれである．DAIはCTだけではなく，MRIのT1強調画像やT2強調画像でも所見が得られないことが多く，FLAIR像，DWI，T2＊強調画像が有用である（図7）．

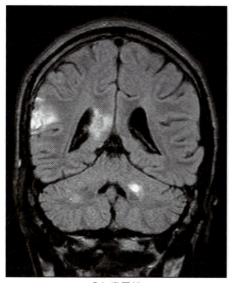 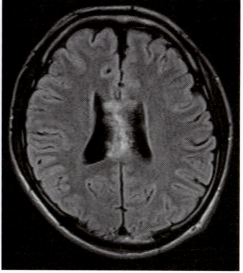

21歳男性　　　　　　　　　　　　　　20歳男性

図1　びまん性軸策損傷
(左)21歳男性 FLAIR画像で，前頭側頭葉皮質下や脳梁，小脳半球第4脳室近傍に高信号を認める．
(右)20歳男性 FLAIR画像で脳梁に高信号を認める．

2)急性硬膜下血腫・硬膜外血腫

　外科的治療の対象となる局所病変として硬膜外血腫，硬膜下血腫，脳内血腫がある．頭蓋骨と硬膜は張り付いていて，硬膜を剥がす硬膜外血腫は，硬膜動脈の損傷や頭蓋骨骨折を伴っており，CTでは凸レンズ状となる．硬膜下腔には頭蓋骨と脳を連絡する架橋静脈がありその損傷で，低い静脈圧で硬膜下血腫を起こす．頭蓋骨，硬膜に沿って薄く広がりやすくCTでは三日月状になる．硬膜外血腫では血腫が脳を圧迫しても意識清明であることが多く，圧迫が強くなると急に意識障害をきたす．硬膜外血腫は硬膜に保護されているため脳を直接圧迫しないが，硬膜下血腫では脳を直接圧迫するため，悪影響が大きい．慢性期においてCT所見で硬膜下血腫を見た場合には，臨床症状がなくても血腫の増大がないかどうか経時的に検査をすることが望ましい(図2)．

　頭部外傷では打撲した部位の直下に局所病変が起こり，coup injury(直接損傷)と呼ばれる．反対側も局所病変が好発し，contracoup injuryと呼ばれる．

3)頭部外傷の慢性期MRI所見

　慢性期に特徴的な器質病変として認められることが多いMRI所見には，①脳挫傷や頭蓋内血腫後の変化として，T1低信号，T2高信号を示す局所性，または広汎性の壊死，梗塞所見や脳萎縮所見が，前頭葉や側頭葉の先端部や底部にみられる場合がある．②びまん性(広範性)脳損傷(びまん性軸索損傷)後の所見としては脳室の拡大，広範な脳萎縮，脳梁の萎縮，脳幹損傷や脳幹部萎縮所見などがあげられる[1]．

　明らかな外傷の既往(急性期の意識障害や逆行性健忘の存在)があり，記憶・注意の問題によって日常生活に困難をきたしているにもかかわらず，急性期や慢性期のMRIやMRAに異常が認められない場合がある．このような場合，PET(positron emission

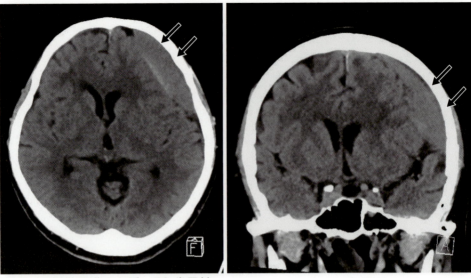

図2 左慢性硬膜下血腫 59歳男性
CTで等信号から一部高信号を伴った左慢性硬膜下血腫が脳実質を圧排し，側脳室前角や中心構造物が偏位している．

tomography），SPECT（single photon emission computed tomography），テンソルイメージなどの機能的神経イメージングを補助的に利用することによって，びまん性損傷の診断ができる場合もある．FDG-PETによる糖代謝機能計測により前頭前野内側部や両側前部帯状回などの相対的糖代謝低下を認め，ECD-SPECTによる脳血流量計測によっても血流低下を認め，MRテンソルイメージによる白質線維（錐体路，脳梁，帯状回，脳弓など）の描出不良があり，FA-SPM（statistical parametric mapping）による計測で，前頭，側頭，頭頂葉白質深部などのFA値の有意な低下が認められ，神経心理学的検査で記憶や注意の障害があれば，びまん性軸索損傷による高次脳機能障害と診断できる．しかし現状では，すべての医療機関でこのような検査ができるわけではなく，熟練した技術が要求される．今後の発展が期待される．

b. 脳血管障害

脳卒中後には，失語，失行，失認，半側空間無視，記憶障害，注意障害，遂行機能障害，知的機能低下，社会的行動障害（うつ状態も含む）などの認知機能障害の有無とその内容や程度を評価し，結果は家族に伝えることがすすめられる（グレードB）[2]．

i．脳出血

長期にわたる高血圧が原因で穿通動脈の血管壊死によって生じる脳出血の部位は，中大脳動脈外側線条体動脈領域である被殻〜外包が40〜50%，視床が20〜30%，皮質下10%，小脳10%，脳幹（橋10%）と報告されている[3]．大量の出血例では，大脳鎌下ヘル

ニアやテント切痕ヘルニアを生じ，くも膜下腔や脳室内に直接穿破をきたした症例は予後不良と考えられている．発症は突然で，超急性期では，血腫はオキシヘモグロビンが主体となり，DWI (diffusion weighted image)では，中心部はオキシヘモグロビンによる高信号を示し，周囲はデオキシヘモグロビンによる低信号を示す．T2強調画像、FLAIRでは軽度高信号、T1強調像では軽度低信号を呈する．発症から数時間以上経過すると，血腫はデオキシヘモグロビンが主体となり，T2で著明な低信号，T1でも低信号を呈する．

ii．脳梗塞[4]

NINDS脳血管疾患分類第3版では，脳梗塞の発生機序を①血栓性（アテローム血栓に伴う梗塞），②塞栓性（心原性，総頚動脈分岐部からの塞栓），③血行力学性（分水嶺（境界域）梗塞）と分類している．分水嶺梗塞とは，前大脳動脈，中大脳動脈，後大脳動脈などの血管支配の境界域に生じる梗塞である．大脳深部白質にも深部動脈と表在動脈の境界域がある．分水嶺梗塞は，内頚動脈などの主幹動脈狭窄や血圧低下に伴うことが多いため，頚部動脈の検査も重要となる．

発症時間，神経症状（局所症状，NIH stroke scale）危険因子（心房細動，高血圧，糖尿病，高脂血症などの治療歴，悪性腫瘍などの既往歴）を確認する．

拡散画像では，虚血による脳組織障害を細胞性浮腫の段階で，DWIで高信号となり，不可逆的な組織障害を早期に検出できる．主幹部から皮質枝閉塞が疑われる場合は造影灌流画像を施行し，拡散異常より広い範囲で灌流異常がある場合には，血栓融解術の適応となる場合もある．しかし，塞栓子の融解などによって低灌流領域に血流の再開通が生じると，出血性梗塞を合併することがある．血栓溶解療法後に出血性梗塞をきたす要因には拡散低下領域，残存血液量や血流量の著明な低下，内頚動脈〜中大脳動脈M1近位側閉塞などがあげられる．

脳梗塞巣は時間経過とともに浮腫性変化が消退し，壊死，液化，グリオーシスをきたす．亜急性期から慢性期ではT1画像で皮質に沿った高信号がみられ，皮質壊死をあらわす．慢性期の梗塞巣では，T1画像で低信号，T2画像で著明な高信号，FLAIRでは液化した部分が低信号で周囲にはグリオーシスに伴う高信号がみられる（図3）．

40歳以下の若年性脳梗塞は，動脈硬化や心房細動の影響は少なく特異な原因によることが多い．抗リン脂質抗体症候群，Willis動脈輪閉塞症（もやもや病），血管炎や凝固異常，奇異性脳塞栓症（paradoxical brain embolism）などが原因としてあげられる．

若年性脳梗塞を生じる常染色体優性遺伝の疾患として，CADASIL (cerebral autosomal dominant arteriopathy with subcortical infarcts and leukoencephalopathy) があげられる[5]．脳血管障害の危険因子がなく，20〜40歳代に偏頭痛，40〜50歳代で脳卒中発作，60歳代で進行性の認知症を呈する．小血管病の一種であり，大・中血管は正常であることが多い．脳深部白質，大脳基底核，視床，橋などに小梗塞が多発する．われわれも脳卒中発作時にMRIで発見された52歳男性CADASIL例を経験した（図4）．全般性知的機能低下（WAIS-III　VIQ 88，PIQ 51，FIQ 67），注意障害（持続・容量・配分の低下），失算・失書（SLTA 87.9％），書字が73.3％と低下し，重度の失見当識・短期記憶の障害（WMS-R 遅延再生がスケールアウト）が残り，リハビリテーション介入を必要とした．

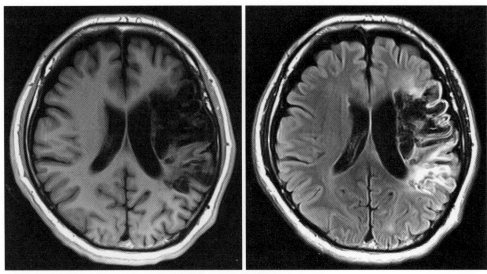

図3 左MCA領域の陳旧性脳梗塞　48歳男性
陳旧性脳梗塞が左MCA領域に認められる.

52歳男性

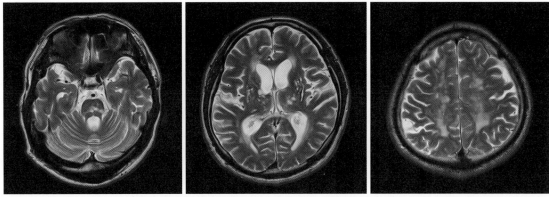

図4 CADASIL（cerebral autosomal dominant arteriopathy with subcortical infarcts and leukoencephalopathy）
脳深部白質・大脳基底核・視床・橋などに小梗塞が多発している.

iii. くも膜下出血

　急激に発症する頭痛で，頭部CTで脳底部脳槽のくも膜下腔の吸収値上昇をみたときにくも膜下出血との診断が可能である．CT上で変化のない，あるいは軽微な症例であった場合，MRIのFLAIR像で脳溝の高信号域として検出できることがある．

　近年脳ドックのMRAで未破裂動脈瘤が発見される機会が増えた．一般的には径数mm程度の大きさのものは経過観察とし，径5～7mmを超えるものであれば形態（ブレブの有無）や存在部位増大の傾向，年齢によって開頭手術，血管内治療について総合的に検討される．前交通動脈瘤では嗅覚脱失や視床下部障害に加えて，前脳基底部損傷による記憶障害や自発性作話，意欲発動性の低下が残存することがある．内頸動脈瘤や中大脳動脈瘤

では片麻痺，失語症，動眼神経麻痺，視力・視野障害などが残存し，椎骨動脈瘤では延髄，橋などの下位運動ニューロンの障害が残存する．

脳動脈解離は，内頚動脈近位部や椎骨動脈遠位部に好発する．解離性動脈瘤とは，動脈解離によって動脈瘤様拡張をきたしたものをいう．くも膜下出血をきたした椎骨動脈系に多い動脈解離は再出血の可能性が高く，椎骨動脈クリッピング術あるいはコイル塞栓術などの治療の適応となる．

iv. 血管奇形

脳動静脈奇形は先天的な脳血管の発生異常で，拡張した栄養動脈と導出動脈(ナイダス)からなる．出血の頻度は少なく，出血するまでは無症状であることが多い．

もやもや病は原因不明のWillis輪閉塞症で，両側内頚動脈の末端部から前～中大脳動脈の近位部にかけて狭窄，閉塞に至る．側副路として拡張した多数の穿通枝をもやもや血管と呼ぶ．小児では過呼吸で誘発される一過性脳虚血発作(TIA)や脳梗塞で発症することが多い．成人では30歳代に発症のピークがあり，脳室内に穿破する脳出血で発症する場合が多い．

c. 低酸素脳症(含む一酸化炭素中毒)

心肺停止後の蘇生後に生じる低酸素脳症は，その機序として①低酸素性(Anoxic)：溺水，縊首や薬物中毒による呼吸不全，②貧血性(Anemic)：失血，一酸化炭素中毒，③血流停滞(Stagnant)：心停止，低血圧，④代謝性(Metabolic)：低血糖，⑤けいれん重積，⑥多臓器不全があげられている[6]．脳への酸素供給が低下することによって，大脳皮質に層状壊死が起こることが病理学的特徴である．低酸素によって白質より灰白質が侵されやすく，大脳皮質第3層，第5～6層が選択的に障害される．内側側頭葉の海馬CA1領域が虚血にもっとも脆弱な部位であり記憶障害を生じやすい．大脳皮質，淡蒼球，小脳，視床，脳幹などがしばしば損傷される．疾患の頻度としては心筋梗塞などによる心肺停止後に蘇生された低酸素脳症が多い(図5)．低酸素脳症では，FLAIRで海馬の萎縮による側脳室下角の拡大と皮髄境界に高信号が認められる．

戦後，都市ガスや炭鉱火災で急性一酸化炭素中毒の症例が報告されたが，近年リハビリテーションの場面で遭遇することが多いのは，練炭中毒による事故や自殺企図である．一酸化炭素は酸素需要量が多い淡蒼球に結合しやすく，一酸化炭素中毒では淡蒼球が障害されやすい(図6)．淡蒼球は，海馬記憶系(Papezの回路)と扁桃体情動系(Yakovlev回路)と神経連絡があり，認知や情動と密接な関係をもち，認知リハビリテーションの適応となる．

臨床場面で遭遇する遅発性低酸素性白質脳症を起こす疾患としては，過量服薬(モルフィン系オピオイド)による呼吸不全によって心肺停止をきたした場合がある[7](図7)．MRI FLAIRにおいて白質に両側対称性の変性性変化が特徴的であり，注意や作動記憶の障害が残存する場合には，回復期にリハビリテーションが必要となる．

D 医学的診断

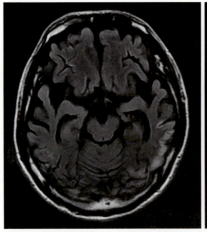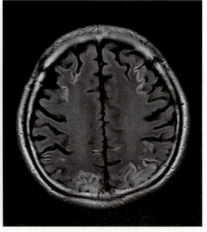

図5　低酸素脳症　30歳男性
FLAIR　海馬の萎縮による側脳室下角の拡大、皮髄境界に高信号が認められる.

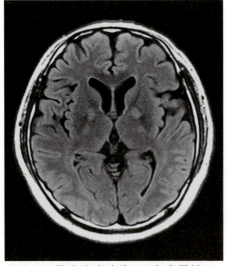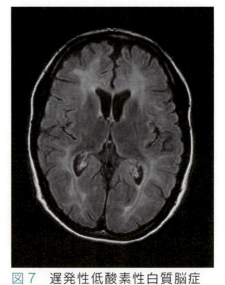

図6　一酸化炭素中毒　40歳男性
FLAIR　両側淡蒼球に高信号域が認められる.

図7　遅発性低酸素性白質脳症
　　　38歳女性
FLAIR　白質に両側対称性の変性性変化が特徴的である.

d. 脳　炎

　辺縁系脳炎の原因は，ウイルス性辺縁系脳炎としての単純ヘルペス脳炎20％，ウイルス学的検査で単純ヘルペスウイルスが否定される非ヘルペス性辺縁系脳炎が24％，自己免疫性(傍腫瘍性8％，膠原病性4％)，ヘルペス以外のウイルス性2％，その他分類不能40％と報告されている[8]．単純ヘルペスウイルス(herpes simplex virus)による脳炎では側頭葉内側部(海馬を中心とし，内嗅領皮質，周嗅領皮質，扁桃体を含む)が損傷され，病変の外側の側頭葉皮質への広がりや左右差によっても健忘の症状や随伴症状が異なる(図8)．
　辺縁系にアクセスする自己抗体が急性または亜急性脳炎を惹起する自己免疫性脳炎として抗

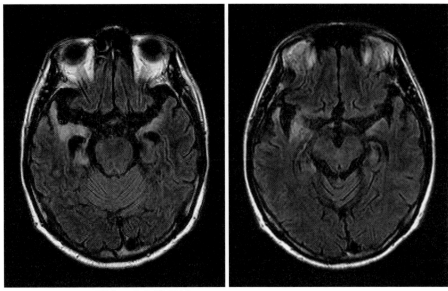

図8 ヘルペス脳炎　32歳男性
海馬の萎縮と両側側頭葉内側にFLAIRで高信号域がみられる.

GluRε2抗体が関与するもの(自己抗体介在性急性可逆性辺縁系脳炎)[9]と抗NMDA受容体脳炎が報告されている(図9). 抗NMDA受容体脳炎は, 細胞膜抗原に対する抗体による辺縁系脳炎であり, 抗体が側頭葉・海馬の神経細胞のNMDA受容体に結合し機能障害をきたすことにより, 短期記憶の障害が出現する. ヘルペス脳炎とは異なり, 側頭葉内側部の画像上の変化は明らかではないことがある. 細胞内抗原に対する抗体による辺縁系脳炎とは異なり, 卵巣奇形腫の切除や免疫療法により良好な転帰を得ることが可能な疾患であり[7], 記憶障害の回復も良好な場合が多い[10].

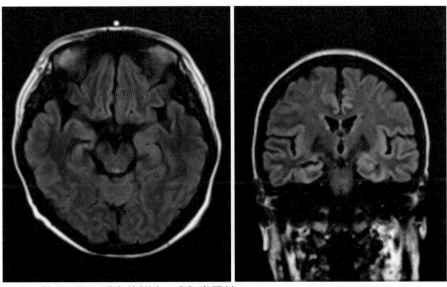

図9　抗NMDA受容体脳炎　38歳男性
海馬の萎縮による側脳室下角の拡大がみられる.

e. 脱髄疾患

髄鞘破壊性脱髄疾患は，免疫学的機序の関与が疑われ，自己免疫やウイルス感染が原因としてあげられている．

i. 多発性硬化症

多発性硬化症(multiple sclrerosis)では，プラークとしての病巣が側脳室周囲白質に多発し，T2画像で高信号を示す．髄鞘の存在する小脳白質，脳幹や視床外側にも発生する．

ii. 急性播種性脳脊髄炎(ADEM)[11]

ウイルス性感染症(麻疹，水痘など)やワクチン接種の1〜3週間後に発症し，臨床像は多発性硬化症に似るが，より急性で単相性である．発熱，頭痛，嘔吐などで発症し，興奮，傾眠，頸部硬直などの神経症状が出現する．ミエリンの塩基性蛋白を自己抗原とする自己免疫疾患と考えられ，小静脈の血管周囲に脱髄がみられる．MRIではFLAIR，T2強調像で左右皮質下白質(前頭葉)や皮髄境界，脳幹，小脳，基底核，視床に多発性の高信号域がみられる(図10)．再発例も報告され，画像所見は病変の活動性を反映して変化するのが特徴であり，再発時には造影剤による増強効果が認められる．小児に多いが(平均発症年齢5.8歳)，成人例もみられる．炎症が一過性のため予後は良好な場合が多いが，慢性期においても注意や記銘力の障害が残存することがある．社会参加を目標とするためには代償的，回復的なリハビリテーションの導入が必要となる．

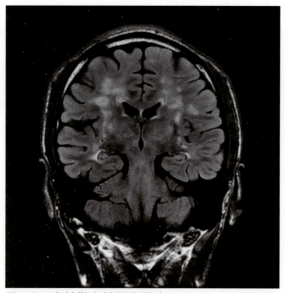

図10 急性散在性脳脊髄炎
FLAIRで左右皮質下白質(前頭葉)や皮髄境界，基底核，視床に多発性の高信号域がみられる．

f. 脳腫瘍[12]

脳腫瘍の存在する部位によって片麻痺や高次脳機能障害が生じ，機能障害に対するリハビリテーションが必要となる．脳腫瘍のWHO分類（第4版2007年）では，組織学的な性質と，生物学的な性質から個体の生存率を加味したgradingがなされている[13]．腫瘍の部位により全摘出が困難なものも多いが，神経上皮性腫瘍である小脳星細胞腫，上衣腫や髄外腫瘍である髄膜腫，下垂体腺腫，神経鞘腫，頭蓋咽頭腫，類上皮腫などは全摘によって根治の可能性もある．これに対して神経膠腫で浸潤性のものは，摘出しても再発の可能性が高い．

i. 脳実質内腫瘍（天幕上：tumours of neuroepithelial tissue）

グリア細胞由来腫瘍（神経膠腫 glioma, 25%），神経上皮細胞由来腫瘍（髄芽腫 medulloblastoma, 1%）からなる．

星細胞腫（astrocytoma）限局性と浸潤性に分けられ，MRIではT1強調像で低信号，T2強調像で高信号，内部は均一なことが多い．後発部位は前頭葉や側頭葉白質であり，20～45歳に好発し，男性にやや多い．5年生存率は69%で平均余命は6～10年である．

ii. 脳実質外発生腫瘍（tumours of the meninges）

髄膜の細胞由来の髄膜腫（memingioma, 27%），下垂体前葉細胞由来の下垂体腺腫（pituitary adenoma, 18%），末梢神経である神経鞘腫（schwannoma, 10%）である．

iii. 好発部位

大脳半球実質内は神経膠腫が80%，側脳室には上衣腫と髄膜腫，第三脳室近傍には胚細胞腫瘍が，小脳半球には小脳血管芽腫（成人），髄芽腫と星細胞腫（小児）が好発する．1984～1996年の脳腫瘍全国集計調査報告では，大脳半球の腫瘍頻度は，前頭葉4,881例，側頭葉2,665例，頭頂葉1,911例，後頭葉581例であり，膠芽腫と星細胞腫とで全体の60%以上を占める．発生した部位の機能障害が生じ，リハビリテーションを必要とする．

g. 小児期発症の良性腫瘍：頭蓋咽頭腫

　頭蓋咽頭腫の予後や認知機能は，マイクロサージャリー・放射線療法・化学療法などの影響を受ける．好発年齢は5～15歳前後であるが，頭蓋咽頭腫の頻度は，2009年の脳腫瘍全国集計調査報告では3.5%であり，特徴的な視力障害や下垂体機能低下症状，頭蓋内圧亢進症状に比して記銘力低下などの認知機能の問題は明らかになりにくい．頭蓋咽頭腫はトルコ鞍から鞍上部に進展する腫瘍で，視床下部や乳頭体にも影響を及ぼす．脳弓の線維は視床下部や乳頭体と連結し，海馬，傍海馬回や扁桃体や辺縁系の一部を含む内側側頭葉と連絡する．これらは記憶と関連する部位であり，頭蓋咽頭腫により記憶障害は出現しうるものである[14]．神経心理学的検査では正常範囲内であっても，日常生活を行ううえでの認知や記憶に問題があり[15]，適応障害をきたす場合がある．このような場合，高次脳機能障害に対するリハビリテーションを導入することによって社会参加が期待できる[16]．

　腫瘍のリハビリテーションは，腫瘍の病期により予防的，回復的，維持的，緩和的リハビリテーションに分けられる[15]．予防的とは，腫瘍診断後の早期に行われ，機能障害が軽微なうちに予防を目的として行われる．回復的とは，治療（手術，抗がん剤，放射線療法など）後に生じた機能障害や能力低下に対して最大限の回復を図るものである．維持的とは，病状が進行してADLなどの維持が困難な場合に行い，緩和的とは，終末期の患者に対して，そのニーズを尊重しながら，身体的，精神的，社会的にQOLの高い生活を送ることができるよう支援することである．

　脳腫瘍による高次脳機能障害に対しても，脳腫瘍の再発の危険性が少ない時期には，生活障害の改善に取り組みながら，社会復帰にむけたリハビリテーションを積極的に導入することが望ましい．

h. まぎらわしい疾患と鑑別

i. 軽度脳外傷

　頭部外傷後の意識障害の持続が30分以下でglasgow coma scale（GCS）が13～15点の軽度の場合が軽度外傷性脳損傷（mild traumatic brain injury：MTBI）と定義されている[17]．2004年のWHO神経外傷作業部会においてMTBIに関連する科学的根拠が高い文献研究をもとに，「受傷後30分またはそれ以降の診察場面でのGCSが13～15点で，混乱や見当識障害，30分以下の意識消失，24時間以内の外傷後健忘，一過性の神経学的異常（大脳巣症状，けいれん，保存的治療された頭蓋内病変）のうち1つ以上を満たすもの」と定義された[18]．画像所見の有無は問わない．いわゆる脳震盪型の頭部外傷に分類され，ICD-10ではF07.2脳震盪後症候群と分類されている．意識消失を伴うほどの頭部外傷に引き続き，頭痛，めまい，疲労感，易刺激性，集中と課題遂行の困難，記憶障害，不眠，ストレス，情緒的興奮，アルコール耐性の低下などの症状が含まれる．これらの症状は自尊心の喪失と永続的な脳損傷に対する恐怖から生じる不安や抑うつ気分を伴う[19]．この感情が本来の症状を増悪させ，これらの症状の原因が明白ではないことから悪循環となる．脳画像

診断，脳波，誘発電位などの検査結果が陰性の場合もある．詐病との鑑別（補償を求める動機の有無）を行ったうえで，不安や抑うつ気分に対しては薬物療法を，記憶や注意障害に対するリハビリテーションを行うことによって社会参加をめざす．

ii．心的外傷後ストレス障害

心的外傷後ストレス障害とは，1つまたはそれ以上の心的外傷的出来事に曝露された後に生じる，心的外傷的出来事への感情の反応（恐怖，無力感，戦慄），恐怖に基づく再体験症状，心的外傷的出来事の反復的，不随意的，および侵入的で苦痛な記憶，再び起こっているように感じる（フラッシュバック），またはそのように行動する解離症状，心理的苦痛，心的外傷的出来事に関連する刺激の持続的回避などで特徴づけられる[19]．心的外傷的出来事と関連した覚醒度と反応性の著しい変化とは以下の症状であらわれる．①人や物に対する言語的または肉体的な攻撃性，いらだたしさと激しい怒り，②無謀なまたは自己破壊的な行動，③過度の警戒心，④過剰な驚愕反応，⑤集中困難，⑥睡眠障害（入眠や睡眠維持の困難，浅い眠りなど）．

頭部外傷を引き起こす出来事も心的外傷的出来事の構成要素となり，頭部外傷によって起こる高次脳機能障害も併存することがある．心的外傷後ストレス障害は再体験や回避が特徴的で，頭部外傷による高次脳機能障害は失見当識や混乱が特徴的である．

脳震盪後症候群による症状（頭痛，めまい，光または音に対する過敏性，イライラ，集中困難など）は，頭部外傷のなかった人にも出現し，心的外傷後ストレス障害を呈する人もいる．非器質性疾患としての症状への理解と対応も必要である．

iii．うつ，認知症

脳損傷による高次脳機能障害のようにみえても抑うつ気分を合併する場合，抗うつ薬による薬物療法によって抑うつ気分が改善することによって認知機能障害も改善することがある．抑うつ気分があるかどうかの慎重な診断が必要となる．

高齢者の高次脳機能障害を診断する場合には，受傷・発症前の認知機能や生活状況をよく確認する必要がある．受傷・発症前に文化社会的活動を行って適応状態もよかった人が，受傷・発症後に，全般的な知的機能は保たれるものの，要素的な記憶障害などを呈する場合には脳損傷による高次脳機能障害である可能性が高い．これに対して，病変部位と比較して知的機能が著しく低下し，それが進行性である場合には，神経変性疾患（Alzheimer病などの認知症）の併存を鑑別する必要がある．

頭部外傷や脳血管障害などの発症前に精神疾患（統合失調症や発達障害など）を併存する場合は既存の症状と高次脳機能障害とが重複することがある．優勢な症状から順番に対応を検討する．

iv. 詐病

　　詐病とは，虚偽のまたは著しく強調された身体的あるいは心理的な症状を意図的に作り出すことであり，仕事を避ける，金銭的な補償を獲得するなどの外的な要因の動機づけがある[20]．このような場合には，本人が訴えるストレスや能力低下と，客観的な所見や観察との間に顕著な乖離があるため，本人の訴えだけを信頼するのではなく，神経心理学的評価や行動観察を多面的に行う必要がある．症状を装っているという明らかな証拠（診察室では機能の喪失が認められるが，自宅では認められないなど）があって，金銭などを獲得しようとする明らかな意図があれば，詐病の診断が示唆される．自賠責や年金診断書などの作成のときには，慎重な行動観察と家族や職場の関係者からの情報収集も行い，症状の整合性を統合的に判断する．

文献

1) 国立障害者リハビリテーションセンター：高次脳機能障害者支援の手引き（改訂第2版）〈http://www.rehab.go.jp/brain_fukyu/data/〉（2016年7月参照）
2) 日本脳卒中学会脳卒中ガイドライン委員会（編）：脳卒中治療ガイドライン，2015，協和企画，東京，2015
3) 井田正博：1. 高血圧性脳出血（発症24時間以内）脳血管障害．ちょっとハイレベルな頭部疾患のMRI診断：完全攻略，前原忠行ほか（編著），秀潤社，東京，p36-37，2008
4) 日本脳卒中学会脳卒中ガイドライン委員会（編）：脳卒中治療ガイドライン2015，協和企画，東京，2015〈http://www.jsts.gr.jp/jss08.html〉（2016年7月参照）
5) Amberla K, et al.: Insidious cognitive decline in CADASIL. Stroke 35：1598-1602, 2004
6) Fitzgerald A, et al : Anoxic brain injury: Clinical patterns and functional outcomes. A study of 93 cases. Brain Inj 24：1311-1323, 2010
7) 浦上裕子：低酸素脳症者の実態，生活支援，社会支援についての多施設共同研究分担研究報告書，2015
8) 関 守信ほか：辺縁系脳炎．日臨 69：442-447，2011
9) 森田昭彦：抗N-methyl-D-aspartate receptor（NMDAR）脳炎．日神救急会誌 26：1-3, 2014
10) 浦上裕子ほか：抗NMDA受容体脳炎の記憶障害に対するリハビリテーション．Jpn J Rehabil Med 53：75-87, 2016
11) Tenembaum S, et al : Acute disseminated encephalomyelitis. Neurology 68：S23-S36, 2007
12) 西川 亮ほか：第11章 脳腫瘍．脳神経外科学 改訂11版，太田富雄（総編），金芳堂，京都，p1193-1607，2012
13) Louis DN, et al : WHO classification of tumours of the central nervous system, International Agency for Research on Cancer, Lyon, 2007
14) Waber DP, et al : Everyday cognitive function after craniopharyngioma in childhood. Pediatr Neurol 34：13-19, 2006
15) 土井（後藤）あかねほか：頭蓋咽頭腫術後に認知機能障害を生じた若年例に対する就労支援．総合リハ 40：1555-1559, 2012
16) Dietz JH Jr : Rehabilitation of the cancer patient. Med Clin North Am 53：607-624, 1969
17) McCrea MA : Mild traumatic brain injury and post concussion syndrome, Oxford University Press, New York, 2008
18) Carroll LJ, et al : Systematic search and review procedures: results of the WHO collaborating center task force on Mild traumatic brain injury. J Rehabil Med 43 Suppl : 11-14, 2004
19) World Health Organization（編）：ICD-10 精神および行動の障害－臨床記述と診断ガイドライン，融 道男ほか（監訳），医学書院，東京，p77〜78，2005
20) American Psychiatric Association（編）：DSM-5 精神疾患の診断・統計マニュアル，髙橋三郎ほか（監訳），医学書院，東京，2014

NATIONAL REHABILITATION CENTER
FOR PERSONS WITH DISABILITIES

第2章

症　状

A　意　識

　脳損傷後には，昏睡（coma）などの意識障害が生じるが，意識の回復の程度に応じたアプローチが必要となる．覚醒状態は，吻側脳幹被蓋から視床に投射，大脳皮質の前方優位に広がるネットワークからなる上行性脳幹網様体賦活系（ascending reticular activating system）によって制御されている（図1）[1]．脳幹部からの上行性モノアミン作動性投射と上行性コリン作動性投射で覚醒が維持され，睡眠・覚醒サイクルが生じる．感覚情報を処理し，記憶・注意・運動反応と連合する感覚情報処理の過程には，視床皮質路，海馬，新皮質などのさまざまな部位が連絡網を形成して同期あるいは並行して活動し，背外側前頭葉前野へのモノアミン作動性入力は，ワーキングメモリーを改善させる．記憶に取り込まれる対象のすべての要素が認識される[2]．

　注意が増強される課題の遂行中に中脳網様体，視床髄板内核群で局所的に有意な脳血流量が増加し，これは覚醒状態または注意の覚醒要素と脳活動との関連を示すものである．

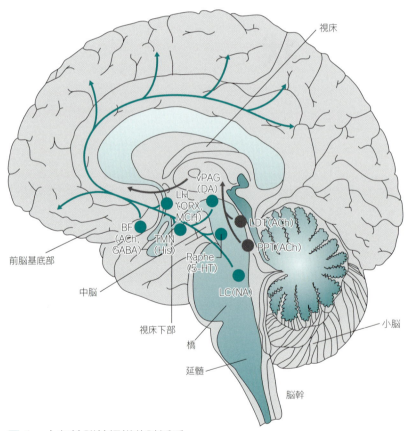

図1　上行性脳幹網様体賦活系
①脚橋被蓋核（PPT）と背外側被蓋核（LDT）：コリン作動性ニューロン
②結節乳頭体核（TMN）：ヒスタミン作動性ニューロン
③背側縫線核と正中縫線核（Raphe）：セロトニン作動性ニューロン
④青斑核（LC）：ノルアドレナリン作動性ニューロン

表 1　意識障害の評価

GCS(Glasgow Coma Scale)

開眼(E)	運動反応(M)	言語反応(V)
1. なし	1. なし	1. なし
2. 痛み刺激	2. 伸ばす	2. うめく
3. 言語刺激	3. 曲げる	3. 不適切
4. 自発的	4. 引っ込める	4. 混乱
	5. 部分的にある	5. 妥当
	6. 随意的にある	

きわめて重度	1 から 4
重度	5 から 8
中等度	9 から 12
軽度	13 以上

JCS(Japan Coma Scale)

大分類	小分類	JCS
I 桁：自発的に		
a. 開眼している	大体意識清明だがいまひとつはっきりしない	1
b. 動作をしている	何月か，どこにいるのかわからない	2
c. 話しをしている	名前，生年月日がわからない	3
II 桁：刺激をすると		
a. 開眼する	呼びかけると開眼する，握手に応じる	10
b. 離握手に応じる	身体をゆさぶりながら呼びかけると開眼する，離握手に応じる	20
c. 言葉で答える	痛み刺激を加えながら呼びかけると開眼する，離握手に応じる	30
III 桁：痛み刺激を加えても		
a. 開眼せず	刺激部位に手足をもってくる	100
b. 離握手に応じず	手足または顔を動かす	200
c. 言葉もでない	まったく動かない	300

R 不穏　　I 糞尿失禁　　A 自発性喪失

　意識は覚醒度とその内容から構成され，両方の次元から考える．覚醒度は意識レベルの評価スケール(JCS, GCS)(表 1)や神経生理学的検査法(EEG, ERP)を用いて評価することができる．意識の内容には，通過症候群などにみられるような意識の変容と，気づき(awareness)といわれる自己意識性が含まれる[3]．

文献

1) E. García-Rill : A Reticular Activating System. The Neuroscience of Sleep, R.Stickgold, et al(eds.), Academic Press Elsevier, Spain, p133-139, 2009
2) JB. Posner, et al : Plum and Posner's Diagnosis of stupor and coma Fourth Edition, Oxford University Press, United States of America, 2007
3) S. Laureys, et al : Coma. The Neuroscience of Sleep, R. Stickgold, et al(eds.), Academic Press Elsevier, Spain, p146-155, 2009

B 記憶障害

01 記憶障害とは

　記憶はヒトが行動を決定するために必要な情報を提供し，注意や遂行機能など，他の認知機能とも関係する認知機能の基盤である．知的機能や言語機能はおおむね保たれるにもかかわらず，記憶機能だけが特異的に障害された場合は健忘症候群と呼ばれるが，記憶だけではなく，注意や遂行機能障害などの他の認知機能障害を合併している場合も多い．

　記憶に障害がある場合，日常生活や社会生活の中ではさまざまな行動上の障害(時間，場所，人物がわからなくなるような見当識障害から，忘れたことを補うために事実と違う話をする作話)として出現する．

　記憶が形成される過程は，①情報の記銘(覚える，符号化)，②記銘した情報を保持する(貯蔵)，③保持した情報を思い出す想起(再生，再認)からなる．短期記憶は容量に限界があり消失が早い．短期記憶から貯蔵された長期記憶は容量に限界がなく消失が遅い．

　情報を記銘する段階での障害は，①覚えたことすら忘れてしまう，②短期記憶の容量の低下により記銘されない，③短期記憶から長期記憶への移行ができないことなどがその基盤にあげられる．記銘した情報保持に障害(時間がたつと忘れてしまう)があると，さっき学んだことを覚えていないため，新しいことを効率よく学習できなくなる．しかし，適切な手がかりから思い出すことができることもある．

　手がかりによる記憶の引き出しには，①回想(意識的に記憶を引き出そうとする)，②連想(環境の中の物事を手がかりとし連結するほかの記憶が自動的に引き出される)，③再認(環境の中の事象そのものが自動的に手がかりとしてはたらく)がある．

　保持した情報を思い出すことの障害は，長期記憶から短期記憶へ情報がうまく転送されない場合や，エピソード記憶の情報が失われ，出来事が起きた時間や空間がわからなくなる場合などがある．

02 診断

a. 記憶の分類(表1)

記憶はその時間や内容から以下のように分類することができる[1]．
1) 記憶にかかわる時間：即時記憶または作動記憶，長期記憶，遅延記憶，近時記憶と遠隔記憶(最近の出来事と古い遠い過去の出来事)，展望記憶
2) 記憶の種類：意味記憶，エピソード記憶，手続き記憶
3) 記憶の様式：言語性記憶，視覚性記憶
4) 記憶の引き出し方：再生，再認
5) 記憶された時期：逆向記憶，前向記憶

表1 記憶系

系		特徴
短期		直後の記憶．容量に限界あり，消失が早い
		数列記銘（容量），Brown-Peterson課題（持続）で検査．
長期		短期記憶から貯蔵された記憶
		容量に限界なく消失が遅い．
	宣言記憶	事実に関する記憶（事実を知っている）
		意識的に検索できる（宣言できる）
	意味記憶	一般的な知識
	エピソード記憶	自分の生活史上の出来事に関する記憶
	手続き記憶	技能や操作の記憶（方法を知っている）
	潜在記憶	手続き記憶の一種．意識的処理を必要としない課題の遂行
	顕在記憶	宣言記憶の一種．最近の出来事の意識的な回想
再生	想起	長期記憶の活性化
		前頭葉-皮質下回路
	再認	以前学習した情報の同定能力
		最初の情報保持と，海馬-視床下部-視床系

[Cummings JL, et al : Concise guide to Neuropsychiatry and Behavioral Neurology Second Edition, American Psychiatric Publishing, United States of America, 2002 より引用改変]

b. 記憶にかかわる時間

　記憶は短期記憶と長期記憶に分けられる．記銘から想起（再生・再認）までの保持時間の長さから，即時記憶・近時記憶・遠隔記憶に分けられる．即時記憶は短期記憶に分けられ，その中で情報が選択されると，安定した長期記憶に移行する．

i. 短期記憶

　視覚的・言語的に情報の入力，処理を行い，符号化し，短期貯蔵から必要なときに取り出せるよう長期貯蔵される．記憶の出力には，想起とともに過去の経験や学習が反映される．記憶は「記憶の貯蔵庫」モデルで説明することができ[2]，情報の保持時間で，感覚記憶（sensory memory），短期記憶，長期記憶に分けられる．感覚＜短期＜長期の順に保持できる時間が長く，貯蔵庫の大きさが大きくなる．感覚記憶とは，認識する以前の感覚レベルの貯蔵であり，視覚刺激や聴覚刺激などにより，本人が意識しない間に自然に外界から入ってくる情報である．これは持続時間がきわめて短い（数百ミリ）．この中で，選択的注意をむけられた情報のみが短期記憶または即時記憶（immediate memory）として貯蔵される．この情報の一部がリハーサル（復唱）やコーディング（符号化）を通して長期貯蔵庫（long-term memory）に転送され，長期記憶として半永久的に貯蔵される．

ii. ワーキングメモリー(作動記憶)

　ワーキングメモリー(作動記憶)とは，Baddeleyによって提唱された日常生活や複雑な認知活動の遂行中に必要な情報を一時的に保持するための短期記憶である[3]．日常生活の認知活動の中で情報がどのように操作されて利用されるのかという「情報処理機能としての記憶」であり，これは認知課題に必要な「処理資源(注意)の需要」と人間がもつ「処理資源(注意)の供給」のバランスによる．

　音韻ループ(phonological loop)とは，聴覚的な情報，音声的コードとしての言語情報を，リハーサルを伴って一時的に保持する機構である．視空間的記銘メモ(visuospatial sketchpad)とは，視覚情報と空間的な位置情報を視空間コードを用いて保持する機構である．エピソードバッファー(episodic buffer)は，エピソード記憶に似ているが短期記憶であり，ここで音声・視覚・空間情報，意味情報をエピソードとして統合する[4]．ワーキングメモリーの中枢であり，それぞれの機能を制御するのが中央実行系と考えられている．ここで保持・処理される内容は長期記憶から想起した情報と，短期記憶から引き出した情報とがある．

iii. 長期記憶(記憶の内容)

　脳損傷後に長期記憶のすべてが一様に障害されるのではないことから，長期記憶はその内容から，言葉やイメージで表すことができる陳述記憶(宣言的記憶)と，それができない非陳述記憶(非宣言的記憶)とに区別されている．

　一方で情報の記銘や過去の経験の想起に伴う意識性(記銘・想起意識)が高いものを顕在性記憶(explicit memory)といい，時間的あるいは空間的な連続や階層的な知識の中に体系化されている．

　Tulvingは顕在性記憶の中に「エピソード記憶」と「意味記憶」を分類している．健忘では顕在性記憶が障害されやすく，会話や生活内容そのものを明確に意識して想起して，思考していないため，会話内容が，過去の経験に基づく事実を明瞭に伝えていないことがある[5]．

　これに対して，記銘や想起に意識性をあまり伴わないものを潜在性記憶(implicit memory)という．顕在性記憶とは解剖学的に異なる別の記憶体系であり，意識的な形式の記憶が発達する前から人間が有しもっていたより古い記憶のシステムであるとも考えられている．

1)陳述記憶(意識的に学習・想起される)
　①エピソード記憶とは，自分がいつどこで何をしたという生活史や社会的事象の記憶である．顕在性記憶ともいわれる．
　②意味記憶とは，単語，数字，概念，事実などの社会的な客観的・理性的な知識の記憶である．いつどこで覚えたか特定できない．

2）非陳述記憶（体験の反復により獲得されるも知識をもっていることに自分では気がつかない）

　手続き記憶，古典的条件づけ，プライミング効果として知られる，潜在性記憶である．プライミング効果とは，それが起こっていることを意識することなく，以前の経験が想起に影響を与えることである．仕事の手順や機器の操作など，繰り返すことで学習し獲得された身体的技能の記憶は，神経系のより「下位の」部位のその技能を実際に使う筋肉により近いところに貯蔵されているとも考えられている．

c. 記憶された時期

i. 逆向性健忘と前向性健忘

　受傷，発症時点を起点として，発症以前を思い出せない場合を逆向性健忘（retrograde amnesia：RA），発症以後の出来事を思い出せない場合を前向性健忘（antegrade amnesia：ATA）という．

　逆向性健忘は，健忘を引き起こす出来事からさかのぼって記憶がない期間であり遠隔記憶とも関連する．外傷後健忘（posttraumatic amnesia：PTA）は，脳外傷後に記憶がない期間，連続する記憶が戻るまでに要する時間である．前向性健忘は日常的な情報を記銘，保持することの障害であり，脳外傷者で記憶障害が重度な場合，前向性健忘と外傷後健忘は重複することがある．

　逆向性健忘も外傷後健忘も脳損傷の重症度と関連し，24時間以上持続する外傷後健忘は重症の脳損傷を反映する．逆行性健忘のみが単独で起こることはなく，通常は外傷後健忘のほうが長い．外傷後健忘が短いのに長い期間の逆向性健忘，外傷から短時間で意識清明となり，日常生活の記憶は戻り外傷後健忘の時間は短いのに，そこから前の記憶が数日程度まったくないという場合などは転換性障害の可能性もある．

d. 記憶情報の様式の違いによる分類─言語性記憶と視覚性記憶

　情報をどの様式で認識するかによって記憶を分類することができる．言語的な様式による記憶は，言語性記憶（verbal memory），非言語的（視覚的）な様式による記憶は視覚性記憶（non-verbal or visual memory）である．言語機能が優位な左半球の障害では言語性の記憶が低下しやすく，視空間認知などの機能が低下している場合には視覚性の記憶が低下しやすい．

e. 記憶情報の管理─展望記憶とメタ記憶

　鍵をかけ忘れる，約束の場所に行く途中で人に会って話をしているうちに行き先を忘れてしまうなど，日常記憶（daily memory）が障害されることで日常生活の中の多くの行動上の問題

としてあらわれる．これは，未来に何をするのかを覚えておく展望記憶(perspective memory)といわれる概念の障害である．前頭葉機能，注意・遂行機能障害とも関連する．未来に行う「用件を覚えて，実行する」ためには①意図の符号化(記銘)，②意図の保持(注意の配分)，③自己開始による意図の認識(手がかりから意図を検索)，④遂行内容の想起(意図からの想起)の認知機能の広い過程がはたらいている．この障害があると，時間を守れない，予定の時間を過ぎてから用件を思い出すなどという行動としてあらわれる．

　メタ記憶(metamemory)とは，自分自身の記憶についての認識や自覚にかかわる概念である．自分の記憶状態の認識が低下すると，日常生活における自分の記憶能力の限界を適切に理解できなくなる．そのため，記憶の低下を適切に補おうとすることができなくなる．脳損傷患者はしばしば日常生活で起こる記憶障害による行動上の問題を認識できず，外的代償手段が必要ない，自分には問題がないのにまわりが行動を機制する，などという主張につながることがある．物忘れをしていることに気づいていない．このような場合，生活健忘(置き忘れ，しまい忘れ，出来事がいつだったかわからない)を本人と家族で一緒に評価，家族(または医療者)が指摘，フィードバック，確認することによって日常生活での汎化をめざす．

f. 記憶にかかわる脳部位と神経基盤

　記憶障害を生じうる脳部位としては，①海馬を中心とする側頭葉内側部，②視床を中心とする間脳，③前頭葉下面を中心とする前脳基底部があげられる．これらの間にはさまざまな繊維連絡があり，内側辺縁系回路(Papezの回路)と外側辺縁系回路(Yakovlevの回路)が代表的である．

　Papezの回路：海馬─脳弓─乳頭体─視床前核群─帯状回─海馬
　Yakovlevの回路：扁桃体─視床背内側核─前頭葉眼窩皮質─鉤状束─側頭葉前部皮質
　　　　　　　　　─扁桃体

i. 海馬系

　ヘルペス脳炎や脳血管障害，低血糖や低酸素脳症などによる側頭葉内側部の海馬・扁桃体の障害で逆向性健忘や意味記憶の障害をきたす．扁桃体は情動記憶，情動的な要因が大きい出来事の想起に関連すると考えられている．

ii. 間脳

　乳頭体(視床下部)や視床の障害により前向性健忘が生じる．視床前部梗塞(視床極動脈領域)ではPapezの回路に属する視床前核と乳頭体視床路から内髄板などの視床前部の損傷を，視床内側部梗塞(傍正中視床動脈)ではYakovlevの回路に属する背内側核，内髄板，正中中心核などの損傷をきたす．

g. 前脳基底部

Meynert 基底核，Broca 対角帯核，内側中隔核などのコリン作動性ニューロンとドパミン系ニューロンが存在する．前頭葉下面の領域であり，海馬とも神経線維の連絡が指摘されている．前交通動脈瘤破裂によるくも膜下出血によって前脳基底部損傷としての前向性健忘，見当識障害，逆向性健忘などの症状が出現し，作話が目立ち，しばしば空想的な内用の作話が自発的に産出される（自発的作話）．出来事の順序がわからなくなるという時間的順序の混乱がみられる場合や，個々の事項を覚えてもそれらの関係を結合した記憶形成ができない場合がある．

h. 記憶障害をきたす疾患とその回復

「第1章D．医学的診断」であげた疾患すべてにおいて記憶障害は起こりうる．低酸素脳症においては海馬が選択的に障害されることによって記憶障害が起こるが，その回復は，脳外傷と比較して緩慢である[7]．海馬が損傷されるヘルペス脳炎の記憶障害の回復も，自己免疫性脳炎（抗NMDA受容体脳炎など）と比較した場合にはゆるやかである[8]．前交通動脈瘤破裂による前脳基底部損傷の記憶障害においても，発症から1年程度は回復が起こるが，それ以降は緩慢な変化となるため[9]，慢性期においては機能回復訓練より，代償手段の導入や環境調整など記憶障害に対する支援が中心となる．

03 日常生活や社会生活の中でどのようにあらわれるか

約束を守れずすぐ忘れてしまう，物をすぐなくしてしまう，物の置き場所を忘れてしまう，他人がとったという，同じ話を何度も繰り返して質問する，さっき聞いたことを覚えていない，新しいことを覚えられないなどといった行動であらわれる．

記憶に障害があると環境を適切に認知できない，制御できないことから患者の不安が増強することが多い．自分が正しいと思ってとった行動を周囲から否定されることで感情を制御できなくなり怒り出す場合や，逆にそれが何故なのかを理解できないために抑うつ的になり，引きこもりにつながる場合もある．記憶障害に対する認識も十分ではないことが多く，自分には記憶の障害はない，代償手段は必要ないと言うこともある．

04 リハビリテーションの方法と考え方（表2）[6]

残存機能を適切に評価し，発症からの経過や回復の程度に応じて適切な介入方法を選択するために，日常生活活動の評価と神経心理学的検査結果から，障害の程度に応じた目標を設定する．具体的には日常生活動作の自立から，病棟内行動の自立，院内行動の自立，交通機関を使った移動の自立，通院の自立，復職・復学にむけた自立など，段階ごとに短期目標を達成するようにリハビリテーション計画をたてる．

記憶障害が日常生活の行動の主な要因である場合，患者や家族はリハビリテーションに対して記憶の能力の改善を一番に期待することが多い．しかし，注意機能などの改善に比べて記憶機能の改

表2 記憶障害に対する推奨されるエビデンス

推奨されるレベル	介入方法
高 Practice Standard	記憶のストラテジーの訓練．記憶の内的ストラテジー（視覚イメージ法）記憶代償としての外的補助具（ノートなど）　　Class I
Practical Guidence	重度記憶障害者の行動障害に直接効果がある外的補助具（ノートの活用）
Practical Option	重度記憶障害者には誤りのない学習が知識や技能を学ぶうえで効果がある 新規の課題を制限し，記憶によって起こる問題を軽減せよ
低 Practical Option	記憶障害者に対するグループ訓練による介入

[文献6より引用]

善は少なく，検査室内だけの反復学習の効果が，生活障害の改善に直接影響を及ぼす確証は確立されていない[6]．

　短期記憶から長期記憶に移行する過程にはリハーサルが大きく関与する．反復学習の間には情報の処理加工がなされ課題に対する効果はあるが，記憶全般を改善させる確証にはならない．

　脳損傷患者では短期記憶の障害のみならず，エピソード記憶（いつ，どこで，誰と，何をしたか）の障害がみられることが多い．手続き記憶，意味記憶などは保たれることが多く，これらの記憶を活用した介入方法が工夫されている．手続き記憶を利用する方法では（コンピュータで言葉を1文字ずつ提示する），意味記憶の利用では（意味水準のレベルでの情報処理が不十分なため，記憶の保持能力が低下することから言葉の音を聞き取るだけではなく，意味分析を促す）などの介入法がある．

　残存する潜在的な能力を最大限引き出し，その中で患者みずからが能動的に自立した行動ができるようになるためには，外的補助具（external memory aid）を活用し代償手段を獲得すること，適切な環境調整（environmental adaptation）を行うことが必要になる．記憶障害患者はいったん誤りを経験すると，誤りを排除することができず強化され，同じ過ちを繰り返す．そのため誤りのない学習法（errorless learning）という方法，最初から正しい方法を教え，その中で誘導することが必要である．たとえば病棟生活の中では，1日のスケジュールを決め時間どおりに誘導，訓練室への道順を教え，決められた訓練課題をこなすように誘導する．できるようになれば行動を遠監視で見守り（離れたところから行動を確認する），少しずつ在宅生活から外来通院にむけて，行動範囲を拡大する．交通機関を使った1人外泊訓練も行う．途中の駅で病院へ連絡を入れてもらい適切に利用できているかどうかを確認しながらすすめていく．

　外的補助具として，メモリーノートや手帳，メモ帳，タイマー（時間がきたら知らせる），アラーム付時計，PDA（personal data assistance）などがあげられ，その有用性が報告されている．

　記憶障害が残存しても社会参加は可能であることを常に本人や家族，周囲の人々にも意識してもらい，患者の行動特性に応じた環境を整備するように指導することが大切である．患者自身が障害に気づき，適切に意識して対処できるようになることが大切であるが，その過程では，忘れてしまうことで不安になり抑うつ的になることが多く，患者の動機づけを失わないように，手順や方法を具体的に提示することも必要である．

文献

1) 国立身体障害者リハビリテーションセンター：高次脳機能障害者支援の手引き（改訂第2版）〈http://www.rehab.gv.jp/brain_fukyu/data/〉（2016年7月参照）
2) Atkinson RC, et al : Human memory. A Proposed system and its control processes. The psychology of learning and motivation, vol.2, KW. Spence, et al(eds.), Academic Press, London, p89-195, 1968
3) Baddeley AD, et al : The psychology of learning and motivation:advances in research and theory, Vol.8, GA Bower (eds.), Acidemic Press, New York, p47-89, 1974
4) Baddeley AD : The episodic buffer : a new component of working memory? Trends Cogn Sci **4** : 417-423, 2000
5) Tulving E : Episodic and semantic memory. Organization of Memory, Tulving E, et al(eds.), Acudemic Press, New York, p382-404, 1973
6) Cicerone KD, et al : Evidence-Based Cognitive Rehabilitation: Updated Review of the Literature From 2003Through 2008. Arch Phys Med Rehabil **92** : 519-530, 2011
7) Fitzgerald A, et al : Anoxic brain injury: Clinical patterns and functional outcomes. A study of 93 cases. Brain Inj **24** : 1311-1323, 2010
8) 浦上裕子ほか：抗NMDA受容体脳炎の記憶障害に対するリハビリテーション．Jpn J Rehabil Med **53** : 75-87, 2016
9) Visser-Meily JM, et al : Long-term health related quality of lofe after aneurysmal subarachnoid hemorrhage. Stroke **40** : 1526-1529, 2009

C 注意障害

01 注意障害とは

　注意とは広い概念を含む用語であるが，基本的には意識（覚醒レベルと意識の内容の2つの要素を含む）と密接に関係し，外界からの感覚刺激（聴覚・視覚）を入力し，脳内で情報処理する過程（information processing）そのものを反映する．さまざまな内的，外的刺激や情報の中から，その時々の状況に応じて，一定の必要な情報を選択し，持続をもち，臨機応変に必要な情報へと転換しながら，同時に複数の情報の処理も行う作業である．この機能は，ヒトの認知機能や行動の基盤となるものである．脳内の多くの部位，右半球，両側の前頭前野や頭頂葉，前帯状回，視床や基底核などが注意と関連するとされている．

　意識と覚醒度は上行性脳幹網様体賦活系によって維持されており，視床から大脳皮質へ広く投射されている（「第2章A．意識」参照）．注意の問題を取り扱う場合には，覚醒水準（vigilance）を評価する必要があり，意識が清明ではない場合や内外の刺激に反応できる覚醒度ではない場合は，注意障害ではなく意識の障害として扱うべきである．

　脳損傷による昏睡からの回復過程では，意識障害に加え幻覚，錯覚，妄想，興奮を伴うせん妄が出現することがある．見当識や記憶，思考，判断，感情などの障害が出現する場合はacute confusional state と呼ばれ，意識障害より全般性の注意障害としてとらえられている[1]．

02 診　断

　注意障害があると日常生活の場面では情報処理速度の低下や精神活動の緩慢さ（slowing of mental activity）など，意識や知的機能に問題がないのに，認知，行動，言語，思考，記憶などの側面における症状としてあらわれる．

　注意は，全般性注意（generalized attention）と方向性注意（direct attention）とに分けられる．全般性注意の障害は，日常生活や社会生活の中の行動障害としても観察することができる．

　方向性の注意とは，左右の空間（視空間・自己の身体に関する空間）に関する注意である．左半側空間無視（右半球の障害により左側空間に注意が行き届かなくなる）や左片麻痺の否認，病態失認があげられる．

　外界からの無数の刺激の中から明瞭に意識できる量の刺激や範囲を容量性注意（attentional capacity）という．一度に保持して活用できる情報量ということでは記憶とも共通する部分がある．

　Lezakは脳損傷後の患者にしばしば出現する症候から，注意の要素を4つの側面からとらえている[2]．①注意の持続（sustained attention）：一定の活動の間，注意集中を維持する能力，②注意の配分性（divided attention）：同時に複数の課題に対応する能力，③注意の転換性（alternating attention）：必要に応じて注意の向きを柔軟に切り替える能力，④注意の選択性（selective attention）：注意を集中し，必要な情報を見極める能力である．これらの複数の要素がバランスよく機能し，記憶などの認知機能とも関連し，ヒトの行動を制御しているものと考えられている（図

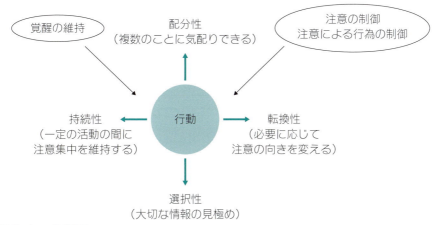

図1 注意の4つの側面
[国立障害者リハビリテーションセンター：高次脳機能障害者支援の手引き，2008より引用改変]

1).

外界からの刺激により適切な行為が選択されるために，これらの注意に対して制御作用（supervisiory attentional control：SAC）がはたらく．しかし，自動的な行為や習慣的な反応が無効な場合，新たな活動を行う必要があり，このときには注意による行為制御システム（supervisiory attentional system：SAS）がはたらく[3]．

脳損傷後の行動障害の原因を，注意の制御機能の障害によるものととらえ，注意に対するアプローチをすることで行動障害が改善する場合もある．

03 日常生活の中でどのような症状としてあらわれるか

回復期には，意識のレベルが一定しない場合があるため，GCS（Glasgow Coma Scale）やJCS（Japan coma scale）を用いて覚醒度を評価し，覚醒度に応じた対応を検討する．覚醒水準が落ちると，一定時間刺激に反応することができなくなるため，注意の持続能力が低下する．

注意障害の存在は，患者の日常生活の臨床症状や行動観察から推定することができる．Ponsfordらのattentional rating scaleや，Hartらのmoss attention rating scale（MARS）評価項目を参考とし，表1にまとめた[4]．臨床症状から注意障害の存在を診断することができる．机上検査を用いて注意障害の評価をする場合には，意識水準の他に視力，視野，聴力，知的能力を考慮し，半側空間無視や，失行・失語，記憶障害などの併存にも配慮する．注意機能は，視覚的課題や聴覚的課題を用いて検出することができるため，視覚的情報処理に問題がある場合は聴覚的な課題を用いた検査や訓練を工夫する．

注意の容量が低下すると一時的に保持して活用できる情報量や処理効率が低下する．新しい情報を活用できなくなり，長い複雑な会話や文章の理解が不十分になり，同時に複数の作業をこなすことができなくなる．

注意の持続性に障害があると，1つの課題に集中できず，外見からは飽きっぽいようにみえることもある昼間にぼんやりしていて集中できないことは覚醒水準との関連も考えられる．本や新聞を

表1　注意障害と関連する臨床症状

注意の持続
1)覚醒水準との関連
　　眠そうで，活気がない，ぼんやりとしている
　　意欲がでず自発的ではない
2)持続能力との関連
　　言われないと何事も続けられない
　　動作や反応，作業が遅い
　　長時間（10秒以上）うわのそらか宙をじっと見ている
　　ひとつのことに長く集中できない
　　無関係なことを入れずに会話を持続する
　　一貫性がなくまとまりがない
　　何度も繰り返し言ったり指示する必要がある
注意の配分
　　ミスが多く効率が悪い
　　見落としややり残しがある
　　手の届く視野内にあるものを見過ごしてしまう
　　複数のことを同時に処理することができない
　　2つ以上のことに注意をむけることができない
注意の転換
　　周囲の状況に応じて，修正・転換ができない
　　意図されず課題が中断した場合にまた戻ることができない
　　やめるように言われた行動を続ける
　　次の段階に進むために1つの課題を中止することができない
　　いまの課題遂行に影響している事柄に気づかない
　　前の会話や行動にこだわる
　　自分の遂行の間違いを検出できない
　　周囲の声や他者の動きに注意がそれやすい
　　落ち着きがない
注意の選択性
　　多くの情報から大事な情報を抜き出すことができない
　　他のことに気が散り，目的にそった行動がとれない
　　課題に関係のないものに触れたり操作したりする

読み続けることができず，内容も読み飛ばしたりすることが多くなる．

　注意の配分に障害があると，複数のことに均等に注意をはらうことが困難になり，複数の課題を一度に実行することができなくなる．

　注意の転換に障害があると必要に応じて注意の向きを変えることができず，1つのことをやり続け，優先順位をつけて物事を処理することができなくなる．注意が転導しやすくなると，言語活動や行動を統制できなくなり，次から次へと注意の方向が変わり，落ち着きがなく多動・多弁であるようにみえる．思考内容にもまとまりがなくなる．

　注意の選択性に障害があると，多くの情報の中から大事な情報を描出することができず，効率のよい行動がとれなくなる．意図的な注意の選択性（自分の目的を遂行するうえで有用な情報を引き出す）と非意図的な注意の選択性（反射的・未知の刺激にむけられる注意）とに分けられる．未知の刺激に対して速やかに注意がむかなければ反応性が低下したようにみえる．逆に過剰に反応する場合もあるが，未知の刺激も反復すれば既知の刺激になり，順応することで必要以上の反応が起こらなくなる．既知の刺激としての入力が起こらなければいつまでも同じ刺激に対して反応し，落ち着きがないようにみえる．

04 リハビリテーションの処方と考え方(表2)

　基本的な考え方は①覚醒度をあげるようなはたらきかけや環境調整，②障害された要素的注意機能そのものや注意機能全般に直接はたらきかける方法，③注意機能の改善が，日常生活行動そのものの改善に汎化されることを目標とする方法などを組み合わせて，日常生活活動の向上を図ることである．脳卒中のガイドライン[6]では，注意障害に対する機能回復訓練や代償訓練はすすめられる（グレードB）が，その永続的効果や日常生活活動への汎化には十分な科学的根拠はない（グレードC1）とされている．注意障害を軽減する環境調整は配慮すべきである．作業時間を短くする，休息をとる，注意をそらすような周囲の聴覚的，視覚的外乱を排除する（グレードC1）．注意課題の反復訓練だけに頼ることは推奨されていない．

a. 覚醒度に対するはたらきかけ

　昼間は活動性をあげるようなはたらきかけ（運動療法や日光に当たることも効果がある）を行い，夜間は静かに熟睡できるような環境を作る．注意機能を向上させるために聴覚的または視覚的刺激を入れ，単純反応時間課題などを用いて外的刺激への注意と反応性を高める．薬物療法の効果も報告されている（メチルフェニデート，アマンタジン，ブロモクリプチンなど）が，脳卒中後の注意障害を改善するエビデンスの高い薬剤の報告はない（レベル1）．
　レベル1：RCT（ランダム化された比較対象によるメタアナリシス）

b. 注意機能に対する直接的なはたらきかけ

i. 全般性注意に対する直接的訓練

　注意に負荷をかける認知課題を反復練習することで障害された注意全般を全般的に刺激することで改善をめざすものである．単純反応時間課題（単一刺激にできるだけ早く答える），複数反応時間課題（複数課題から標的刺激を識別・選択する），マッチング課題（複雑な図形から特定の図形を見つける）などがある．

表2 注意障害に対する推奨されるエビデンス

推奨されるレベル	介入方法
高 Practice Standard	脳外傷後の注意障害に対するアプローチは直接訓練法とメタ認知訓練であり，代償的ストラテジーの増進に貢献し，現実の課題促進に役立つ
	急性期の特別の注意訓練やリハによる効果なのか，自然回復なのか，一般的な認知介入の効果なのか鑑別に関するエビデンスは不十分である
Practical Option	脳損傷後の注意障害に対してはコンピュータによる介入と療法士による治療を組み合わせることである
低	他の方法や療法士による介入なしで，反復する刺激とコンピュータの課題だけに頼ることは推奨できない

ii. 注意障害の層構造にはたらきかける訓練

　注意の下位から上位レベルに段階的にはたらきかけていく方法である．回復の状況に応じて必要な訓練を選択する．
　①外的刺激への注意と反応性を高める―単純反応時間課題を用いる．②刺激への集中性を高める―ストップウォッチの針を指定した位置に止める．③状況刺激の探索と選択―提示された無関係の刺激から目標の刺激を探し出す．④内的刺激の注意―時間経過を律動的な身体動作などに注意して，経過時間を判断するための手がかりとする．⑤反応と行動の調整―リズム音再生課題などを用いる．

iii. 注意の4つの側面に応じた訓練

　SholbergらによるAPT（attention process training）は注意の4つの側面に応じた訓練課題と評価が設定されており，注意障害に対して直接的，反復的に訓練を行うものである[5]．
　①注意の持続―標的音同定課題（いくつかの音系列から標的音を同定して応答し続ける）により，集中して課題に取り組む．
　②注意の選択―抹消課題（多数の非目的刺激の中から目的刺激を選択する）により，有用な情報を引き出す．
　③注意の転換性―交代性課題（数字と文字を交互につなぐ）により，必要に応じて注意の向きを変える．
　④注意の配分―二重課題（物語を読みながら指定した単語を数える）により，複数の作業を同時にこなす．
　これらは，訓練への動機づけ（何のために訓練するのか）を高め，課題を正確にできること，速く処理できること（処理速度），繰り返しの訓練（機能への直接的な刺激）によって日常生活の中で汎化されることを目的とする．そのためには，訓練前，中，後に，注意機能が改善したか，認知機能全般が改善したか，日常生活の行動がどのように改善したかを評価しながら訓練をすすめる．

c. 注意の障害を認識し代償する方法

　注意の意図的な代償手段（自己管理手段）として自己教示を用いることも有効である．自分の活動を意識的に監視するために，今何をしているのか，その前には何をしようとしていたのか，これから何をしようとするのかを自己問答する．注意に負荷がかかると疲れやすくなり逆に注意が続かなくなるため，合間に休息を入れる．ある行動から別の行動に注意がそれると，元の行動に注意を戻すことが困難になる．注意を元に戻す場合の手がかり（行動の内容など）を記載しておく[5]．

05 対応の原則

回復期の初期の段階には意識の変動もあるが,環境や対応方法に配慮をしながら,早い段階から注意障害に対するリハビリテーションを行うことが,日常生活障害を改善するうえで効果がある.

a. 環境調整

注意障害により必要な情報を選択することができず,不快な情報や刺激に過度に反応してしまうことがある.そのため,本人にとって不快な刺激は避け,静かな環境におくことも大切である.初期には個室で決まった担当者が対応,注意障害の変化に応じて,個室から大部屋へと移動し,対応する職員の調整(慣れた職員から複数の職員へ)などの配慮をする.

日常生活の中で起こる問題,たとえば火の消し忘れ,約束を守れない,作業の中での見落としが注意障害によるものであることを,ひとつひとつ確認し,本人が認識していけるように誘導する.活動を行う過程で(調理など)確認するための手順を書きとめておく,作業指示を与える側は,具体的で簡潔,わかりやすい指示を出し,注意がそれないように静かな環境を作り,ミスを具体的に確認し,再び起こらないように書きとめておくなどの工夫が必要である.

b. 課題内容の調整

初期には,短時間でできる簡単な課題から導入し,休息を適宜入れ,少しずつ難しい課題にあげていく.患者が自分で疲労度を自覚し,調整できるようにする.

訓練内容は,注意障害の特徴にあわせた課題の選択をする.

注意障害に対する直接的訓練は,注意障害の程度によって簡単な課題から難しい課題へと難易度を上げていく.注意障害に対する代償手段は,記憶障害と同様に,1日の行動予定をカレンダーに記入したり,ICレコーダ,アラームなどを活用したりすることである.

適応的行動スキルの獲得のためには,励ますことで注意行動が喚起される動機づけになる場合がある.ミスがあり,混乱した場合には落ち着かせるような対応が優先される.注意がうまくはたらいた場合の報酬(正反応のトークン)や,不注意行動への罰(なぜミスがあったのかのトークン)などを適宜組み合わせることも大切である.注意の改善にともない,個別からグループへと訓練方法を変えていく.

文献
1) Risa Nakase-Thompson, et al : Acute confusion following traumatic brain injury. Brain Inj **18** : 131-142, 2004
2) MD. Lezak, DB et al : 9. Orientation and Attention. Neuropsychological Assessment Fourth Edition, Oxford University Press, New York, p337-374, 2004
3) Shallice T, et al : The origins of utilization behaviour. Brain **112** : 1587-1598, 1989
4) Hart T, et al : Dimensions of Disordered Attention in Traumatic Brain Injury: Further Validation of the Moss Attention Rating Scale. Arch Phys Med Rehabil **87** : 647-655, 2006
5) Sohlberg MM, et al : Management of Attention Disorders. Cognitive Rehabilitation **5** : 125-161, 2001
6) 日本脳卒中学会脳卒中ガイドライン委員会(編):脳卒中治療ガイドライン2015,協和企画,東京,2015

D 遂行機能障害

01 遂行機能障害とは

　遂行機能はヒトの認知機能の中でも最上位に位置するものであり，記憶や注意機能，運動，知覚，言語などの要素的な認知機能を制御かつ統合している．目的のある一連の行動を有効に行うために必要な，計画・実行・監視・修正能力を含む複雑な認知機能である．

　記憶や注意の障害をもつ患者では目的のある行動をとれないことはしばしば起こる．しかし，それらの障害が軽微であるにもかかわらず，目的にあった形で自分の行動をとることができなくなる障害を「遂行機能障害」という．

　習慣化された課題や環境では「遂行機能」はほとんど必要とされない．新規な場面で，今までの問題解決方法や確立された行動様式では解決できない状況で，新しい行動パターンや考え方，およびそれらの内省の確立が必要なときに主に動員される能力である．

　Lezakは遂行機能を構成する4つのコンポーネントを説明している．①意志もしくは目標の設定(volition or goal formation)，②計画の立案(planning)，③目的ある行動もしくは計画の実行(purposive action or carrying out activities)，④効果的に行動すること(effective performance)である．これらのどれか1つでも障害されると目的をもった行動がとれなくなってしまう[1]．

　言いかえれば「遂行機能」とは，①創造性，②抽象的思考，③内省，④何をしたいのか，そのためにはどうしたらいいのかを分析する過程(過去の経験を想起し，計画をたてる)，⑤計画を実行するまでの広範囲の能力である．ゴール設定，計画をたてる，行動開始，自己監視・行動抑制などの技能を含み，脳損傷によりこれらのプロセスに障害が生じると，日常生活や社会生活の複雑な作業に支障をきたす．就労の場面では遂行機能にかかわる能力が要求されるため，遂行機能障害に対する気づきを深め，代償手段を獲得して，職場内環境調整を図ることが，就労にむけたリハビリテーションにおいて重要である．

02 診　断

a. 診　断

　遂行機能障害の概念が高次脳機能障害として臨床に導入されるようになったのは最近のことである．

　複数の要素的な認知機能(意識，記憶，注意，言語，意欲などの情動，自己監視や修正などの制御機構など)を統合するのがいわゆる遂行機能である．目標を設定し，計画を立案・実行し，効果的に行動するために目標や計画，行動を修正する一連の行動と関連する．

　遂行機能障害は，検査室の限られた環境の中での行動観察や検査だけで検出することが困難な場合があり，日常生活や社会生活の問題解決場面の中ではじめて気づかれることがある．全般性知的機能は保たれていても，「先を見通して計画的に行動することができない」，「効率よ

く行動できない」などの症状として，日常生活や社会生活の中の計画や行動場面で障害としてあらわれることが多い．

神経心理学的検査としては，BADS (behavioral assessments of dysexecutive syndrome) によって，遂行機能による行動障害を検出できる場合がある．

b. 遂行機能障害と関連する脳内の神経基盤

「遂行機能」は，問題解決の過程や，他の脳を「監督」し，「遂行」する能力から，「前頭葉機能」が関与していると推測されてきた．前頭葉は計画の立案や行動の組織化という遂行機能の重要な部分に関与している．しかし，前頭葉は高度に相互連絡する脳のネットワークの一部にしかすぎず，前頭葉以外の脳内のさまざまな部位も関与するものと考えられている．臨床的に重要なのは障害された脳部位ではなく機能である．

c. 前頭葉と遂行機能[2]

前頭葉は，問題解決や行動を形成する遂行機能と密接な関連をもつ脳内神経基盤として中心的役割を担っている．前頭葉の外側面は，中心溝 (Roland 溝) の前が中心前回で，その前方に3つの脳回 (上・中・下前頭回) が交叉する．中心前回は一次運動野 (Broadmann 4 野) であり，体性局在を有する随意運動中枢である．その前方の6野外側は運動前野 (運動連合野) と，内側面にある補足運動野 (6 野と 8 野の一部) は，二次運動野であり，運動プログラミングに重要な役割を果たしている．下前頭回は，外側溝 (Sylvius 裂) の分枝である前枝と後枝によって前・中・後に分かれ，眼窩部・三角部・弁蓋部といわれる．優位半球の下前頭回の弁蓋部と三角部は，Broca 野 (44・45 野) と呼ばれる運動性言語中枢である．この領域は言語のみならず，社会的行動とも深い関連がある可能性が指摘されている．前頭葉の内側面は，中心溝の内側から下方に帯状溝があり，直下には帯状回がある．前頭葉腹側面は，嗅溝の外側の眼窩回と，内側の直回に分けられる．

二次運動領野より前方の広範な前頭葉皮質は前頭前野 (前頭前皮質) と呼ばれ，背外側部 (dorsolateral frontal cortex DLFC：Broadmann 8・9・46 野)，眼窩部 (orbitofrontal cortex OFC：Broadmann 10・11 野)，11 野を中心とする腹内側部 (ventromedial frontal cortex VMFC) に分けられる．多くの認知・行動障害は，この前頭前野と関連する (図 1)．

①背外側部の損傷によりワーキングメモリーや前頭葉機能全般の障害が生じ思考の柔軟性に障害が生じる．概念化し，選択的注意を呼び出して目標指向行動をとることができなくなる．②眼窩部は，注意処理過程における抑制制御と関連し，情動的・行動的側面を介する遂行機能との関連が深いものと考えられている．気が散りやすく，無関係な外部からの干渉を抑制することができない．③内側・帯状回領域の損傷によって，意欲と動機づけの障害を引き起こす．興味の欠如，自発性の喪失や不注意など，選択的注意が必要な目的指向的な意欲全般が破壊される可能性がある．内側前頭前皮質と辺縁系との結合がその機能をはたしている．

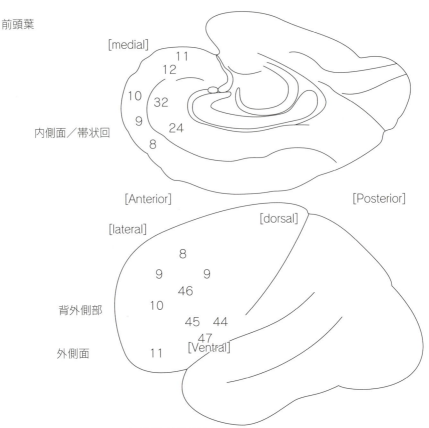

図1　Broadmannの細胞構築学地図との対比

03 日常生活や社会生活の中でどのように出現するか

　Burgess and Robertsonが，遂行機能の徴候としてあげている20の項目を表1に示す．「遂行機能」の中核となる「問題解決障害」以外に注意や行動の障害でみられる症状も含まれている．遂行機能は単一の症状として出現することはほとんどまれである[3]．

　遂行機能に障害があると夕食の献立を考え買い物の計画をたてスーパーマーケットで効率よく買い物をする，休日を利用して旅行に行く計画をたてるなど，日常生活の計画や行動場面で，目的とする行動を達成できないことで気づかれる．入院中は自分で判断して行動し，問題解決が必要な場面に遭遇することが少ない．遂行機能障害は社会生活の中ではじめて明らかになることが多い．

　遂行機能障害は，目標を達成するまでのいくつかの段階における障害としてとらえることができる．①行動目標を設定し計画を立案することに障害がある場合，②目標を達成するために全体を見通して計画を実行することに障害がある場合，③効率よく行動を行うために，成果に応じて目標や計画を修正することに障害がある場合などである．

　①目標設定や計画の立案に障害を及ぼす要素的認知機能は，意欲や発動性の低下などの情動的側面や，行動を開始するという動機づけの低下，計画を立案するために必要な情報を取り出すという記憶や作動記憶の低下，複数の情報から行動を計画するために必要な情報を選択するという注意の選択性や配分の低下が関連する．

表1 遂行機能障害の出現頻度

徴候	頻度(第3者の報告)%
抽象的思考の困難さ	21
意志決定能力の低さ	38
社会的ルールへの関心の低さ	38
注意散漫	42
衝動性	22
作話	5
計画性	48
多幸的	28
時間的順序の組み立ての困難さ	25
洞察の欠如	39
無気力	27
抑制障害	23
変動する動機づけ	15
浅はかな情動	23
攻撃性	25
関心の欠如	26
保続	26
落ち着きのなさ	28
環境依存症候群	21
知と行動の解離	21

［文献3より引用］

②計画を実行することに障害がある場合,行動の開始,維持,変換が困難な場合であり,計画を実行するために必要な手順を覚えていないという記憶の低下,計画を実行するうえで注意が持続しない,複数の行動を同時進行できない注意の配分の低下,優先順位の高いものから実行するという注意の選択性の低下が関連する.

③効率よく計画を実効するために目標や計画を修正することができないことは,行動の修正や抑制が困難な場合であり,計画を実行した結果を適切に行動にフィードバックできない,失敗を覚えておらず同じ失敗を繰り返してしまうという記憶の低下,失敗したときと似たような状況におかれたときに同じ失敗を繰り返さないようにするための行動の抑制の低下,状況が変わったときにその変化に気づいて効率よく行動を修正していくという作動記憶や注意の選択性の低下が関連する.

遂行機能障害と関連して起こることが多い問題は,BADSの検査キットに含まれる遂行機能障害質問表(The Dysexecutive Questionnaire：DEX)を用いて評価することができる(表2).「気分の変化,人格変化」,「動機づけの変化」,「行動の変化」,「認知の変化」の4領域に関する20項目から構成される.「本人用」と「家族・介護者用」があり,両者の一致しない領域をみることで病識を定量化することができる.

04 リハビリテーションの処方と考え方(表3)[4]

Ciceroneらの遂行機能のリハビリテーションのメタアナライシスでは外傷性脳損傷患者において,注意や無視,記憶障害などの遂行機能障害の構成要素に対してメタ認知を高める訓練,問題解決訓練を行い,日常生活に適応することを推奨している.

表2 遂行機能障害に関する質問表

因子1	行動
2	最初に思いついたことを何も考えずに行動する
7	自分の問題点がどの程度なのかよくわからず，将来についても現実的ではない
9	人前で他人が困ることを言ったりやったりする
12	ごくささいなことで腹をたてる
13	状況でどう振る舞うべきかを気にかけない
15	落ち着きがなく，少しの間でもじっとしていられない
16	たとえすべきではないとわかっていてもついやってしまう
20	自分の行動を他人がどう思っているか気づかなかったり関心がなかったりする
因子2	認知
3	実際になかったことが，本当にあったかのように思い，他人にそのような話をする
6	過去のできごとがごちゃまぜになり，実際にどの順番で起きたかがわからなくなる
14	何かをやり始めたり，話し始めると，何度も繰り返してしまう
18	何かに集中できずすぐに気が散ってしまう
19	物事を決断できなかったり，何をしたいのかを決められなかったりする
因子3	情動
5	物事に夢中になりすぎて度をこしてしまう
8	物事に対して無気力だったり熱意がなかったりする
11	感情をうまくあらわさない

[鹿島晴雄（監訳）：日本版BADS遂行機能障害症候群の行動評価．2003より抜粋]

表3 遂行機能障害に対する推奨されるエビデンス

推奨されるレベル	介入方法
Practice Standard	脳外傷後の遂行機能障害や情動の自己制御困難に対するメタ認知訓練アプローチ（セルフモニタリング，自己制御）は，注意や空間無視，記憶障害に対する介入と同様に推奨される
Practice Guideline	脳外傷後のリハにおいて公式な問題解決方法のストラテジーと適応は日常生活の状況や活動の機能のために推奨される
Practical Option	脳外傷後の遂行機能や問題解決の補償のためにグループ介入は考慮に入れることができる

高 ← → 低

[文献4より引用]

しかし，その効果や脳卒中患者への適応に関してはまだ十分な科学的根拠はない（グレードC1）．遂行機能障害の症状の特性に対するアプローチとしては以下のような概念を取り入れて，独自の方法として，個別で行うこともグループで行うことも可能である．

a．問題解決訓練

問題解決が必要な場面を設定した課題を提示し，解決目標をたて計画を実行するという遂行機能そのものの実践である．「いくつかの不動産のカタログから自分の生活の目的にあった物件を見つけよ」，「地下鉄事故があり運休している状態である．目的の場所に行くためにはどうしたらよいか」などの課題から，①情報収集，問題の分析，②問題解決にむけてどのように推論していくか，③その行動をとった結果どのようになったかの評価と判定，④うまくいかない場合，何が原因か，どのように修正すればよいか，などの技術を患者が獲得できるように援助

する．複雑な問題をわかりやすく細分化して解決しやすく誘導する．

b. 自己教示法

問題の解決方法や，計画実行の手順や行動を患者自身の言葉で言語化する方法である．問題解決のプロセスを強く意識の統制下におくことで，円滑に行動が実行できるようになる．

c. ゴールマネジメント訓練（goal management training：GMT）

目的を達成するためには終始一貫した目的志向的行為を維持する必要がある．目的に対する妨害的，抑制的な状況が起こったとき，新たなゴールを設定して，そのための計画を立案，選択，実行していくことが必要になる．遂行機能障害がある患者は，このような状況下で新たなゴール設定をすることができない．そこで，①現在の状況を的確に評価し，どのようにすればいいのかを考えることでゴールへの意識づけをする，②正しいゴール設定をする，③ゴールまでのプロセスにおけるステップの中でのサブゴールを決める，④サブゴールを学習する，⑤計画したことが正しく実行できたか，サブゴールが達成できたかどうかを確認する，の5つの過程を適応し，問題解決プロセスを学習していく．

d. 機能適応法

残存機能の再編成によって行動を再確立することを目標とした特定の社会生活活動（清掃，料理など）を標的とした，能力障害に対する訓練である．遂行機能障害そのものの全般的改善を目標とするものではない．簡単な課題内容からはじめ，必要に応じて助言する．その繰り返しで，助言されない状況でも行動を開始，実行することができるようになる場合がある．

e. 代償手段の活用や環境の調整

外的補償手段として，日程表やスケジュール表を活用することで，行動や作業の手がかりから次の行動を計画，実行する手がかりになることがある．マニュアルを見て決められた手順どおりに行動を実行していくうちに，次の行動を自分で実行できるようになる．周囲が課題の内容を簡潔にひとつひとつ指示することや，業務内容や役割分担，支援体制を明確にすることが望ましい．

遂行機能や注意を妨害する過剰な感覚刺激（照明，音，テレビなど）を避け，注意を逸脱させるようなものは整理するなどの配慮が必要である．

f. 行動の制御の障害に対する介入

　社会生活において行動が適応的であるためには行動自体が効率よく制御される必要がある．遂行機能障害の認知行動障害の大部分はコントロール機能の調整障害から起こる．これらの障害は注意，覚醒，判断，抑制などの基本的なプロセスから構成される．

i. 衝動性

　事前の計画や結果を考えずに行動する．遂行機能の中でもスケジュールの調整障害による．

　衝動行為は誘発を取り除くことで改善する．制限を多く加えることは，条件づけや患者の意志を妨げてしまう．自己抑制をあらわすための注意課題，1から5まで数えてから行動を起こすことや，自己教示として「待つ，他の方法はないか考える」などがとりいれられている．

ii. 脱抑制

　社会的行為として望ましくない行動や言動，知らない人に対する過度に親密なふるまいから性的逸脱行為まで多岐にわたる．他者の反応によって悪化，持続する場合があるため，行動の背景や対応の結果を考慮する．行動修正が原則であり，直接的フィードバック，その場で直接，受け入れられない行動であることを指摘し変えていけるように言葉で伝える．記憶が保たれている場合は，時間をおいてからのフィードバック（1時間以内）が，行動の反映，調整，自己管理を促す．

iii. 攻撃性

　物や人あるいは自分にむけられる可能性のある言語的・身体的怒りである．「問題を解決できない」，「目的を伝えられない」ことが心理欲求不満につながり攻撃性になる．怒りっぽさや特定の状況での抑制障害とは異なる．一度引き起こされると通常の行動調整プロセスの枠組みに入らなくなる．重症な場合は薬物療法の対応となる．自己制御を回復する行動療法，代価対反応技能のように反社会的行動を意味のある拘束力でしばること（報酬を得ることの失敗）が効果あることもある．反応対結果の関係（そのような反応をすることでどのような結果となるのか）を理解することが患者の学習に必要である．

　複雑な行動の監視と制御という側面から，遂行機能障害は社会生活の就労の場面で明らかになることがある．問題解決のための訓練を行い，障害認識をもち適切に対処できるようになることが大切であるが，患者が自分で問題解決ができる環境を周囲が準備することも重要である．

文献

1) MD. Lezak et al：16. Executive Functions and Motor Perfoemance. Neuropsychological Assessment, Fourth, Edition, Oxford University Press, Oxford, p611-646, 2004
2) 田川皓一（監訳）：臨床神経心理学ハンドブック，ハリガン・キシュカ・マーシャル（編），西村書店，東京，2011
3) Burgess, PW, et al：Principles of the rehabilitation of executive function. Principles of frontal lobe function, DT stuss, et al（eds.）, Oxford University Press, Oxford, p557-572, 2002
4) Cicerone KD, et al：Evidence-Based Cognitive Rehabilitation：Updated Review of the Literature From 2003 Through 2008. Arch Phys Med Rehabil **92**：519-530, 2011

E　社会的行動障害

01　社会的行動障害とは

　脳損傷後に出現する情動と行動の障害は，神経行動障害（neurobehavioral disorder）ともいわれ，日常生活や社会生活の中で問題行動として出現することが多く，記憶や注意・遂行機能障害などの認知機能障害と密接に関連する．

　昏睡からの意識障害の回復段階，せん妄から通過症候群の間にはさまざまな精神症状が出現する．これは薬物療法や認知機能障害の回復とともに改善する場合もある．しかし，幻覚妄想などの精神病症状，抑うつ気分などの気分障害，脱抑制的な言動や行動が慢性化し，人格障害に移行する場合もある．

　情動や行動の障害は，外界からの刺激の入力，出力，中央制御の機構によって構成される．情動とは，感覚受容器に加わった刺激や状況の変化により，喜怒哀楽，または快不快というような強い感情が，身体内部の変化（自律神経やホルモン，内分泌，内臓機能）を伴って起こるものである．過去の情報と照合し，記憶として保持するかという評価には注意や認知機能がはたらき，その結果，単純な情動反応から，社会的行動（social behavior）までが決定される（図1）．病変部位が情動と関連の深い「辺縁系」構造（前頭葉眼窩面，帯状回，扁桃体，腹側線条体）を含んでいる場合，情動障害はこれらの領域との関連によって起こる可能性がある．

　交通事故などによる加速―減速型の閉鎖性頭部外傷では，前頭葉眼窩面，前部帯状回，扁桃体などの情動や意欲に関連するとされる部位が損傷される．その結果，外界の刺激に対する情動の起こり方（入力），反応（出力），制御機構（中央制御）それぞれに変化が生じる．自分の感情を適切に処理し（情動処理 emotional processing），相手と情動的交流をもち相手の情動を読みとって行動するいわゆる社会的行動をとることが難しくなる．脳損傷による記憶や注意などの認知機能の低下によ

a. 情動の起こりかた

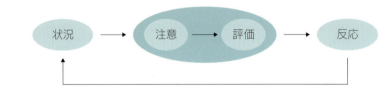

b. 情動の制御

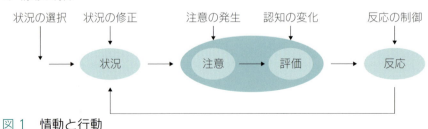

図1　情動と行動

［文献3より引用改変］

り，環境を適切に認知，制御できないことも，情動や行動の障害を助長する．これらの症状はリハビリテーションや社会参加をすすめていくうえでの大きな支障になる．

受傷前の適応状態に関する情報を家族や周囲の人から収集し，受傷後の日常生活や社会生活で生じている問題行動の観察に加えて，脳画像と適切な生態学的妥当性（ecological validity）の高い検査バッテリーを用いて多面的に評価する．神経心理学的検査を用いて行動障害を定量的に評価することは困難であるため，それぞれの症例における問題行動の原因となる症状やその神経基盤から，治療（薬物療法も含めて）やリハビリテーションの方法を考えることが重要となる．

回復期においては，情動や行動に関連する記憶や注意，遂行機能などの認知機能がリハビリテーションによって改善することによって，社会的行動障害そのものも改善することがある．

02 診 断

a. 高次脳機能障害支援モデル事業の診断基準ガイドライン

高次脳機能障害支援モデル事業の診断基準ガイドラインの中ではリハビリテーションの間にしばしば出現する脳損傷後の行動と情動の障害は，社会的行動障害として定義されている（表1）．

i. 意欲発動性の低下

意欲が低下することで自発的な活動に乏しく1日中ベッドから離れないなどの無為な生活を送る．行動を起こし始める動機づけの低下が関与している場合もある．

ii. 情動コントロールの障害

些細なことで過剰に興奮し攻撃的な行動にエスカレートし，患者は感情や行動を制御す

表1 社会的行動障害

依存性・退行	すぐに他人を頼り，子供っぽい行動や言動を示す
欲求コントロール低下	我慢ができなくて，何でも無制限に欲しがること．お金を無制限に使ってしまう
感情コントロール低下	場違いの場面で怒ったり，笑ったりすること．些細なことで突然感情を爆発させて暴れることもある
対人技能拙劣	場の雰囲気を読めず，相手の立場や気持ちを思いやることができない．よい人間関係を作ることが難しい
固執性	1つのものごとにこだわって，容易に変えられないこと．いつまでも同じことを続けることもある
意欲・発動性の低下	自分では何もしようとはしない．他人に言われないと物事ができない
抑うつ 感情失禁 引きこもり，脱抑制，被害妄想，徘徊など	

［文献2より引用］

ることができない．自己の障害を認めず，訓練などを拒否する．突然大声を出し，怒鳴り散らし，介護者に対して暴力や性的行為などの反社会的行為がみられる．

iii. 対人関係の障害

社会的技能の低下は，情動の障害により相手との適切な情動的交流がとれないこと，認知や言語能力の低下により適切なコミュニュケーションがとれないことと関連する．適切な情動交流がもてないことから，過度に親密であったり多罰的であったり，脱抑制的な発言などがみられる．相手の発言の内容，とくに抽象的な指示や，言外に込められた意図を理解できず，場の雰囲気を理解することができない．

iv. 依存的行動

発動性や人格機能の低下により退行を示す．自分で行動を決められず他人に依存的な生活を送る．

v. 固執

遂行機能障害の結果としてあらわれ，新たな問題に対応することができず，認知や行動を修正転換することができずに，従来の行動を続け，固執する．生活の問題を解決するうえで手順が確立して決められたとおりでないと行動を起こすことができない．

b. ICD-10（精神および行動の障害）—臨床記述と診断ガイドライン—

ICD-10（精神および行動の障害）では，脳損傷後の行動と情動の障害は「F0 症状性を含む器質性精神障害」と診断され，その中で脳疾患，脳損傷および脳機能不全によるパーソナリティーおよび行動の障害は F07 のコードに分類される[1]．F0「症状性を含む器質性精神障害」の節には，脳疾患，脳外傷，その他の損傷など，基礎に大脳の機能不全をきたす明らかな病因をもつ一群の精神障害が含まれる（表 2）．

これは日常生活に支障をきたしているもっとも顕著な症状を中心に分類されている．主たる症状が，記憶，知能，学習といった認知機能の障害である場合は F04 に，意識や注意といった識覚（sensorium）の障害である場合は F06 に分類される．主たる症状が知覚（perception）（幻覚），思考内容（妄想），気分や情緒（抑うつ，高揚，不安）など人格と行動の全体的なパターンに認められるが，認知や知覚の機能不全は軽度である場合は F07 に分類する．

てんかんは G40，睡眠障害は G47 に，低酸素脳症として分類される無酸素性脳損傷は G93.1 に，脳腫瘍は脳の悪性新生物として C71 に分類されている．アルコールや薬物による脳障害は「精神作用物質使用による精神および行動の障害」として，F10 から F19 にまとめられている．

記憶障害を主症状とする他の器質性疾患（認知症やせん妄），解離性健忘（F44.0），うつ病性障

表2 ICD-10 精神および行動の障害　F0．障害性を含む器質性精神障害

F0		症状性を含む器質性精神障害
F04		器質性健忘症候群，アルコールおよび他の精神作用物質によらないもの
F05		せん妄　アルコールおよび他の精神作用物質によらないもの
F06		脳損傷，脳機能不全および身体疾患による他の精神障害
	F06.0	器質性幻覚症
	F06.1	器質性緊張症
	F06.2	器質性妄想性(統合失調症様)障害
	F06.3	器質性気分障害
	F06.4	器質性不安障害
	F06.5	器質性解離性障害
	F06.6	器質性情緒不安定性障害
	F06.7	軽度認知障害
F07		脳損傷，脳機能不全および身体疾患によるパーソナリテイおよび行動の障害
	F07.0	器質性パーソナリテイ障害
	F07.1	脳炎後症候群
	F07.2	脳震盪後症候群
	F07.8	脳疾患，脳損傷による他の器質性のパーソナリテイおよび行動の障害
	F07.9	脳疾患，脳損傷による特定不能の器質性のパーソナリテイおよび行動の障害

［文献1より抜粋］

害における記憶機能の障害(F30-F39)，記憶喪失を主訴とする詐病(Z76.5)との鑑別が必要となる．

社会的行動障害と関連する認知機能と精神症状を表3にまとめた．精神症状は，少量の薬物療法を併用することで改善する場合もある(「第5章C．薬物療法」を参照)．

c. 情動と行動の神経基盤

i．情動と行動

情動が起こり，それに対する反応が，外部に情動として表出される．情動表出の神経基盤は，情動の起こりやすさと，情動の制御機構から考えることができる．外界の刺激に対する単純な情動反応である場合もあるが，起こった情動をどのように体験し，表現するかの過程が情動の制御と関連する場合もある．これは，情動が起こる過程での調整機構であり，情動の発現に影響する要因を調整するための動機づけにもなる．情動が起こる状況を識別し，状況に順応し，注意をむけて認識し，それに対する情動反応を制御する一連の機構である(図1b)．

ヒトは環境を認知し，その中で自分の意思を決定し，行動を計画し実行する．ヒトが外界の刺激に注意をむけ，適切に状況を認知することで情動が形成され，環境を適切に認知することで，行動を起こす動機づけ(motivation)が形成され，意思決定(decision making)される(図1a)．複雑な社会環境の中では，行動を効率よく起こし制御・修正することも必要となり，これは遂行機能とも密接に関係するものである．第三者と交流するためには，自分の感情を適切に処理し(情動処理 emotional processing)，相手と情動的交流をもち相手の情動を読みとって行動するいわゆる社会的行動(social behavior)が必要とな

表3 社会的行動障害と関連する認知機能と精神症状

社会的行動障害	関連する可能性のある認知機能	精神症状
依存性・退行	遂行機能（行動の計画・実行）	児戯性
	全般的な知的機能	無気力
欲求コントロール低下	情動認知	感情不安定
	情動処理（emotional proceccing）	攻撃性
	社会的行動（social behavior）	
感情コントロール低下	情動認知	感情不安定
	情動処理（emotional proceccing）	攻撃性
	社会的行動（social behavior）	
対人技能拙劣	情動認知	感情不安定
	情動処理（emotional proceccing）	攻撃性
	社会的行動（social behavior）	無気力
固執性	記憶障害	強迫性障害
	注意障害	不安
	遂行機能障害・保続	
意欲・発動性の低下	記憶障害	無気力
	注意障害	うつ
	遂行機能障害	
抑うつ	記憶障害	うつ
	注意障害	
	遂行機能障害	
感情失禁	中枢の広範な病変	感情の抑制がきかない
強制泣き・笑い	両側の視床・視床下部・脳幹・大脳基底核などの病変との関連	些細な刺激で誘発される 不随意な自動運動
引きこもり	記憶障害など	無気力
		うつ
脱抑制	情動認知	躁
	情動処理（emotional proceccing）	攻撃性
	社会的行動（social behavior）	
被害妄想	記憶障害など	幻覚・妄想
徘徊	記憶障害など	感情不安定

る．社会認知（social cognition）とは，他者の意図や感情を読みとる能力を含み，「心の理論」ともいわれ，対人コミュニュケーションの基本となるさまざまな精神機能である．

ii．脳損傷後の情動と行動の変化

脳損傷後にはこのような情動と行動の神経基盤そのものに障害が生じる．①情動の起こりやすさの障害，②情動が形成される過程で状況を認知すること，社会認知の障害，③情動と行動の制御の段階の障害としてとらえることができる．それぞれの段階で介入の方法を工夫する．

1）情動の起りやすさと制御の障害

情動が過度に起こる場合（a〜c）と，低下する場合（d）とがある．

a）些細な刺激や状況で情動が誘発される場合

日常生活の些細な刺激や状況がきっかけとなり，情動が誘発され，焦燥感が強く，過剰な感情的反応として表出されることがある．周囲は何故，些細な刺激で過

剰な感情的反応が起こるのかを理解できない場合が多い．眼窩前頭皮質（orbitofrontal cortex）は情動や行動との関連が強く，外側眼窩前頭回路の不全の障害により情動不安定，攻撃性が亢進し，気分や欲求が急に変動しやすくなり興奮しやすくなるものと考えられる．この情動を患者みずからが制御できない場合，攻撃行動として表出されることがある．

b) 誘因なく突然激しい興奮となる場合

側頭葉内側面を構成する海馬（hippocampus）は，CA1，CA2，CA3，CA4 からなる固有海馬（hippocampus proper）歯状回，海馬台からなり，記憶と密接な関連をもつ神経基盤である．海馬の先端には扁桃体（amygdala）があり，情動との関連性が指摘されている．脳炎などで海馬を含む側頭葉内側部の障害でも誘引なく突然激しい情動的興奮が起こる場合があり，挿話性衝動制御症候群と呼ばれる．平静でいたにもかかわらず，突然大声を出し，ものを投げつけたりかみついたりし，一定時間持続し，突然平静になる．きっかけや対象がなく発作性に起こることから，てんかんとの関連が指摘されている．前頭葉性の攻撃性亢進とは異なる機序が想定されている．

c) 感情失禁，病的泣き笑い

わずかな刺激で過剰に泣いたり怒ったりすることであり，刺激に対して起こる情動の制御が障害された状態である．脳動脈硬化症や脳血管性痴呆症などの症状としてよくみられる．発症機序は明らかになってはいないが，辺縁系の障害（辺縁系そのもの，または辺縁系に投射する神経回路の障害）との関連が推測されている．

d) 感情の表出や情動反応が低下する場合

外界の刺激に対して適切な感情が起こらず無気力にみえる場合がある．右半球の障害では，適切に感情を表出できず声の抑揚や表情で感情を表出することが困難になる．生き生きとした感情がなく平坦で外界の出来事に無関心であるようにみえる．うつ気分が並存する場合もある．

前頭葉帯状回は辺縁系の一部であり，帯状回を含む前頭葉内側面の障害により，無気力，発動性低下，感情の平板化が起こり，情動的な反応，行動を起こすこと，葛藤の監視や行動を選択することに低下が起こる．重篤な障害になると無言症（akinesia）が生じる場合がある．前頭葉眼窩部の障害では，辺縁系によって制御されている情動が適切に起こらないことから無気力のようにみえる場合もある．

両側視床傍正中動脈の閉塞により視床背内側部の損傷により，発動性の低下が生じる場合がある．尾状核や両側の基底核（被殻，淡蒼球）に障害がある場合，無気力が起こる場合がある．中脳辺縁系のドパミン作動系の障害，前頭葉を結ぶ回路の障害により情動表出と，情動発現そのものの低下が起こる可能性が想定されている．

2) 状況や相手の情動を認知できずに適切な情動が形成されない

右半球や扁桃体の障害により相手の表出した表情や言動から，相手の情動を理解できないことがある．右半球の障害では，言語理解はあっても声の抑揚に込められる感情には理解できない．さらに相手の顔の表情から，感情の抑揚や情動を理解することに障害が出現する．相手の情動に気づくことができないことにより，周囲からのサポートを得

ることも困難となることがある．

顔貌の認知には両側の紡錘状回や下側頭回が強く関与することが知られている．

扁桃体の損傷では他人の情動を認知することに障害が出現する．顔の表情から相手の怒りなどの情動を読みとることや言葉の外に含まれた相手の意図をくみとることができず，対人関係の場面で支障を生じる原因となる．扁桃体には情動を伴う記憶がとりこまれる．恐怖を伴う記憶が選択的にとりこまれる．これが適切に強化されると恐怖を回避する行動形成の条件づけになるが，病的に処理されてしまうと，外傷性記憶となり，心的外傷後ストレス障害に至る場合もある．扁桃体の障害に前頭葉の損傷を合併すると，相手の怒りや嫌悪に気づくことができずさらに攻撃性が助長されることがある．

3）行動の計画や制御の障害

前頭葉背外側部の障害があると，ワーキングメモリーの低下，遂行機能の障害から複雑な計画をたて，目標を設定することができなくなり，無気力にみえる場合がある．前頭葉背外側部では，外界からの刺激や扁桃体により喚起された情動，海馬に由来する陳述記憶が，ワーキングメモリーを介して統合される．障害により，情動と刺激からもたらされた認知情報と記憶の想起の統合ができなくなり，情動体験に基づいた行動をとることができなくなる．

前頭葉眼窩部損傷では大脳辺縁系からの過去に体験された情動にかかわる情報を適切に活用して行動や意志決定ができないことがある．知的機能は保たれているにもかかわらず，気まぐれ，無愛想，自分の行動に無関心，責任感がなくなる．嘘をためらいもなくつき，これに対する反省がない．罪や不安，危惧といった辺縁系からの情報を適切に行動に結びつけることができないことによる．

眼窩部や内側部底面の損傷では，快の情動（安心，達成感など）を適応的な行動に結びつけることができない．これには自己の意識（awareness）の障害が関与する可能性もある．

03 日常生活や社会生活の中でどのようにあらわれるか

表1にあげた問題行動としてあらわれる．基盤には，情動の認知，処理から社会的行動に至るまでの過程や，記憶，注意，遂行機能障害などの認知機能障害や精神症状が存在する（表3）．

04 リハビリテーションの処方と考え方

情動が起こり，制御され，環境を認知し，その中で自分の意思決定をして行動を起こすどの段階で脳損傷による障害が起こるのかを判断してリハビリテーションや介入方法を考える．

記憶や注意・遂行機能障害などに対するリハビリテーションを計画・実行しながら，①問題となる行動障害の診断とその基盤の分析，どのようなきっかけや状況で起こるかの分析，②薬物療法の適応になるのか，鎮静薬などの副作用による可能性はないか，③どのように対応するか，④それに

よってどのように行動障害が変わったかという結果から対応方法を考える．

前頭葉障害による行動障害を，情報処理と遂行機能障害としての行動の制御の障害であると解釈することで，不適切な情報処理が活性化されないような環境におく，残存する制御機能の活用や他の機能での代用，新しい行動様式を獲得することで行動障害が誘発されるような場面で適応できる行動に変えていくことができる（「第2章 D．遂行機能障害」参照）．

環境調整としては，以下のような方法がある．
①静かな環境を作る．個室対応，照明は暗めにする．保護者が夜間付き添うなどの工夫をする．
②なじみの環境を作る．環境の変化に順応できない．同じスタッフが対応する．部屋の場所や訓練室も同じにする．
③個別の対応から少しずつグループへの対応を．第三者の刺激が入りすぎることで，逆に混乱する．個別の対応で，本人の記憶や注意のペースのあわせて対応することで，本人が安定する．
④単純な課題から導入，疲労させない，適切に休憩を入れる．

行動療法は，
①正の強化（できたものはほめる，励ます，認める）
②タイムアウト（相手が不適切な行動をとった場合には行動を無視して，担当者はその場から離れる）
③飽和による回避行動の治療（大声を出す場合は数分間大声を出させておく）
④行動に対価を与える（よい行動をとった場合には代価品物などをはらう）
⑤不適な行動ははっきりと指摘する．

怒りを制御できない場合には①怒りが起こる状況の予測，②徴候に気づく，③平静心を保つ，④必要に応じて場を離れる，⑤どのように対処してうまくいったかを記録しておく，などがある．

a.「ゴミを集め続ける」

「こだわり」を示す精神疾患としては，強迫性障害，強迫性人格障害，広汎性発達障害などがあげられるが，脳損傷後の固執性としての「こだわり」が，強迫性障害の症状と異なる点は，①記憶や注意などの認知機能障害が関連すること，②保続が関連する場合があること，③病識や自己意識の障害から，「こだわり」に対する内省や葛藤がないことなどがあげられる．その結果，収集行動（ゴミを集め続けるなど）としてあらわれる場合もある．強迫は強迫的観念と行為にわけられ，強迫観念は「特定の考えやイメージ，感覚の繰り返し」であり，強迫行為は「常同・儀式行為の繰り返し」身だしなみや整理，記憶や視覚の確認である．意味のない行動であるとわかっていても繰り返されるため，患者には嫌悪，不快感，罪悪感が生じる．逆に脳損傷後の収集行動のような「こだわり」には患者の渇望感がある．

b.「怒りを制御できない」

36歳，女性．右前頭葉脳挫傷．情動制御困難，興奮，攻撃性が強い．回復期には薬物療法（バルプロ酸1,200 mg，リスペリドン6 mg）を併用した．知的機能低下，動眼神経麻痺による

復視あり，見えないことからの恐怖で興奮しだすこともあったため，視覚障害者への移動支援と同じ誘導対応をすることで安定した．快な刺激で安定，不快な刺激で過度に怒りが増強した．快や不快な刺激に対して適切に情動を制御し，行動や意思決定につなげることができなかった．快な刺激(本人にとって好きなもの，カラオケ・ピアノ・鉄道・お茶・料理)を通して行動を起こしていけるように訓練や環境調整を行い，現在は安定して在宅生活を送っている．

文献

1) 融　道男ほか(監訳)：ICD-10 精神および行動の障害―臨床記述と診断ガイドライン―新訂版，World Health Organization(編)，医学書院，東京，2005
2) 国立障害者リハビリテーションセンター：高次脳機能障害者支援の手引き(改訂第2版)〈http://www.rehab.go.jp/brain_fukyu/data/〉(2016年7月参照)
3) JJ. Gross, et al：Cognition and Emotion Lecture at the 2010 SPSP Emotion Preconference (Invited review)．Cogn Emot **25**：765-781, 2011

F 失語・失行・失認

01 失語

a. 概念

　人は，「語」を並べて思考を表現し，抽象的な概念や複雑な内容を伝えることができる．言語はすべての大脳皮質連合野が関与する機能である[1]が，左中大脳動脈領域の梗塞で失語症が生じることから，左sylvian裂周囲が言語に重要な部位であると考えられている．脳損傷者の診察時には，意識レベルとともに，言語の障害(失語)があるのかどうかを注意深くみることが必要である．言語障害がある場合には，保たれている能力(視覚や聴覚など)を用いて神経心理学的検査を行うことが必要となる．

　失語は，損傷部位によって，発話，理解，呼称，復唱の4つの言語の側面の障害の程度が質的・量的に異なって出現することから，この4つの側面を評価することが，臨床的診察をすすめるうえで重要となる[2]．

b. 発話の障害

i. 発語失行

　まったく発声できない重度の場合から時々構音を誤る軽い程度の場合まで幅広い．構音障害(構音にかかわる筋群の筋力，協調運動の障害)とは異なり，大脳のレベルで言語音の連なりを発することが困難となる．発語失行は失語症分類の「非流暢性」の主要な要因となる．

　発語失行があればプロソディ(発話の強勢，高低，緩急，リズム)が平坦になったり，不自然なプロソディとなる．

ii. 換語困難

　言いたい語が出てこない症状である．「あれ」とか「ほら，あの」など指示代名詞が多くなる．言葉が途切れやすい．

iii. 錯語

　音韻性錯語は音を誤るもので「ミカン」を「ホカン」などという．語性錯語は「机」を「時計」のように誤って言うことである．

iv. 内　容

意味が理解できない発話の内容をジャルゴン（jargon）という．語性錯語のために意味がわからないものを錯語性ジャルゴン，意味不明の新造語が頻発する場合を新造語ジャルゴンという．

v. 流暢性

文章を滞りなくなめらかに適切な抑揚をもって話すことを流暢な発話という．流暢とは，適切な長さをもった文を，構音が明瞭で，構音やプロソディに異常がなく，音韻のつながりが良好で文法的に正しく発話できることをさす．強くはたらきかければある程度の長さの文を話す場合は，発話の自発性が低下していることである．

c. 聴覚的な理解の障害

i. 語音の認知障害

それぞれの音，または連続する音を正しく聞きとることができない症状が語音認知障害である．復唱が正しくできれば語音認知が成立している．

ii. 語の理解障害

一般的な語を聞きとってはいるが，その意味がわからない状態であり，複数の物品の中から聴覚的な名称に対応する物品を選ぶことが困難な場合がある．

iii. 簡単な文の理解障害

文の指示，たとえば「目を閉じてください」などを理解して実行することができない．「はい・いいえ」で答える簡単な質問も含まれる．

iv. 文法的理解障害

文法的内容を含む文の内容に沿った操作を行うことの障害である．「○○に××で触ってください」など，理解は難しくなる．

d. 呼称の障害

物品や絵を呈示して名称を言わせる検査である．発話の自発性，構音，錯語など表出にかか

わる問題があれば呼称の障害になる.

e. 復唱の障害

呼称と同時に口頭表出を要する課題であり,発話の自発性,構音,錯語など表出にかかわる問題の影響をうける.

f. 読みと書字

失語による言語の障害によって,読みや書字は障害される.書字による表出が良好な場合は純粋発語失行としてとらえ,失語症の中には含めない.

g. 失語症の分類

失語で障害される言語の理解と表出の程度はさまざまである.失語症分類は,病巣との対応が想定されるさまざまな側面の障害の組み合わせをパターン化したものであり,Broca失語,超皮質性運動性失語,Wernicke失語,超皮質性感覚性失語,伝導失語,健忘失語と一般的には分類されている[1].

非流暢失語はBroca失語であり,流暢性失語は,Wernicke失語,伝導失語,健忘失語(失名辞失語)である.Broca失語では復唱が不良であるが,超皮質性運動性失語では復唱は良好である.Wernicke失語では復唱が不良であるが,超皮質性感覚性失語では復唱が良好である.健忘失語では復唱は良好であり,伝導失語では復唱が不詳で音韻性錯語が頻回に出現する.

i. Broca失語

左中大脳動脈の前方の皮質枝梗塞による失語であり,Broadmann領域の45,44,46野が損傷される.非流暢性失語で重度の発話障害を特徴とする.失構音,換語困難,発話の開始が困難であり,文章レベルでの発話は少なく単純化する.聴覚性理解は単語レベルでは障害されないが,文法的知識を必要とする文レベルの理解は障害されることが多い.仮名を主体とした書字障害あり.病巣が下前頭回後部に限局して中心前回を含まない場合には軽度失語症となり,Broca領域失語として区別される[2].重度の理解障害を伴う場合は全失語とされる.

ii. 超皮質性運動性失語

非流暢性失語で自発語に乏しいが,復唱は可能で滞りなく,文レベルで可能となる.聴覚性理解は病巣の広がりとも関連するが,単語レベルは保たれる.

iii. Wernicke 失語

流暢性失語でなめらかな発話だが，言い間違い（錯語）や存在しない単語（新造語）が混じり，意味を伝えることができない．重度になると意味不明（ジャルゴン）となる．復唱や呼称も不良であり，読むことも障害されている．発話の障害に対する病識がない．聴覚的理解も不良で単語レベルから障害されている場合が多い．

iv. 超皮質性感覚性失語

流暢性失語で自発語はなめらかだが，換語困難や錯語がみられる．言われた言葉を理解せずにそのまま繰り返し，取り込んで話す反響言語がみられる．文レベルでの復唱は誤りなく可能だが，その意味がわからない．音読も流暢に可能だが，意味理解を伴わないことが多い．聴覚性理解は単語レベルから障害される．

v. 伝導失語

流暢性失語で，自発語，復唱，呼称，音読など発話面すべてで音韻性錯語がみられる．自発語に比べて，復唱の障害が強く，音節数が増えるほど困難となる．聴覚性理解の障害は軽度で日常会話では大きな支障がない．

vi. 健忘失語（失名辞失語）

流暢性失語で，換語困難が主症状である．自発話における語想起が障害され，迂遠な言い回しが目立つ．錯語はあまり目立たない．呼称は不良だが，復唱は良好である．聴覚性理解は保たれていることが多いが，重度の場合には意味理解の障害がある．左側頭葉後下部，角回の病巣でみられる．

02 失行

a. 概念

失行とは，筋力，感覚，協応が喪失されていないにもかかわらず，特定の熟練した目的行動を遂行することができない症状である[3]．

失行は運動計画障害と概念化されており，左頭頂葉に運動計画モデルがあることが想定されている．失行は計画と実行の基本的機能を含む複雑な機能システムの障害である．人間が行動するためには，「行為の概念化」と「行為の産生」が必要である[4]．失行とは，概念系または産出系の崩壊によって起こるが，さまざまな異なる症状をとる．行為概念系の運動計画に関係する知識は，物品や道具の使い方や機能に関する知識，物品や道具に関連する行為についての知識，個々の行為を連続して系列化するための知識に分けられる．運動行為産出系は，相互に

独立にはたらいているいくつかの並列したシステムからなると想定され，高次過程と低次過程との間のバランスをとりながら，制御システムが行為遂行のレベルを変えていく．

感覚情報(聴覚・視覚・体性感覚)は一次感覚野へ入力され，それらの情報に基づいて，言語(理解)，対象認知，空間認知がなされる．これらの機能を統合して，必要な行為や動作が決定される．左右の錐体路から運動として出力される場合には，大脳基底核や小脳など錐体路以外の運動機能も連動する．

観念運動失行・観念失行・構成障害は，出力系の障害による特別な行為・動作の障害と位置づけられ，一側半球損傷で両手に生じる障害であり，脳梁が損傷された場合は異なる症状として出現する．

b. 観念運動失行（パントマイム障害）

課題の意味や概念を完全に理解しているにもかかわらず，ジェスチャーの模倣や命令にしたがって目的のある運動課題を行うことができない症状である．

視覚運動感覚性運動エングラムが保持されている領域の損傷，またはエングラムが前頭葉の運動野と連絡している領野の損傷によって起こると考えられている．道具の使用動作と信号動作(「おいでおいで」，「バイバイ」など)を実施し，言語命令「スプーンを持ったつもりでスプーンを使うまねをしてください」や模倣命令(動作を例示して同じ動作を行わせる)などを行うことで検査する．

i. 観念失行（道具使用障害）

動作行為の遂行の障害ではなく，概念の崩壊によって引き起こされる複雑な系列的動作行為の遂行の障害である[5]．複雑な動作は遂行できないが，単純な個別の行為や動作の一部は維持されていることが多い．はさみ，かなづち，のこぎりなどの日常生活の中で使用する道具10個程度を単一で実際に把持させて使用させ，複数の物品の系列的操作課題も行ない，検査する．

ii. 構成失行（空間的操作障害）

二次元の図形や三次元の構造を模写したり描いたり組み立てることが困難になる症状で，左右どちらの半球でも起こる．構成失行があると，身の回りにある物品の使用や目的にかなった行為を遂行することが困難になる[1]．

右半球損傷による構成失行患者では，視野欠損の有無にかかわらず，図形の遠近視の欠如，図形の空間的な位置の定位不能，部分と全体の関係の分析能力の欠如などの視空間障害が特徴的である．左半球損傷による構成失行患者では視野欠損に加えて視空間障害が認められるが，主に構成行為の遂行と計画に障害をきたす[6]．

iii. 着衣失行

　　身体図式障害や空間関係障害のために自力で衣類を身につけることができない症状であり，運動麻痺によるものは除く．身体図式とは，人が自分自身についてもっている身体のモデルで，身体の位置や身体各部の関係の知覚である．その障害のために着衣の際に，前後，上下，あるいは裏表の方向を間違えたり，左側の着衣を無視したり，ズボンの片方に両足を入れたりする．患者の着衣行為，袖を見つけられるか，どこから着始めるか，裏返しや逆さまにならないか，順番どおりにボタンをはめられるか，などを観察することでその障害を評価する．着衣失行と構成失行は相関が高いといわれている[7]ため，着衣失行の診断と予測のために，構成失行の検査も平行して行うことが望ましい．

03 失　認

a. 概　念

　　失認とは，要素的感覚の障害，知的機能・注意・言語の障害がなく，知識のなさに由来せず，視覚，触覚，自己固有感覚，聴覚といった感覚が1つあるいは複数で障害されるか，身体失認，病態失認といった身体図式の障害を併発することもある[8]．ここでは視覚失認について述べる．

b. 視覚失認

　　視覚は大脳皮質における機能野がもっとも明らかになっており，一次視覚野に投射された情報は，側頭葉にむかう腹側路と頭頂葉にむかう背側路に分かれる(図1)[9]．

i. 視覚腹側路

　　後頭葉の一次視覚野から側頭葉に至る経路で，形や色の情報から対象の同定を行なう．腹側路の損傷により視覚失認が生じる．

ii. 視覚背側路

　　視覚対象の視空間的情報を処理して体性感覚と統合し，運動に結びつける．後頭葉から頭頂葉にかけての背側路の損傷により，視空間認知および視覚性注意の障害を生じる．失運動視症(運動失認)と視覚性注意障害(背側型同時失認)は視覚に限局し，運動要因のない症候である．失運動視症は，動いているものが止まって見える症候で，報告例は少ないが，両側頭頂葉病巣が関与する．視覚性注意障害は1度に複数のものを見ることができない症状で，一方を見ると他方に気がつかない．より集中を要する課題で起こる．側頭・頭

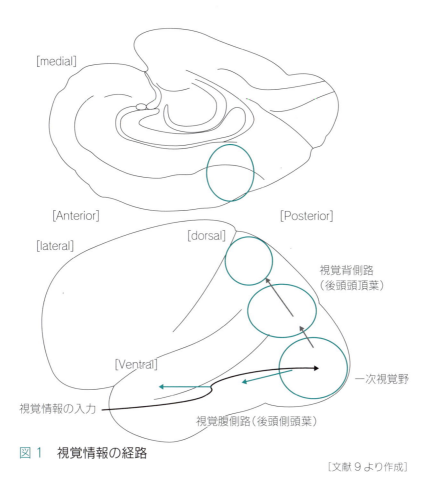

図 1　視覚情報の経路

[文献 9 より作成]

頂後頭接合部を含む両側性損傷で生じる．

　視覚失認とは，形態から対象を同定できない状態であり，視知覚，注意，言語，一般的知能などの障害では説明がつかない状態である．視覚以外の感覚入力が保たれていれば，触ったり，特徴的な音を聞くことで対象を同定できる．

　日本神経学会用語委員会では，知覚型視覚性失認と連合型視覚性失認と定義されている．視覚失認は両側後頭葉内側の一次視覚野，視覚連合野や，左内側側頭後頭領域（舌状回，紡錘状回，海馬傍回，下側頭回後部）などの損傷で生じると考えられているが，これらの型の明確な病巣部位との関連はわかっていない．

iii. 知覚型視覚性失認

　意味記憶は保たれている（それが何であるか理解できる）が視覚的情報を 1 つにまとめることができず，対象の模写ができない．

iv. 連合型視覚性失認

　形態と意味を連合することができない．対象を 1 つのまとまりとして把握できるが意味

記憶と結びつけることができず，模写はできるが，対象が何であるかわからない．

c. 自験例の紹介

われわれは，脳底動脈の閉塞による両側後大脳動脈領域の脳梗塞後に視覚失認をきたした症例を経験した[10]．頭部 MRI では両側鳥距溝上唇から中心後溝近くまで頭頂間溝を含む後頭・頭頂葉に T2WI で高信号域を認め，左側は外側面にも広がりを認めた(図2)．臨床症状として，視野は水平下半盲，色・形・大きさの違いは正しく認識できるも，奥行きや位置関係がわからなかった．失算，失書あり，SLTA では，書く 0%(漢字，仮名が書けない)，聞く(単語 100%，短文 80%)であった．手指失認はないが左右失認を認めた．道具(はさみなど)が使えず，失行(着衣失行，瓶のふたをあける，ストローをさす，お茶をつぐなどができない)を認めた．対象の物品が何であるかは理解できたが，複雑な図形になると 1 つにまとめることができずに模写ができなかった(図3)．漢字の模写ができず，ひらがなは一列に書けない(図4)．時計が読めず，針を書き入れることもできない(図5)．神経心理学的検査では，記銘力低下あり，道順・用件・展望記憶での失点が認められた．入院時には，WAIS-III の知覚統合，作動記憶の項目ではまったく得点できなかったが，リハビリテーションの経過では WAIS-III の知覚統合が改善，有関連対語の記銘力が向上した(表1)．標準高次視知覚検査(VPTA)では奥行き・位置関係をつかめず，全体の状況図が理解できず，物品の向きがかわると混乱した(表2)．物品に関する意味記憶の機能は主に左半球に存在するが，右半球もある程度の意味記憶機能をもつ．連合型視覚性失認は，物品の形態的同定後の意味記憶へのアクセスが両側性病巣で遮断された場合に起こると考えられている．本症例では意味記憶は保たれ，単純な形態認知は可能だったが，複雑な形態認知ができなかった．視覚腹側路の障害である知覚型視覚性失認に，視覚背側路の障害である視空間認知および視覚性注意の障害が加わった病態と考えられた(図6)．

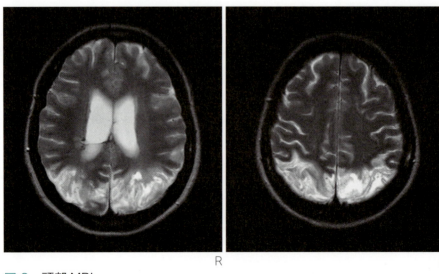

図2　頭部 MRI

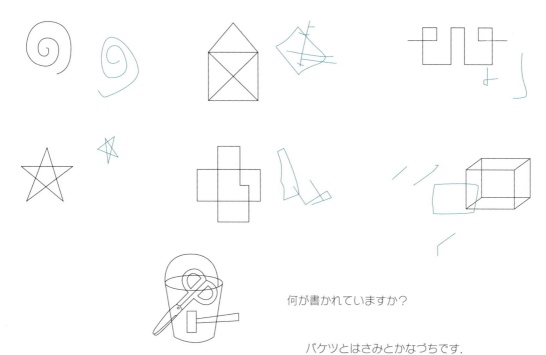

図3　図形の模写
複数の要素がある図形の模写ができない．構成する要素（バケツ・はさみ・かなづち）は理解できた．

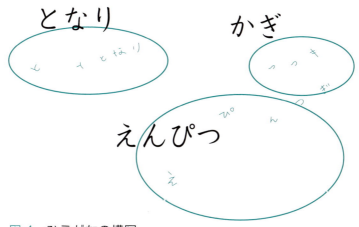

図4　ひらがなの模写
漢字の模写はできない，ひらがなは一列にならない

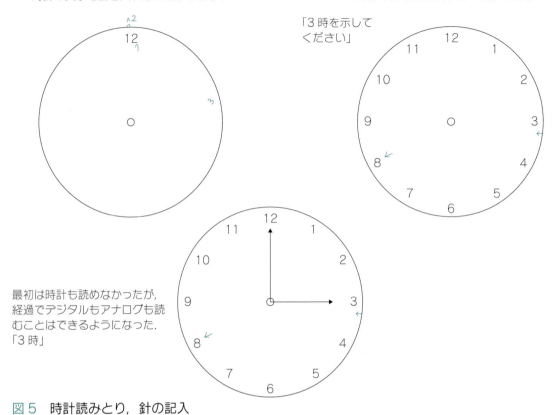

図5　時計読みとり，針の記入

表1　神経心理学的検査

		入院時	退院時	
HDS-R		14	21	記銘・計算・見当識で失点 記銘・語の流暢性で改善
WAIS-III	VIQ	64	68	
	PIQ		48	動作性課題ができるようになった
	FIQ		56	
	言語理解	71	86	
	知覚統合	スケールアウト	52	
	作動記憶	スケールアウト	スケールアウト	
	処理速度		スケールアウト	
三宅式記銘検査	有関連	4-7-8	6-8-9	有関連対語に要する時間が短縮した
	無関連	0	0-1-2	
RBMT		標準9 スクリーニング2	標準10 スクリーニング4	道順・用件・展望記憶の失点あり
SLTA	失書	61.7%	73.0%	ひらがなで氏名・単語が書けるようになった．漢字は書けない
計算	失算	一桁の計算ができない	電卓利用訓練	電卓の数字の位置がわからない

表2 標準高次視知覚検査(VPTA)

1. 視知覚の基本機能	数の目測不可，図形の模写 不可，線分の傾き 低下	奥行・位置間がつかめない
2. 物体・画像認知	絵，物品の呼称・使用法による指示・触覚による呼称は正解：物品の写生・状況図の説明ができない	全体の状況図が理解できない．複数の刺激を同時に注視できない
3. 相貌認知	熟知相貌は良好，未知相貌は誤反応	未知相貌の若干の低下
4. 色彩認知	色相の照合のみ1問遅延反応	色彩認知は良好
5. シンボル認知	記号，単語レベルの音読は良好 模写：漢字はできない，ひらがなは一列にならない	漢字の模写ができず，ひらがなのみ
6. 視空間の認知と操作	「線分2等分」は左に位置がずれ，行が，ずれたり読み飛ばしたり，模写ができない	視空間認知，構成障害．物品のむきがかわると混乱．左右がわからない
7. 地誌的見当識	自宅の見取り図や経路の位置関係が理解できない	位置関係の理解ができない

視覚情報

↓

色・形・大きさの認識（単純な形態知覚）は可能

・複雑な形態知覚（全体を構成する要素は認識できるも全体を把握することができない）
・二次元・三次元の空間内での定位置が理解できない。イメージできない（右に90°回転と指示しても180°回転してしまう）閉眼でもできない
・物体の位置が変わると認識できない
・物体と自己との位置がわからない
・ボールの動きを追視はできる

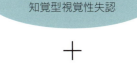

視覚腹側路の障害である知覚型視覚性失認

＋

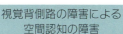

視覚背側路の障害による空間認知の障害

↓

 物品の形態に関する記憶

長期記憶　　意味記憶　　比較的保たれている

図6　本例の病態

d. 評価とリハビリテーション

　視覚失認においては，①視覚から入力された情報から表象を構築し，②その表象とそれの表す意味との結びつけを行う過程に障害が生じる．

　①表象を構築できるかどうかは，必ずしも意味との結びつけを必要とはしない．その評価方法には，見本刺激と同じものを複数の選択肢から選ぶマッチング課題，錯綜図を用いた線画の同定課題がある．

　②視覚刺激とそれが表す意味とが結びついているかを確認する課題としては，実物品，物品

を撮影した写真，線画を用いて，目の前にある刺激の名前を答える呼称課題，口頭で指示された物品を複数の選択肢の中から選ぶポインティング課題，呈示された物品の使い方を説明してもらう道具使用の説明課題などがある．

視覚失認において「視覚から入力された情報から表象を構築する」ためのリハビリテーションの方法として，視覚的探索や物品の同定の練習があげられる．この方法は訓練した対象にしか効果が生じず，生活全般に汎化しない場合が多いが，長期的な経過をみると日常物品の認知に改善がみられる場合もある[11]．適応的アプローチとして，視覚的入力と言語的入力を同時に与えること，物品を手に取るなどの触覚性認知を加えること，視覚対象をつまむ動作を行うことや，つまむ動作をイメージすることなどが対象の同定の手助けになることもある[12]．

視覚失語とは，対象を構築し，意味も結びついているが，対象を呼称できない状態をさす．視覚失語では，失語と異なり，触覚により対象の名前を言うことができる．視覚失語がある場合には，対象の呼称を行うことで逆に誤りを引き起こす場合があるために留意が必要である．

文献

1) 鈴木匡子：大脳皮質連合野病変の症候学．Brain Nerve **67**：433-443，2015
2) 石合純夫：第2章 失語・失行・失認．高次脳機能障害学．医歯薬出版，東京，p25-50，2003
3) Barbara Zoltan：失行・失認の評価と治療 第3版，河内十郎(監訳)，医学書院，東京，2001
4) Roy EA, et al：Common considerations in the study of limb, verbal and oral apraxia. Neuropsychological Studies of Apraxia and Related Disorders, Roy EA(eds.), Elsevier, New York, 1985
5) Hopkins HL：Occupational therapy management of cerebrovasucular accident and hemiplesia. Occutational Theraphy 4 th edition, Willard H, et al(eds.), J. B. Lippincot, Philadelphia, 1971
6) DeRenzi E, et al：The relationship between visuo-spatial impairment and construction. Cortex **3**：327-342, 1967
7) Lorenze EJ, et al：Dysfunction in visual perception with hemiplegia its relation to activities of daily living, Arch Phys Med Rehabil **43**：514-517, 1962
8) Frederiks JAM：The agnosias:disorders of perceputual recognition. Handbook of clinical neurology. Vol 4. Elsevier, Amsterdam, p13-47, 1969
9) 日本神経学会用語委員会(編)：神経学用語集，改訂第3版，文光堂，東京，2008
10) 浦上裕子ほか：視空間認知障害をきたした頭頂後頭葉病変に対するリハビリテーション．第51回日本リハビリテーション医学会学術集会プログラム抄録集．2014
11) Wilson BA, et al：Partial recovery from visual object agnosia：a 10 year follow-up study. Cortex **29**：529-542.1993
12) Goodale MA, et al：Sight Unseen; An Exploration of Conscious and Unconscious Vision, Oxford University Press, New York, p1-128, 2004

NATIONAL REHABILITATION CENTER
FOR PERSONS WITH DISABILITIES

第3章

評　価

A 尺度と使い方

1 記憶障害

01 三宅式記銘力検査(東大脳研式記銘力検査)

　三宅式記銘力検査は，対連合学習の方法により記銘力の測定を行うもので，言語性記憶，特に聴覚性の近時記憶の検査として位置づけられる[1]．現在，市販されている三宅式記銘力検査は，1977年に対語リストを改変した東大脳研式記銘力検査(表1～2参照)である[2]．成人を対象とし，15分程度で実施可能である．

　検査は有関係対語と無関係対語10組を注意深く聞いて覚え，後に検査者が言った対語の他方を答えさせる検査で，それぞれ3回施行する．検査法は10対の対語を読み上げて覚えてもらう方法[3]と1対ごとに復唱させる方法[4]との2方法がある．

　なお，対語リストは文献などでは，数パターンみられるが，当院が使用している対語リストは表3のとおりである．

表1　記銘力検査標準値

	有関係対語			無関係対語		
	第1回	第2回	第3回	第1回	第2回	第3回
範囲	6.6〜9.9	9.3〜10.0	10.0〜10.0	3.2〜7.0	6.6〜10.0	7.7〜10.0
平均	8.5	9.8	10.0	4.5	7.6	8.5

［文献2より引用］

表2　対語リスト

有関係対語試験	第1回	第2回	第3回	無関係対語試験	第1回	第2回	第3回
煙草 – マッチ				少年 – 畳			
空 – 星				蕾 – 虎			
命令 – 服従				入浴 – 財産			
汽車 – 電車				兎 – 障子			
葬式 – 墓				水泳 – 銀行			
相撲 – 行司				地球 – 問題			
家 – 庭				嵐 – 病院			
心配 – 苦労				特別 – 衝突			
寿司 – 弁当				ガラス – 神社			
夕刊 – 号外				停車場 – 真綿			
正当数				正当数			
誤謬数				誤謬数			
連想錯誤数				連想錯誤数			

［文献3より引用］

表3 当院使用の三宅式記銘力検査法対語リスト

有関連対語	I	II	III	無関連対語	I	II	III
海 - 船				ほたる - 切符			
男 - 髭				頭 - 秋			
春 - 秋				煙 - 弟			
火事 - ポンプ				正直 - たたみ			
たばこ - マッチ				夏 - とっくり			
病気 - 薬				けんか - 香水			
夜 - 電灯				谷 - 鏡			
鳩 - 豆				柳 - 電話			
運動 - 体操				時間 - 砂糖			
心配 - 苦労				練習 - 地震			
正当数				正当数			
誤謬数				誤謬数			
連想錯誤数				連想錯誤数			

［文献3より引用］

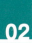

02 標準言語性対連合学習検査（standard verbal paired-associate learning test：S-PA）

　標準言語性対連合学習検査（S-PA）は2014年に日本高次脳機能障害学会から出版され，三宅式記銘力検査の対語課題を現代にあわせて変更し，定量化が図られた検査である．対象年齢は16～84歳で，15分程度で実施可能である．三宅式記銘力検査からの改善点は，検査セットが3セット（三宅式記銘力検査は1組）用意され，平行検査が可能となったことや，施行間で読み上げる順番を変え，系列位置効果を軽減したことなどである[5]．

　検査法は東大脳研式記銘力検査におおむね準じており，有関係対語と無関係対語10組を読み上げて覚えてもらい，それぞれ，3回施行する．S-PAでは年齢群別に健常者の基準値（表4[5]参照）が示されており，その基準からどの程度外れていれば異常といえるのかが判断できる[6]．

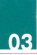

03 ベントン視覚記銘検査（Benton visual retention test：BVRT）

　ベントン視覚記銘検査（BVRT）は，1945年にアイオワ大学神経心理学A.L.Benton教授によって発表された視覚性認知，視覚記銘，視覚構成能力を評価する検査で，わが国では第3版が市販されている．検査時間は約5～10分で，日本語版では施行Aについては8～64歳の基準値がある．

　BVRTは図版に描かれた比較的単純な図形を記銘，再生する検査で，4通りの施行方法（施行A：10秒提示即時再生，施行B：5秒提示即時再生，施行C：模写，施行D：10秒提示15秒後再生）がある．この検査の3つの図版形式は，それぞれ1つ以上の図形のある10枚の図版からできており，平行検査が可能である[7]．評価は正確数と誤謬数によって行われ，正確数は全般的成績水準を評価するために用いられ，誤謬数は詳細な質的分析を行うために用いられる．臨床的には言語能

表4 標準言語性対連合学習検査(S-PA)の3回目正答数による基準値

4a 有関係対語試験における「低下」

	正当数
16～44歳	8以下
45～64歳	7以下
65～74歳	6以下
75～84歳	5以下

4b 有関係対語試験における「良好」

	正当数
16～54歳	10
55～84歳	9以上

4c 無関係対語試験における「低下」

	正当数
16～19歳	3以下
20～24歳	4以下
25～34歳	4以下
35～44歳	2以下
45～54歳	1以下
55～64歳	0
65～84歳	設定なし

4d 無関係対語試験における「良好」

	正当数
16～19歳	7以上
20～24歳	9以上
25～34歳	8以上
35～44歳	6以上
45～54歳	4以上
55～64歳	3以上
65～74歳	2以上
75～84歳	1以上

4e 標準言語性対連合学習検査における総合判定

有関係対語試験	無関係対語試験	総合判定
良好	良好	正常
良好	境界	境界
良好	低下*	異常
境界	良好	境界
境界	境界	異常
境界	低下*	異常
低下	良好**／境界／低下	異常

* 16～64歳のみに設定できる判定区分である.
** 本検査を適用した症例において,有関係対語試験が「低下」で無関係対語試験が「良好」という乖離のしかたは観察されなかった

[文献5より引用]

表5 各症状においてよくみられる反応

症状	施行法	誤りなどの特徴
構成障害	模写・再生	図形のゆがみ,回転,置き違い,サイズの誤り
左半側空間無視	模写・再生	左端の小さい図形(周辺図形)の省略 大きい図形の左側部分が欠ける
前頭葉症状	模写・再生	本検査で保続があり,他の行為でも保続が出現
視覚性記憶低下	再生	模写は良好だが,再生で誤謬数増加,正確数減少
認知処理速度低下	再生	直後再生より15秒後再生で誤謬数減少,正確数増加

[文献8より引用]

力が低下していても施行可能であり利便性の高い検査となっている[8].参考までに各症状においてよくみられる反応を表5[8]に記す.

04 日本版リバーミード行動記憶検査（RBMT）

　原版リバーミード行動記憶検査(Rivermead behavioural memory test)は1985年にB.A.Wilsonらによって，日常の記憶機能の障害を発見し，記憶の困難に対する治療による変化を観察するために開発された[9]．わが国では綿森らが標準化し，2002年に日本版リバーミード行動記憶検査（RBMT）として出版されている[10]．

　RBMTは日常生活に類似した状況で検査が行われ，対象年齢は16〜90歳と幅広く，所要時間も約30分と簡便である[11]．下位検査項目には日常生活に支障を及ぼしやすい展望記憶（将来何をすべきかの記憶）を測る課題が含まれる．また4つの並行検査があるため，繰り返しの施行による練習効果の影響を排除し[11]，記憶障害の継次的な変化を追うことができる．その他，生活上の健忘を評価する目的で作成された「生活健忘チェックリスト」を用いると，患者の記憶障害に関する自己評価と介護者評価の両面を把握することも可能である．参考までにRBMTの構成や評価判定方法について表6[12]，表7[10]，表8[13]に記す．

表6　RBMTの構成と検査項目・課題の特性

項目	下位検査項目	課題
1・2	姓名の記憶	顔写真を見せ，姓名を記憶させる．遅延後に再生させる
3	持ち物の記憶	被験者の持ち物を隠し，他の検査終了時に想起させて返却を要求させる（展望記憶）
4	約束の記憶	20分後にアラームが鳴るようにセットし，鳴ったら決められた質問をする（展望記憶）
5	絵カードの記憶	提示した絵カードの遅延再認（視覚的課題）
6a・b	物語の記憶	物語の直後再生と遅延再生（言語的課題）
7	顔写真の記憶	提示された顔写真の遅延再認（視覚的課題）
8a・b	道順の記憶	部屋のなかの道順を検者がたどり，直後と遅延後に被験者にたどらせる（空間的課題）（展望記憶）
9a・b	用件の記憶	8の道順課題の途中で，ある用事を行わせる（直後・遅延）（展望記憶）
10・11	見当識	日付，場所，知事名の想起（近時記憶，遠隔記憶）

［文献12より引用］

表7　日本版RBMTの評価判定方法：年齢群別cut off得点

	スクリーニング点合計	標準プロフィール点合計
39歳以下	7/8	19/20
40〜59歳	7/8	16/17
60歳以上	5/6	15/16

［文献10より引用］

表8　点数解釈

0〜9	重度記憶障害
10〜16	中等度記憶障害
17〜21	ボーダーライン
22〜24	障害無し

［文献13より引用］

05 日本版 Wechsler 記憶検査 (Wechsler memory scale-revised：WMS-R)

　日本版 Wechsler 記憶検査（WMS-R）は，記憶の主な側面（短期記憶と長期記憶，言語性記憶と非言語性記憶，即時記憶と遅延記憶など）を評価するための検査であり，記憶障害を測定する臨床的な検査としても使用されている[14]．1945 年に米国で Wechsler 記憶検査が発表され，1987 年に Wechsler 記憶検査－改訂版が発表された．わが国では 2001 年に標準化され，対象年齢は，16～74 歳である．検査所要時間は約 60 分と長く，一定の注意集中力や検査耐性が必要とされる．

　WMS-R は，13 の下位検査から構成され，5 つの記憶指標（言語性記憶，視覚性記憶，一般的記憶，注意／集中力，遅延再生）が算出できる．記憶指標はいずれも平均 100，標準偏差 15 であり，下位検査の一部に関しては，粗点をもとに各年齢群のパーセンタイル値が示される．記憶障害の程度が軽度あるいは軽微な場合の記憶機能の特徴をとらえるには有効な検査である[15]．参考までに WMS-R の記憶指標および下位検査項目について表 9 に記す．

06 その他の記憶検査

a. Reyの複雑図形検査 (Rey-Osterrieth complex figure test：ROCFT)

　Rey の複雑図形検査（ROCFT）は，スイスの Rey によって 1941 年に開発され，ベルギーの Osterrieth によって 1944 年に標準化された[16]．それ以来，世界中で頻繁に使用される検査であるが，わが国では現在，市販されておらず，検査は文献などを参考にして実施できる．ROCFT は 10～15 分程度で実施でき，対象者については，英語版では 6～89 歳までの年齢階層別の点数分布が示されている[17]．

　この検査では，34 本の線分と内部に 3 つの点をもつ円から構成された複雑な図形課題（図 1[19]参照）と，それを一定の時間（3 分，5 分，30 分など）経過した後で図形を見ずに再生させる課題がある[18,19]．なお，検査前には，記憶検査であることを知らせないのが原則で，それにより，偶発的記憶の評価が可能となる．ROCFT は視覚性記憶だけではなく，視覚性認知や視空間構成，運動機能（巧緻性）についても評価ができる[16]．参考までに Rey の図形の模写・3 分後再生課題採点表と 3 分後再生の基準データを表 10[19]，表 11[20]に記す．

表 9　WMS-R の記憶指標および下位検査項目

記憶指標	下位検査項目
言語性記憶	論理的記憶Ⅰ・言語性対連合Ⅰ
視覚性記憶	図形の記憶・視覚性対連合Ⅰ・視覚性再生Ⅰ
一般的記憶	（「言語性記憶」指標と「視覚性記憶」指標の合成得点から算出）
注意／集中力	精神統制・数唱・視覚性記憶範囲
遅延再生	論理的記憶Ⅱ・視覚性対連合Ⅱ・言語性対連合Ⅱ・視覚性再生Ⅱ

＊下位検査「情報と見当識」は，どの指標の算出にも使用されない．

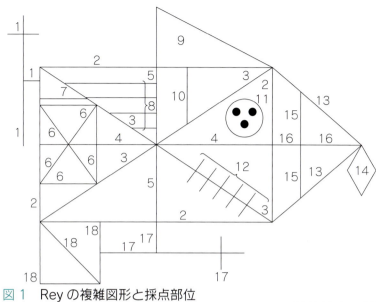

図1 Reyの複雑図形と採点部位

［文献19より引用］

表10 Reyの図形の模写・3分後再生課題採点表

正しい形で正しい場所に書けている		2点
正しい形であるが間違った場所に書いている		1点
不完全な形であるが正しい場所に書けている		1点
不完全な形で間違った場所に書いている		0.5点
形の認識が不可能，あるいは形が全くない		0点

		模写	3分後再生
1	大きな長方形の外部にある左上隅の十字		
2	大きな長方形		
3	大きな長方形の内部の対角線		
4	大きな長方形の内部の水平線		
5	大きな長方形の内部の垂直線		
6	大きな長方形内の左隅にある小さな長方形		
7	小さな長方形の上の線分		
8	大きな長方形内の左上部にある4本の水平線		
9	大きな長方形の右上部に付いている三角形		
10	9の下で，大きな長方形の中にある短い垂直線		
11	大きな長方形の中の3つの点のついた円		
12	大きな長方形の中の右下の5本の平行線		
13	大きな長方形の右側に接した三角形の2辺		
14	13に付いている菱形		
15	13の三角形の内部の垂直線		
16	13の三角形の内部の水平線(4に続く)		
17	大きな長方形の下の十字(5に続く)		
18	大きな長方形の左下の正方形		
	合計点(／36)		

［文献19より引用］

表11 Osterrieth法(36点満点)の基準データ 3分後再生

	模写	3分後再生
18～24歳	35.8(0.5)	25.7(5.7)
25～34歳	35.8(0.4)	24.6(5.3)
35～44歳	35.8(0.5)	23.7(5.6)
45～54歳	35.8(0.5)	23.3(5.1)
55～64歳	35.8(0.5)	21.1(4.2)
65～74歳	35.7(0.8)	19.0(3.6)

[文献20より引用]

07 Rey聴覚言語学習検査(Rey auditory-verbal learning test：RAVLT)

　Rey聴覚言語学習検査(RAVLT)は15個の単語を用いた言語学習検査で，即時記憶容量を測定し，学習曲線を示し，学習戦略あるいはその欠如を明らかにすることができる[21]．

　三宅式記銘力検査が記憶障害の有無に関する判定に鋭敏なのに対してRAVLTは，その程度の評価に有用とされる[22]．

文献

1) 小池　敦：三宅式対連合学習検査．精神・心理機能評価ハンドブック，山内俊雄ほか(編)，中山書店，東京都，p61-63，2015
2) 大達清美ほか：高次脳機能障害の検査と解釈「三宅式記銘検査」，J Clin Rehabil 18：541-545，2009
3) 医学出版社(千葉テストセンター)：東京大学医学部脳研究所編，心理検査要項(記銘力検査の項)
4) 大山正博ほか：記銘検査．心理アセスメントハンドブック第2版，上里一郎(監)，西村書店，東京，p360-362，2001
5) 日本高次脳機能障害学会(編)：標準言語性対連合学習検査，新興医学出版社，東京，2014
6) 小池　敦：三宅式対連合学習検査．精神・心理機能評価ハンドブック，山内俊雄ほか(編)，中山書店，東京，p63，2015
7) 三京房：ベントン視覚記銘検査使用手引き増補2版，三京房，京都，1995
8) 鈴木匡子：ベントン視覚記銘検査(BVRT)．精神・心理機能評価ハンドブック，山内俊雄ほか(編)，中山書店，東京，p66-67，2015
9) B.A.Wilson：記憶のリハビリテーション，江藤文夫(監訳)，医歯薬出版，東京，p91-106，1990
10) 綿森淑子ほか：日本版リバーミード行動記憶検査，解説と資料，千葉テストセンター，2002
11) 數井裕光ほか：日本版リバーミード行動記憶検査(RBMT)の有用性の検討，神研の進歩 46：307-318，2002
12) 原　寛美：高次脳機能障害の検査と解釈　リバーミード行動記憶検査(RBMT)，J Clin Rehabil 18：346-351，2009
13) 原　寛美(監)：高次脳機能障害ポケットマニュアル　第3版，医歯薬出版，東京，p47-48，2016
14) David Wechsler：日本版ウエクスラー記憶検査法(WMS-R)，杉下守弘(訳著)，日本文化科学社，東京，2001
15) 中島恵子：記憶障害．総合リハ 38：692-695，2010
16) 是木明宏：ROCFT，精神・心理機能評価ハンドブック，山内俊雄ほか(編)，中山書店，東京，p64-66，2015
17) 鈴木匡子(編著)：症例で学ぶ高次脳機能障害，中外医学社，東京，p95，2014
18) 山下　光：Rey-Osterrieth複雑図形の再生における視覚運動記憶の効果．人間環境学研究 5：41-44，2007
19) 石合純夫：高次脳機能障害学，医歯薬出版，東京，p169-172，2011
20) 山下光：本邦成人におけるRey-Osterrieth複雑図形の基準データ－特に年齢の影響について－．精神医 49：155-159，2007
21) Muriel D Lezak：聴覚的言語学習検査．レザック神経心理学的検査集成，鹿島春雄(総監)，新樹会創造出版，東京，p239-244，2005
22) 石合純夫：高次脳機能障害学，医歯薬出版，東京，p167-171，2011

A 尺度と使い方

2 注意障害

　注意障害は脳血管障害や頭部外傷など脳神経系に損傷を負った際に生じやすい症状の1つである．注意障害を呈すと検査や訓練場面のみならず，病棟生活や社会復帰において影響が少なからずあらわれる．また注意は他の認知・言語機能へも影響を与えるため，間接的には認知機能や言語機能を測る検査の成績が注意障害によって下がってしまう可能性がある．それゆえ，認知機能の土台である注意障害の有無，程度，そして性質を把握することは重要である．

　注意機能について尺度を用いて測るうえで留意すべき点がある．それは注意機能が身体の状態や末梢の感覚入力の状態，そして情動・感情を土台として成立する機能であるという点である．すなわち，脳損傷による注意障害そのものに加え，易疲労性や疼痛，服薬の影響や不眠による日中の眠気，不安・抑うつなどの心理的問題などが注意検査課題の成績を低下させる要因となる．本質的な注意障害そのものに焦点をあてた評価を行う際には実際の検査に入る前にこれらの要因を可能な限り排することが必要である．

01 方向性注意と全般性注意の尺度と使い方

a. BIT行動性無視検査日本版（BIT）

　方向性注意の代表的な検査はbihavioural inattention test（BIT）である．BITは半側空間無視を呈する患者が遭遇する日常生活場面の問題をとらえ，リハビリテーションプログラムの立案に役立つ検査として開発された．1990年ごろから欧米で使用されていたBITを，1999年にBIT日本版作成委員会が日本語版として普及させた．対象は半成人の患者であり，検査の所要時間は45分程度である．事前に視力，眼球運動，視知覚の状態把握が必要である．また失語症患者や片麻痺の患者に対しては実施できない項目が一部あり，その際は指定された別の施行方法で実施する．

i. BITの構成

　BITは通常検査と行動検査の2つからなる（表1）．通常検査には，①線分抹消試験，②文字抹消試験，③星印抹消試験，④模写試験，⑤線分二等分試験，⑥描画試験の6つの下位検査があり，従来の半側空間無視の検査が凝縮されたものとなっている．通常検査の実施によって，半側空間無視の検出と程度を把握することが可能となる．

　一方，行動検査には，①写真課題，②電話課題，③メニュー課題，④音読課題，⑤時計課題，⑥硬貨課題，⑦書写課題，⑧地図課題，⑨トランプ課題の9つの下位検査がある．日常生活に使用する物品や類似の場面を用いて評価を行うため，日常生活で生じうる半側空間無視のパターンや程度を把握することが可能となる．

表1　BITの内容

通常検査
①線分抹消試験：用紙に散在する角度もまばらな40本の線分にすべて印をつける
②文字抹消試験：5行の仮名文字列の中の「え」と「つ」を抹消
③星印抹消試験：文字と図形が点在する図版の中の大小2種類の星印を抹消
④模写試験：星，立方体，花，幾何図形3種の模写
⑤線分二等分試験：水平な3本の直線のそれぞれ中点に印をつける
⑥描画試験：文字盤の数字が書かれた時計，人の全身，蝶の描画
行動検査
①写真課題：写真に写っている主要な物品の指さし・呼称
②電話課題：接続されていない電話を用い，カードに書かれた番号に電話をかける
③メニュー課題：メニューを開き，記載されている品物をすべて読み上げる
④音読課題：3段からなる短い記事をすべて読み上げる
⑤時計課題：デジタル時計，アナログ時計の時間の読み上げと，指定した時刻にアナログ時計をあわせる
⑥硬貨課題：並べられた硬貨の中から，指示された硬貨を探して指さす
⑦書写課題：カードに書かれた住所と文章を書き写す
⑧地図課題：ひらがなが点在する地図を用い，指示されたかなの順に道を指でたどる
⑨トランプ課題：並べられたトランプの中から，指示されたトランプを指さす

ii. 結果の解釈

通常検査は下位検査ごとの得点と各検査における得点の合計を求める．行動検査は各検査における見落とした数，あるいは誤反応から換算表によって評価点を求め，またその合計を得点化する．合計得点および下位検査得点のそれぞれにカットオフ点があり，カットオフ点以下の検査数を用いて半側空間無視の重症度が決まる．

b. 標準注意検査（clinical assessment for attention：CAT）

標準注意検査は，注意障害が疑われる成人の患者を対象に，全般性注意を包括的に評価することを目的として作成された標準化された検査である．本検査は2006年に日本高次脳機能障害学会 Brain Function Test 委員会が開発，刊行したものである．

i. 検査の構成

CATは，① span，② cancellation and detection test（visual cancellation task（視覚性抹消課題）と auditory detection task（聴覚性検出課題）からなる），③ symbol digit modalities test（SDMT），④ memory updating test（記憶更新検査），⑤ paced auditory serial addition test（PASAT），⑥ position stroop test（上中下検査），⑦ continuous performance test（CPT）の7つのサブテストからなる（表2）．

所要時間は① span から⑦上中下検査までで約50分，⑦ CPT で50分かかる．言語性課題が困難な失語症者には実施可能な一部のサブテストを抜粋して実施することも許容されている．

CATの特徴は，注意の選択機能（selection），覚度・アラートネスないしは注意の維持

表2 CATの内容

① span
  digit span(数唱)：2～9ケタまでの順唱，逆唱
  tapping span(視覚性スパン)：2～9ケタまでの図版上の9つの四角を教示された同順序，逆順序で指さす
② cancellation and detection test(抹消・検出検査)
  visual cancellation task(視覚性抹消課題)：複数の刺激の中からターゲットの図形，数字，かなを抹消
  auditory detection task(聴覚性検出課題)：複数の刺激音の中からターゲットの「ト」音を検出
③ symbol digit modalities test(SDMT)：9つの記号に対応する数字を制限時間内にその法則どおりに制限時間内により多く記入
④ memory updating test(記憶更新検査)：音声で提示される3～10ケタの数列の内，終わりから3ないし4つの数列を口頭で回答
⑤ paced auditory serial addition test(PASAT)：1秒ないし2秒間隔で提示される1ケタの数を，隣同士で足して口頭で回答．提示された数を積算するのではない
⑥ position stroop test：(上中下検査)上中下の文字が，その漢字が意味する位置と同一あるいは異なる位置に配置された図版を，できるだけ早く誤りのないように漢字の位置を口頭で回答
⑦ continuous performance test(CPT)：パソコン画面にあらわれる⑦をターゲットにして速くキーを押す
  反応時間課題(SRT課題：simple reaction time)：⑦のみが1～2秒間隔で出現し，その度に速くキーを押す
  X課題：①～⑨までの数字がランダムに提示される中，⑦が出現する度に速くキーを押す
  AX課題：①～⑨までの数字がランダムに提示され，③の直後に⑦が出現した際に速くキーを押す

機能(vigilance, alertness, or sustained attention)，注意による制御機能(control or capacity)のいずれも評価できるサブテストを含んでいる包括的な検査バッテリーである点である．

ii. 結果の解釈

正答率，処理速度の2点を中心に，年代ごとに各サブテストの平均値，標準偏差，カットオフ値が示され，得られた結果を同年代の健常者の成績と比較することができる．

c. trail making test(TMT)

TMTはpart Aとpart Bからなり，選択性注意と，分配性注意および転換性注意の機能を測る検査である．1950年代に欧米で使用されていたものが1980年代以降わが国でも使用されるようになった．成人を対象とし，年代による差はあるが5分程度で実施可能である．

i. 検査の構成

part Aは選択性注意の能力を測るものである．紙面に書かれた1～25までの数字を1・2・3…と小さい数字から順に鉛筆で素早く結んでいくことが求められる．

part Bは分配性注意・転換性注意を測る検査である．1～13までの数字とひらがな「あ」から「し」までが書かれた図版が提示され，1・あ・2・い…と数字は小さいものか

ら大きいものへと順に，仮名は50音で出てくる順に，それを数字と仮名で交互に素早く結ぶことが求められる．誤った際は検者が指摘して終了まで行う．

ii. 結果の解釈

評価はpart AとBのそれぞれの所要時間と両検査の実施時間の差，誤答数，誤答パターンが対象となる．

d. 浜松式仮名ひろいテスト（仮名ひろいテスト）

仮名ひろいテストは分配性注意と選択性注意を測る検査である．対象は成人とし，2～3分程度で実施可能である．1998年より市販化され，広く使用されている．

i. 検査の構成

検査は，2分間でひらがなのみで書かれた物語を読み進めて文意を把握すると同時に，「あ・い・う・え・お」を見落としなく抹消していくことが求められる．検査終了後には物語の内容を思い出して説明することも求められる．

ii. 結果の解釈

評価はターゲットの仮名を正しく拾えた数と，見落とした仮名の数，検査終了後に再生した内容の可・不可を判定する．

e. modified stroop test 日本語版

modified stroop testは1935年に開発された検査で，日本語版は1995年に開発されたが，市販はされておらず，検査は文献を参考に実施できる．

ステレオタイプ抑制障害を測る前頭葉機能の検査としての位置づけもあるが，葛藤条件の監視機能といった注意の制御機能を測る検査でもある．検査はpart 1とpart 2からなる．両検査を実施しても1～2分程度で実施が可能である．

i. 検査の構成

part 1は赤，青，黄，緑の4色の正方形がランダムに4列に並び，その色名を速く呼称する．part 2では漢字の赤，青，黄，緑がその漢字が示す色とは異なる色で印刷され，その印刷された色名を速く呼称する．すべてを呼称するまでの時間と誤答数が評価対象となる．

ii. 結果の解釈

評価は part 1 と part 2 を呼称し終えるまでのそれぞれの時間と，両検査の差を評価する．

文献
1) 日本高次脳機能障害学会 教育・研修委員会(編)：注意と意欲の神経機構，新興医学出版社，東京，2014
2) BIT 日本版作成委員会：BIT 行動性無視検査　日本版，新興医学出版社，東京，1999
3) 日本高次脳機能障害学会：標準注意検査法・標準意欲評価法，新興医学出版社，東京，2006
4) 鹿島晴雄ほか：注意障害と前頭葉損傷．神研の進歩 **30**：847-858，1986
5) 豊倉　穣ほか：情報処理速度に関する簡便な認知検査の加齢変化．脳と精の医 **7**：401-409，1996
6) 今村陽子：臨床高次脳機能評価マニュアル 2000，新興医学出版社，東京，1998
7) 鹿島晴雄：遂行機能障害の評価法；前頭葉機能検査を中心に．Journal of Clinical Rehabilitation 別冊：162-167，1995

A 尺度と使い方

3 遂行機能障害

　当院で遂行機能を評価するために用いている標準化された検査は，遂行機能障害症候群の行動評価（BADS），Wisconsin card sorting test，前頭葉機能検査（FAB），箱作りテストなどである．いずれの検査においても，課題を遂行する過程において遂行機能を構成する要素である①目標の設定，②プランニング，③計画の実行，④効果的な行動のそれぞれがどの程度障害されているのかを観察し評価することが訓練プログラムの設定につながる．

01 遂行機能障害症候群の行動評価（behavioural assessment of the dysexecutive syndrome：BADS）[1]

　前頭葉症状の中核である遂行機能障害を症候群としてとらえ，さまざまな行動面を評価しうる系統的で包括的な検査バッテリーとして開発された．

　カードや道具を使って実施される以下の6つの検査で構成される．検査はそれぞれ達成度，所要時間などに応じて0～4点の5段階に評価され，全体の評価は合計24点満点で行われる．

a. 検査1：規則変換カード検査

　21枚の赤と黒のトランプカードを用いて，被検者が正しく規則に従って反応できるか，またさらに1つの規則から別の規則へ正しく変換できるかどうかをみる検査である．検査前半では，赤のカードなら「はい」，黒のカードなら「いいえ」と被検者に言ってもらう．後半では，新しくめくったカードが1つ前のカードと同じ色なら「はい」，違う色なら「いいえ」と被検者に言ってもらう．後半部のみが採点の対象で，前半部の規則を「忘れ」，新しい規則に切り替え集中できるか否かを評価する．

b. 検査2：行為計画検査

　図1に示すように，被検者の前に長方形の台を置き，台の一方の端に透明のビーカーを置き，ビーカーの上に，中央に小さく穴のあいた取り外し可能なふたをのせておく．台のもう一方の端に細い透明な試験管を置き，その底にコルクを入れておく．ビーカーには3分の2ほど水を入れておく．台の左には試験管の底のコルクには届かない長さのL字型をした金属の棒と，ネジ蓋がついた容器を置いておく（ふたははずして横に置いておく）．試験管の底にあるコルクを取り出すように求められる．被検者は目的を達成するためには，何をする必要があるかを逆にさかのぼって計画を立案したり，不適切な行為を続けないように自己の行為を監視する

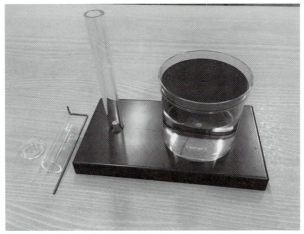

図1　BADS　行為計画検査

ことが求められる．

c. 検査3：鍵探し検査

用紙に描かれた10 cm四方の正方形を野原と想定し，その野原のどこかでなくした鍵を探し歩く道順をペンで描くように指示される．日常生活で起こりうる問題を，有効かつ効果的な方法を計画し解決することが求められる．

d. 検査4：時間判断検査

「やかんのお湯が沸騰するのにかかる時間はどれくらいですか？」など，身近に起きるごくありふれた4つの出来事に関する時間的な長さを推測する．質問の答えは明確には存在せず，答えを知っているかではなく，常識的な推論ができるかどうかが要求される．

e. 検査5：動物園地図検査

動物園の地図上にある一連の決められた場所へどのように訪れるかを示すように求められる．しかしながら，ルートを計画する際，決められた通路は1回しか通れないことなど，いくつかの規則を守らなければならない．検査には2つのバージョンがあり，バージョン1では，被検者は所定の場所を訪れる順番をあらかじめ計画しておかなければならず，計画能力が厳密に調べられる．バージョン2では指示されたとおりの道筋をとることが求められる．いずれのバージョンにおいても，いったん規則が破られたとき，それをフィードバックし，自分の行動を修正し，誤りを最小限にする能力が調べられる．また，チェックリスト（手順書）を使用することが，どの程度患者の遂行機能障害を回避するのに有用かを判断する材料にもなる．

f. 検査6：修正6要素検査

10分間に3つの課題（口述，絵の呼称，計算問題）をするように求められる．それぞれの課題は①と②の2つのパートからなるため，あわせて6つの下位課題となる．被検者は時間内に6つの下位課題のそれぞれについて，少なくとも一部に手をつけることが求められる．さらに同一課題の2つのセットに続けて手をつけてはならないという規則が加えられる．この検査では行動を計画し，組織化し，監視する能力が必要とする．これは「展望記憶」すなわち未来に計画を遂行することを覚えている能力ともきわめて密接に関係している．

02 Wisconsin card sorting test（WCST）[2]

図2に示すように，色（赤，緑，黄，青），形（三角，丸，十字，星），数（1，2，3，4）の3つのカテゴリーで形成されたカードが4種類提示され，わたされたカードを色か形か数で分類し（何で分類するかは知らされていない）同類と思われるところに置く．検査者が設定していた分類どおりなら「正解」，違う場合には「間違い」が告げられ，その反応をもとに2枚目以降のカードで正解を続けたり間違いを修正したりする．6回連続正解（カテゴリー達成）すると予告なしで規則が変わるので，再び新しい分類規則を見出して正解を探す．わが国では48枚のカードを分類する慶応版WCSTが利用され，達成したカテゴリー数や同じ間違いを続けた回数などが測定される．この検査で，新しい概念の形成とそれを変換していく柔軟さ，1つの概念が形成されるまでの試行錯誤の過程，誤反応の抑制の障害，カテゴリー維持の困難，前の反応への固執などが評価できる．Milnerの原版は128枚のカードを用いるが，わが国では48枚に修正された慶應版（KWCST）を使用することが多い．PC版も使用されている（http://cvddb.med.shimane-u.ac.jp/cvddb/）．

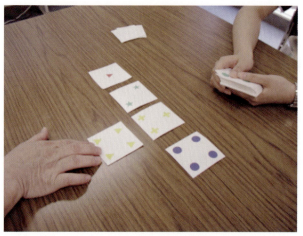

図2　Wisconsin card sorting test

03 前頭葉機能検査(frontal assessment battery：FAB)[3)]

バナナとオレンジとオレンジはどのような点が似ているかなどを答えてもらう「類似性の評価」,「か」で始まる単語を60秒間でできるだけたくさん言ってもらう「語の流暢性」,手の形を拳,手刀,掌にして順に机を「系列動作」,1回叩いたら2回,2回叩いたら1回叩くといった規則を作り,それに従い机を叩いてもらうこと「葛藤指示」,1回叩いたときは1回,2回叩いたときは叩か

Frontal Assessment Battery (FAB)

氏名:　　　　　　　様(　　才　男・女)　疾患名:　　　　　　　病巣:右・左(　　　)

	方法・手順	得点	採点基準	
類似性	◇概念化 「次の2つは、どのような点が似ていますか?」 ① バナナとオレンジ　(果物) ② 机と椅子　(家具) ③ チューリップとバラとヒナギク　(花) ①のみヒント可:完全な間違いの場合や「皮がある」など部分的な間違いの場合は「バナナとオレンジはどちらも･･･」とヒントを出す。②③はヒントなし	3	3つとも正答	《回答》 ① ② ③
		2	2つ正答	
		1	1つ正答	
		0	正答なし	
語の流暢性	◇柔軟性 「'か'で始まる単語をできるだけたくさん言ってください。ただし、人の名前や固有名詞は除きます」 制限時間は60秒。最初の5秒間反応がなかったら「例えば、紙」とヒントを出す。さらに10秒間黙っていたら「'か'で始まる単語なら何でもいいですから」と刺激する。 同じ単語の繰り返しや変形(傘、傘の柄など)、人の名前、固有名詞は正答としない。	3	10語以上	《回答》
		2	6〜9語	
		1	3〜5語	
		0	2語以下	
運動系列	◇運動プログラミング 「私がすることをよく見ておいてください」 検者は左手でLuriaの系列「拳 fist－刀 edge－掌 palm」を3回実施する。「では、右手で同じことをしてください。はじめは私と一緒に、次は独りでやってみてください。」と言う。 《メモ》	3	被検者独りで、正しい系列を6回連続してできる	
		2	被検者独りで、正しい系列を少なくとも3回連続してできる	
		1	被検者独りではできないが、検者と一緒に正しい系列を3回連続してできる	
		0	検者と一緒でも正しい系列を3回連続ですることができない	
葛藤指示	◇干渉刺激に対する敏感さ 「私が1回叩いたら、2回叩いてください」 被検者が指示を理解したことを確かめてから、次の系列を試行する:1－1－1 次は、「私が2回叩いたら、1回叩いてください」 被検者が指示を理解したことを確かめてから、次の系列を試行する:2－2－2 そして、つぎの系列を実施する 1－1－2－1－2－2－2－1－1－2	3	間違いなく可能	《メモ》
		2	1,2回の間違いで可能	
		1	3回以上の間違い	
		0	被検者が4回連続して検者と同じように叩く	
Go/No-Go	◇抑制コントロール 「私が1回叩いたら、1回叩いてください」 被検者が指示を理解したことを確かめてから、次の系列を試行する:1－1－1 次は、「私が2回叩いたら、叩かないでください」 被検者が指示を理解したことを確かめてから、次の系列を試行する:2－2－2 そして、つぎの系列を実施する 1－1－2－1－2－2－2－1－1－2	3	間違いなく可能	《メモ》
		2	1,2回の間違いで可能	
		1	3回以上の間違い	
		0	被検者が4回連続して検者と同じように叩く	
把握行動	◇環境に対する被影響性 「私の手を握らないでください」 被検者に両手の手掌面を上に向けて膝の上に置くよう指示する。検者は何も言わないか、あるいは被検者の方を見ないで、両手を被検者の手の近くに持っていって両手の手掌面に触れる。そして、被検者が自発的に検者の手を握るかどうかをみる。もし、被検者が検者の手を握ったら、「今度は、私の手を握らないでください」と言って、もう一度繰り返す。	3	被検者は検者の手を握らない	
		2	被検者は戸惑って、何をすればいいのか尋ねてくる	
		1	被検者は戸惑うことなく、検者の手を握る	
		0	被検者は握らなくともいいと言われた後でも、検者の手を握る	
検査者:	合計	／18		

図3　前頭葉機能検査

[認知症エキスパートケアHP　http://www.kamnet.co.jp/file-cabinet より引用]

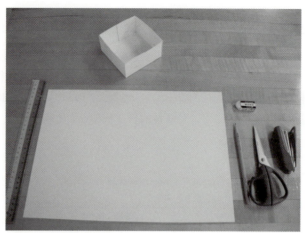

図4　箱作りテスト

ないといった「叩いてもらうのと叩かない規則」を作り実行してもらう「Go/No-Go課題」,「私の手を握らないでください」と言ってから手を側に近づけて把握反射の有無をみる「把握行動」の6項目,それぞれ3点満点で評価し,満点は18点である(図3).8歳以上は満点がとれるとされ,11点以下が異常とされる.BADSの成績と相関があるが,BADSで異常を示してもFABでは正常となる場合もある.

04　箱作りテスト[4)]

米国で開発された問題解決能力の評価を行う検査法.机上に置かれた画用紙,鉛筆,定規,はさみ,ホッチキスを使用して見本と同じ箱を作る.遂行過程を通して,指示の理解,採寸,線引き,折り込み,仕上げ止め,満足度,作業態度などを評価する(図4, 5).

箱つくり（問題解決テスト）

No.＿＿＿＿　氏名＿＿＿＿＿＿＿＿（男　女）＿＿＿＿歳　IQ＿＿＿＿　利手（右　左）

障害＿＿＿＿＿＿　タイプ＿＿＿＿＿＿　検査者＿＿＿＿＿＿　検査月日＿＿＿＿＿＿

【注意】
- ○ 始めに説明カード，見本箱，紙，鉛筆，ものさし，はさみ，ホッチキスを机上，被験者の前方にならべる．
- ○「これは問題解決のテストです．このカードの説明でおわかりでしょう．どのようにするか最も良い方法を考えて作ってください」と同様の意味のことを説明する．
- ○ 作業に関する質問は受けない．
- ○ 30 分以内であきらめたか，道具を手にしない者は，検査対象より除外する．
- ○ 説明をし終えてから終わるまでの所要時間を記録する．

項　目	評　価			問題点　（問題があれば○印）
検査の受け入れ 書命指示の理解	優れる 優れる	普　通 普　通	劣　る 劣　る	気力　言語理解　抵抗　その他（　　　　） 文書理解　その他（　　　　）
寸法のとり方 採寸・印付	優れる	普　通	劣　る	ものさしの使い方（未経験，失認，失行）　肩肘手の動き 紙の固定　協調性　寸法記憶力　正確さ 考え方　その他（　　　　）
線引き機能	優れる	普　通	劣　る	両手動作　固定力　鉛筆保持　筆圧　正確さ 考え方　その他（　　　　）
切り込み機能	優れる	普　通	劣　る	両手動作　ハサミの使い方（未経験，失認，失行） 指の動き　つまみ力　正確さ　注意力　考え方 その他（　　　　）
折り込み機能	優れる	普　通	劣　る	両手動作　正確さ　注意力　ものさし　等　考え方 工夫 その他（　　　　）
仕上げどめ機能	優れる	普　通	劣　る	両手動作　ホッチキスの使い方（未経験，失認，失行） 握力　注意力　正確さ　考え方　その他（　　　　）
作品に対する満足度	満　足	普　通	不　満	
作業態度	優れる	普　通	劣　る	意欲　集中力　計画性　遂行力　自信　抵抗 道具の扱い方　注意力　その他（　　　　）
出来ばえ評価	ほとんど正確な回答	寸法等若干違うが全般に見本への類似性高い	考え方が違い見本への類似性がない	寸法等若干違う．［寸法 2 cm 以上違う　折り込み方向／ホッチキスのとめ方／紙の汚れ　しわ　その他（　　　　）］ 考え方が違う．　矩形　財布状　その他（　　　　）
得　点	（所要時間）	（〃×2）	（〃×2）	所要時間　　　　分

開始時間　　　終了時間 〔特記事項〕	作　図	見取図

（東京都心身障害者福祉センター肢体不自由科 作成）

図5　箱作りテスト

［東京都心身障害者福祉センター肢体不自由科作成のものを引用］

文献

1) 鹿島晴雄(監訳)：BADS　遂行機能障害症候群の行動評価　日本版．新興医学出版社，東京，2003

2) 田渕　肇ほか：遂行機能障害の評価法．高次脳機能障害のリハビリテーション Ver. 2，江藤文夫ほか(編)，医歯薬出版，東京，p176-181，2004

3) 和田義明：遂行機能障害・前頭葉障害の検査と評価．リハビリスタッフ・支援者のためのやさしくわかる高次脳機能障害，秀和システム，東京，p111-114，2012

4) 早川宏子：器具を用いた職能評価．作療ジャーナル **27**：1148-1160，1993

A　尺度と使い方

4　社会的行動障害

01　医学的診断基準

　脳損傷後に生じる神経行動障害（neurobehavioral disorder）は，ICD-10 では F0 症状性を含む器質性精神障害に分類され，diagnostic and statistical manual of mental disorders（DSM）-5 精神疾患の診断・統計マニュアルでは，神経認知障害（外傷性脳損傷による認知症，外傷性脳損傷による軽度認知障害）の中に位置づけられる．行政的高次脳機能障害診断基準の中では，神経行動障害は社会的行動障害と定義されている（「第 2 章 D. 社会的行動障害」参照）．

02　評価尺度

　脳損傷後にしばしば出現する行動障害や精神症状を定量化することは困難が多いが，検査法の選択と改変，健常例のデータ集積や脳損傷例データの解析，カットオフ値の設定など多くの試みが積み重ねられ，検査法や評価法が開発されつつある．うつの評価法として，①質問紙法を用いる方法，②日常生活の行動観察を定量化する方法，③構造化された面接を行う方法がある．①と②の方法がリハビリテーションの現場で広く用いられている．

a．うつ

　脳卒中後うつ病（post-stroke depression：PSD）は，他の一般的身体疾患と比較して，脳そのものが損傷を受け，身体機能障害や言語障害を併発することから，脳損傷による「脳障害説」，および共感できる了解可能な心理的反応であるという「心因説」の 2 つの病因論がある．DSM-5 では抑うつ障害群の中の，「293.83. 他の医学的疾患による抑うつ障害」に分類される．診断基準を表 1 に示す[1]．抑うつは，脳卒中，Huntington 病，Parkinson 病，頭部外傷と明らかに関係する．脳卒中後のうつの発症は急激であり，数日以内に生じることが多い．

i．質問紙法

　気分状態を評価する質問紙法には日本版 POMS（profile of mood states）がある[10]．「緊張―不安（tension-anxiety）」，「抑うつ―落ち込み（depression-dejection）」，「怒り―敵意（anger-hostility）」，「活気（vigor）」，「疲労（fatigue）」，「混乱（confusion）」の 6 つの尺度を一度に測定できる．被験者がおかれた条件により変化する気分や感情の状態を測定できるため，繰り返し実施して経過を評価することができる．「過去 1 週間」についての気分状態を，65 の質問項目について 5 段階（まったくなかった〜非常に多くあった）で尋ねる．

表1 抑うつ障害群
他の医学的疾患による抑うつ障害

診断基準	
A	顕著で持続的な時間において，抑うつ気分，または，ほとんどすべての活動に対する興味や喜びの著明な減退が臨床像において優勢である
B	既往歴，身体診察所見，または検査所見から，その症状が他の医学的疾患の直接的な病態生理学的結果であるという証拠がある
C	その障害は他の精神疾患（医学的疾患がストレス因である「適応障害，抑うつ気分を伴う」）ではうまく説明できない
D	その障害はせん妄の経過中にのみ起こるものではない
E	その障害は，臨床的に意味のある苦痛，または社会的，職業的，または他の重要な領域における機能の障害をきたしている

［文献1より引用］

　脳損傷者には質問の内容の理解ができないことがあるため，一緒に読んで内容を説明することが必要となる．脳損傷者では「緊張―不安」，「抑うつ―落ち込み」が高く，活気が低く，「疲労」，「混乱」した気分状態を呈することが多い．

　2012年には改訂版POMS2（profile of mood states 2nd edition）が出版され，6つの因子「怒り―敵意」，「混乱―当惑」，「抑うつ―落ち込み」，「疲労―無気力」，「緊張―不安」，「活気―活力」が特定されている[11]．

ii．日常生活の行動観察による方法

　日本脳卒中学会stroke scale委員会作成の脳卒中うつスケール（JSS-D）[4]では，うつを7項目（気分，罪責感，日常活動への興味，精神運動抑制，不安・焦燥，睡眠障害，表情）で評価し，脳卒中感情障害（うつ・情動障害）スケール同時評価表（JSS-DE）[4]では，脳卒中うつスケールの7項目に4項目（自発性，意欲，脱抑制的行動，治療に対する反応，対人関係）が加えられている．日常生活の行動観察からうつと情動障害を評価するものである．

iii．構造化された面接

　Hamiltonうつ病尺度（HAM-D）は，うつ病の重症度評価として，国際的にもっとも広く用いられている構造化面接SIGH-Dを用いた評価尺度であり，その他の心理検査として，健康保険に収載されている．主要17項目版ではうつ病の重症度をあらわす17項目を4段階で評価するものである．21項目版では追加の4項目が加えられている（表2）．

　構造化された面接には熟練した技術が必要であるため，正確な判定には，臨床心理士や精神科専門医と連携して評価を行うことが望ましい[8]．しかし，日常生活活動において，この項目を用いて行動を評価することによって「うつ」の気分の存在をスクリーニングができる．

表2 構造化された面接によるうつの評価項目

	評価項目		具体的な症状
1		抑うつ気分	悲しい，絶望的だ，無力でどうしようもない
2		罪責感	悪いこと，間違ったことをして，後悔や恥の気持ちを伴う
3		自殺	希死念慮や行動の評価「生きていても仕方ない」「このまま死んでしまいたい」
4		入眠困難	寝つくのに30〜59分，または1時間以上
5		中途覚醒	目がさめている時間が30〜59分，または1時間以上
6		早朝覚醒	目がさめている時間が30〜59分，または1時間以上
7		仕事と活動	興味関心の喪失，喜びの喪失，仕事や余暇活動，人間関係における機能障害
8		精神運動静止	面接中に観察される動作，言語における静止
9		精神運動激越	面接中に観察される動作，言語における激越（落ち着きのない行動）
10		不安の精神症状	懸念，恐怖，パニック，心配，いらいらを評価
11		不安の身体症状	消化器系（げっぷ，下痢，胃けいれんなど）心循環器系（動悸）呼吸器系（過換気など）
12		食思不振	おなかがすいた，食事を食べたいという食欲を評価する
13		全身の身体症状	疲労，体力低下，および筋肉痛など
14		性的関心	生殖に関する興味関心や喜びの喪失
15		心気症	身体の病気について過度に心配している状況
16		体重減少	あり，なし
17		病識欠如	疾病の病的否認
18		日内変動	症状が午前中または午後に顕著に悪い
19		離人症	自分自身から遊離した感覚と周りの世界が奇妙と感じる感覚
20		被害関係念慮	過剰で不合理な疑い深さや非現実的な信念
21		強迫症状	侵入的思考，反復行為，過度のこだわり

［GRID-HAMD-17，GRID-HAMD-21，構造化面接ガイドより〈http://www.jscnp.org/scale/grid.pdf〉引用］

b. 意欲低下

アパシーは，動機づけの低下[2]，目的にむけられた随意的で意図的な行動の量的な減少[3]などが原因によるものと考えられている．

i. 行動を計画し，実行する目的指向行動の減少による場合

これは，遂行機能と関連する背外側前頭前野，大脳基底核背側領域（尾状核）が関連し，作動記憶や企画（ゴールの維持や知的操作）の障害，新しい規則や戦略を生み出すこと，認知行動のセットを他に移すことが困難であり，行動を起こせず，アパシーのようにみえる．BADS（下位項目）やウィスコンシンカード分類検査（WCST），流暢性検査などで，遂行機能障害の程度を評価する．

ii. 行動遂行に必要な思考や行動の自己賦活の障害

思考の賦活や行動の開始の困難により行動をやり遂げることが困難な場合である．自分で行動や思考を開始することが困難であるが，外からの誘導や促しによる行動は比較的保たれている．外的刺激に対する反応が良好であることから，リハビリテーションの介入による効果が期待できる．大脳基底核（両側尾状核，淡蒼球，視床背内側部）と背内側前頭前

野，帯状回全部など前頭葉の内側や白質深部が関係する．

iii. 情動や感情処理の障害

感情と行動を結びつけることができずに目的をもった行動をとることができなくなる．興味がなくなり，健康状態に興味がなくなり，新しいことに対する意欲がなくなる．適切な感情が起こらないことは，眼窩部や内側前頭前野の障害と関連する．

iv. 評価尺度

1）アパシースケール（日本脳卒中学会）

広く用いられ，14 項目の質問に患者が 0〜3 の 4 段階で回答するものである（表 3）[4]．16 点以上をアパシーとする．

2）標準意欲評価法（CAS：clinical assesment for spontaneity）

面接，質問紙法，日常生活行動，自由時間の日常行動観察の 4 つの評価スケールを分析して，臨床的総合評価として，総合的に 5 段階（段階 0；通常の意欲がある〜段階 4；ほとんど意欲がない）で評価する．日本高次脳機能障害学会が 2006 年に提唱した包括的な意欲評価方法である[5]．客観的に評価できるよう観察項目や評価基準が明確に定められているものである．多面的な尺度で意欲を評価でき，生活障害を定量化して，リハビリテーションや支援の方法を考えることが容易となる．

面接による意欲評価スケールでは，表情，視線（アイコンタクト），仕草，身だしな

表 3 アパシースケール

やる気スコア	まったくない	少し	かなり	大いに
1）新しいことを学びたいと思いますか？	3	2	1	0
2）何か興味をもっていることはありますか？	3	2	1	0
3）健康状態に関心がありますか？	3	2	1	0
4）物事に打ち込めますか？	3	2	1	0
5）いつも何かしたいと思っていますか？	3	2	1	0
6）将来のことについての計画や目標をもっていますか？	3	2	1	0
7）何かをやろうとする意欲はありますか？	3	2	1	0
8）毎日張り切って過ごしていますか？	3	2	1	0
	まったくない	少し	かなり	大いに
9）毎日何をしたらいいか誰かに言ってもらわなければなりませんか？	0	1	2	3
10）何事にも無関心ですか？	0	1	2	3
11）関心を惹かれるものなど何もないですか？	0	1	2	3
12）誰かに言われないと何もしませんか？	0	1	2	3
13）楽しくもなく，悲しくもなく，その中間ぐらいの気持ちですか？	0	1	2	3
14）自分自身にやる気がないと思いますか？	0	1	2	3

［文献 4 より引用］

み，会話の声量，声の抑揚，応答の量的側面，応答の内容的側面，話題に対する関心，反応が得られるまでの潜時，反応の仕方，気力，自らの状況についての理解，周囲のできごとに対する関心，将来に対する希望・欲求の15項目を評価する．注意障害が併存している場合があるため，注意の持続性，注意の転導性も評価する．

質問紙法による意欲評価では，興味，努力，積極性，張り切り，やる気，集中，活動的，とりかかり，生きがい，楽しさ，決断力などがあるかどうか自分自身で評価を行う．

日常生活行動の意欲評価では，食事，排せつ，洗面，更衣などの日常生活動作が自発的に行えるか，新聞，テレビ，他者とのコミュニュケーション，電話，手紙，行動参加，趣味，問題解決などが自発的にできるかを5段階で評価する．

自由時間の日常行動観察では，行動する場所（社会，家庭，施設・病院内，病棟内，病室内，ベッド上）での行為の質を4段階で評価する　0：意欲的・能動的・生産的行為，自発的問題解決行為，1：自発的行為，習慣的行為；Aより受動的な行為　Bやや能動的な行為，2：依存的生活；A個人的な強いはたらきかけや身体援助でやっと行為する場合　B言語的な指示だけで他の人と一緒に行為する場合，3：無動．

3）頭部外傷後の精神症状

NPI（neuropsychatric inventory）は，認知症における精神症状の包括的評価法である[6]．「日本語版NPI―Q」[7]は原著者（Cummings, JL）の許諾を得て，日本語版の「検査用紙」として販売されているものである．日常の臨床場面で認知症の行動心理症状（BPSD）を評価するものであり，精神症状に対する介護者の負担度を定量化できる．「妄想」，「幻覚」，「興奮」，「うつ」，「不安」，「多幸」，「無関心」，「脱抑制」，「易怒性」，「異常行動」の10項目を，症状の重症度と介護者が感じている負担度で評価し，生活障害の程度を判定することができる．保険請求が可能である．

4）障害の自己認識

脳損傷によって自己の認識（perception of the self）に障害が生じる．脳機能に障害が起こると，記憶とともに，過去に学習した知識や自己を客観的に理解する能力にも障害が起こる．障害の自己認識に問題があると，リハビリテーションなどの必要性を自覚せず，社会参加に支障をきたす．Ben-Yishayは，自己意識性（self-awareness：自己の気づき）を，「受容（acceptance）」「自己同一性（ego identity）」の2つの階層に分け，受傷による「自己の変容や制限を受け入れた」うえで，「新しい自分を自分として認められる」といった自己同一性を確立することを目標としている[12]．

障害の自己認識の評価法には，患者の主張と，第三者の行動観察による評価との差を定量化する，PCRS（patient competency rating scale）がある．記憶，注意，遂行機能，社会的行動障害によって生じる日常生活活動の支障についての30項目の質問に対して5段階（容易にできる〜できない）で回答するものである．患者本人と家族あるいは治療者，本人に一番近い存在の人との回答の差異を比較することによって，患者の自己認識の程度を評価できる[13]．家族や患者が「できない」と判定してPCRSの得点が低くなるのに対して，患者は「容易にできる」と答えて高得点となる．

表4 遂行機能障害質問表（DEX）で測定される遂行機能障害症候群の特徴

1. 単純にはっきり言われないと，他人の言いたいことの意味が理解できない
2. 最初に思いついたことを，何も考えずに行動する
3. 実際には起こりえないことを，本当にあったかのように信じ，人にその話をする
4. 将来のことを考えたり，計画したりすることができない
5. 物事に夢中になりすぎて度を越してしまう
6. 過去の出来事がごちゃまぜになり，実際にはどういう順番で起きたかわからなくなる
7. 自分の問題点がどの程度なのかよくわからず，将来についても現実的でない
8. ものごとに対して無気力だったり，熱意がなかったりする
9. 人前で他人が困ることを言ったりやったりする
10. いったん何かをしたいと思っても，すぐに興味が薄れてしまう
11. 感情をうまくあらわせられない
12. ごくささいなことに腹をたてる
13. 状況に応じてどう振舞うべきかを気にかけない
14. 何かをやり始めたり，話し始めると，何度も繰り返してしまう
15. 落ち着きがなく少しの間でもじっとしていられない
16. たとえすべきでないとわかっていることでも，ついやってしまう
17. 言うこととやることが違っている
18. 何かに集中することができず，すぐに気が散ってしまう
19. 物事を決断できなかったり，何をしたいのかを決められなかったりする
20. 自分の行動を他人がどう思っているのか気付かなかったり，関心がなかったりする

［文献9より引用］

　DEX（the dysexecutive questionnaire：遂行機能障害質問表）は，遂行機能障害と関連して生じることが多い一連の問題を拾い出すために作成された20項目の質問表であり（表4），本人用と家族・介護者用がある[9]．遂行機能に関する問題点の有無や重症度に関して，患者本人と第3者が評定した結果には，有意な差があることが報告されている[9]．患者は第3者と比べて自分の問題を過少評価し，これは障害の自己認識の低下と関連する．そのため，患者の遂行機能に関する問題点の重症度は，患者自身の評価点ではなく，第3者の評価点を用いて検討することが重要である．

　FIM（functional independence measure）の18項目やFAM（functional assessment measure）30項目に対する家族・医療者と患者自身の評価を比較することによっても，患者の障害の自己認識の程度を数値化できる．

　FAM：FIM18項目に認知機能や社会生活を送る際に必要な12項目（運動3項目：嚥下，自動車移乗，輸送機関利用，認知9項目：読解，文章作成，会話明瞭性，感情，障害適応，雇用・家事，見当識，注意，安全確認）を追加し，FIMと同様7段階で評価する[14]．

文献

1) American Psychiatric Association（編）：DSM-5 精神疾患の診断・統計マニュアル，日本精神神経学会（日本語版用語監修），医学書院，東京，2014
2) Marin RS : Differential diagnosis diagnosis and classification of apathy. Am J Psychaitry **147** : 22-30, 1990
3) Levy R, et al : Apathy and the functional anatomy of the prefrontal cortex-basal ganglia circuits. Cerebral Cortex **169** : 916-928, 2006
4) 日本脳卒中学会 Stroke Scale 委員会：日本脳卒中学会・脳卒中感情障害（うつ・情動障害）スケール．脳卒中 **25**：206-214，2003
5) 日本高次脳機能障害学会（編）：標準注意検査法・標準意欲評価法 Clinical Assessment for Attention（CAT）Spontaneity Clinical Assessment for Spontaneity（CAS），新興医学出版社，東京，2006
6) Cummings, JL et al : The neuropsychiatric inventory: comprehensive assessment of psychopathology in dementia. Neurology **44** : 2308-2314, 1994
7) 日本語版 NPI-Q　NPI — Brief Quetionnaire Form: NPI-Q
8) 日本精神科評価尺度研究会（監修）：日本語版 HAM-D トレーニング DVD
9) 鹿島晴雄（監訳）：BADS　遂行機能障害症候群の行動評価　日本版，新興医学出版社，東京，2003
10) 横山和仁ほか：日本版 POMS 手引，金子書房，東京，1994
11) Juvia P Heuchert, et al : POMS2 日本語版マニュアル　横山和仁（監訳），金子書房　東京，2015
12) Yehuda Ben-Yishay ほか（監）：前頭葉機能不全その先の戦略：Rusk 通院プログラムと神経心理ピラミッド．医学書院，東京，2010
13) Prigatano GP, et al : Impaired awareness of behavioral limitations after traumatic brain injury. Arch Phys Med Rehabil **71** : 1058-1064, 1990
14) Hall KM, et al : Characteristics and comparisons of functional assessment indices : Disability Rating Scale, Functional Assessment Measure. J Head Trauma Rehabil **8** : 60-74, 1993

A 尺度と使い方

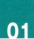 失語・失行・失認

01 標準失語症検査（standard language test of aphasia：SLTA）

　標準失語症検査（SLTA）[1]は，1974年に日本高次脳機能障害学会（旧 失語症学会）により作製された，標準化された総合的失語症検査である．失語症の鑑別診断，症状の継時的変化の把握，失語症リハビリテーションの手がかりの取得を目的とし，対象は原則として成人（18歳以上）の失語症患者を想定しているが，18歳未満であっても参考資料として使用が可能である．
　SLTAは，Ⅰ．聴く，Ⅱ．話す，Ⅲ．読む，Ⅳ．書く，Ⅴ．計算の5つの検査領域から構成され，すべての言語様式（modality）をカバーしている．SLTAは，表1に示す26個の下位検査によって構成される．Ⅰ．聴くは，聴覚的理解を評価する検査領域で，単語から文レベルの聴覚的理解課題，および単音節の弁別と仮名1文字の理解が要求される課題が含まれている．Ⅱ．話すは，発話能力を評価する検査領域で，単語レベルでの名詞・動詞の想起，談話レベルでの叙述，語の流暢性，単語・文レベルでの復唱，仮名1文字・単語（漢字・仮名）・文レベルでの音読の課題が含まれる．Ⅲ．読むは，文字言語の読解を評価する検査領域で，検査項目はほぼⅠ．聴くに対応しているが，単語の理解は漢字と仮名とに分かれている．Ⅳ．書くは，書字能力を評価する検査領域で，喚語能力を必要とする自発書字の課題と，喚語レベルでの負担を除くために音形を与えて書字をさせる書きとりの課題があり，仮名1文字・単語（漢字・仮名）・文レベルでの書字を評価する．Ⅴ．計算は，加減乗除の四則計算を筆算によって行う課題で，数の操作，計算能力を評価する．SLTAでは，重症例の心理的負担の軽減，検査所要時間の短縮を目的に，中止基準が設けられている．
　SLTAの採点では，多くの下位検査で6段階評価（6：完全正答，5：遅延完全正答，4：不完全正答，3：ヒント正答，2：関連，1：誤答）が採用されている．これによって，単に正答か誤答かとい

表1　SLTAの構成

検査領域	下位検査	検査領域	下位検査
Ⅰ．聴く	1. 単語の理解 2. 短文の理解 3. 口頭命令に従う 4. 仮名の理解	Ⅲ．読む	15. 漢字単語の理解 16. 仮名単語の理解 17. 短文の理解 18. 書字命令に従う
Ⅱ．話す	5. 呼称 6. 単語の復唱 7. 動作説明 8. まんがの説明 9. 文の復唱 10. 語の列挙 11. 漢字単語の音読 12. 仮名1文字の音読 13. 仮名単語の音読 14. 短文の音読	Ⅳ．書く	19. 漢字単語の書字 20. 仮名単語の書字 21. まんがの説明 22. 仮名1文字の書きとり 23. 漢字単語の書きとり 24. 仮名単語の書きとり 25. 短文の書取
		Ⅴ．計算	26. 計算

う二分法で評価するだけではなく，反応特徴をより詳細に評価することで，より小さな継時的変化をとらえることができるなど，リハビリテーションの手がかりが得やすくなっている．検査結果をまとめるうえで，SLTAには3種類のプロフィールが用意されている．プロフィールでは6段階評価の段階6・5を正答，段階4以下を誤答とし，正答数をプロットする．プロフィールを使用することで，検査結果や継時的変化，母集団との比較が視覚的に把握しやすくなっている．

02 標準高次動作性検査（standard performance test for apraxia：SPTA）

標準高次動作性検査（SPTA）[2]は，1985年に日本高次脳機能障害学会（旧 失語症学会）により作成された，失行症の概念を中核とした高次動作性障害を評価する，標準化された包括的検査法である．高次脳機能障害による行為障害が疑われる症例を対象とし，失行症を検出するとともに，麻痺，失調，異常運動などの運動障害，老化に伴う運動障害や知能障害，全般的精神障害などと失行症との境界症状を検出し，行為を完了するまでの動作過程を詳細に評価することを目的とする．

表2にSPTAの構成を示した．このうちスクリーニング・テスト用項目として，1．顔面動作，4．上肢（片手）手指構成模倣，12．上肢・描画（模倣）のみを抜粋して実施することもできる．

表2　SPTAの構成

大項目	小項目	大項目	小項目
1．顔面動作	1．舌を出す 2．舌打ち 3．咳	8．上肢・物品を使う動作 (1)上肢・物品を使う動作（物品なし）	1．歯を磨くまね　　　（右） 2．髪をとかすまね　　（右） 3．鋸で木を切るまね　（右） 4．金槌で釘を打つまね（右） 5．歯を磨くまね　　　（左） 6．髪をとかすまね　　（左） 7．鋸で木を切るまね　（左） 8．金槌で釘を打つまね（左）
2．物品を使う顔面動作	火を吹き消す
3．上肢（片手）慣習的動作	1．軍隊の敬礼　　　　（右） 2．おいでおいで　　　（右） 3．じゃんけんのチョキ（右） 4．軍隊の敬礼　　　　（左） 5．おいでおいで　　　（左） 6．じゃんけんのチョキ（左）
(2)上肢・物品を使う動作（物品あり）	1．歯を磨く　　　　（右） 2．櫛で髪をとかす　（右） 3．鋸で板を切る　　（右） 4．金槌で釘を打つ　（右） 5．歯を磨く　　　　（左） 6．櫛で髪をとかす　（左） 7．鋸で板を切る　　（左） 8．金槌で釘を打つ　（左）
4．上肢（片手）手指構成模倣	1．ルリアのあご手 2．I II III 指輪（ring） 3．I V 指輪（ring）（移送）
5．上肢（両手）客体のない動作	1．8の字 2．蝶 3．グーパー交互テスト	9．上肢・系列的動作	1．お茶を入れて飲む 2．ローソクに火をつける
10．下肢・物品を使う動作	1．ボールをける　　（右） 2．ボールをける　　（左）
6．上肢（片手）連続的動作	ルリアの屈曲指輪と伸展こぶし	11．上肢・描画（自発）	1．三角を描く 2．日の丸の旗を描く
7．上肢・着衣動作	着る	12．上肢・描画（模倣）	1．変形卍 2．立方体透視図
		13．積木テスト	積木の構成

表3 SPTAにおける反応分類

①正反応(N：normal response)	正常な反応
②錯行為(PP：parapraxis)	狭義の錯行為や明らかに他の行為と理解される行為への置き換え
③無定型反応(AM：amorphous)	何をしているか分からない反応，部分的行為も含む
④保続(PS：perseveration)	前の課題の動作が次の動作を行うとき課題内容と関係なく繰り返される
⑤無反応(NR：no response)	何も反応しない
⑥拙劣(CL：clumsy)	拙劣ではあるが課題の行為ができる
⑦修正行為(CA：coduite d'approche)	目的とする行為に対し試行錯誤が認められる
⑧開始の遅延(ID：initiatory delay)	動作を始めるまでに，ためらいがみられ，遅れる
⑨その他(O：others)	上記に含まれない誤反応

SPTAでは，全反応過程を，誤り得点，反応分類，失語症と麻痺の影響の3側面から評価する．誤り得点は，2点：課題が完了できなかった(麻痺や失語症などのため課題を完了することができない場合も，その旨を記載し，誤り得点2とする)，1点：課題は完了したが，その過程に異常があった(拙劣，修正行為，遅延反応，動作の過少などを含む)，0点：正常な反応で課題を完了した，の3段階で評価される．反応分類は表3に示す9つに分類され，該当する反応のすべてについて重複して記載することができる．失語症と麻痺の影響については，各項目における反応に明らかに関与している場合のみ，①A(失語症との関連が想定される誤り)，②P(麻痺のための誤り，または麻痺が関与した判定困難な動作や行為)，③A＋P(失語症と麻痺の合併が関与した誤り，またはそれらによる判定困難な動作や行為)に分類し，記載する．プロフィールには，誤反応項目数，失語症と麻痺が影響した項目数を記載するほか，失語症や麻痺の影響を除外した修正誤反応率を算出し，記載する．

03 標準高次視知覚検査 (visual perception test for agnosia：VPTA)

標準高次視知覚検査(VPTA)[3]は，1997年に日本高次脳機能障害学会(旧 失語症学会)により出版された，高次視知覚機能についての標準化された包括的検査法である．対象は高次視知覚機能障害が疑われる症例で，視覚失認と視空間失認の評価，視覚認知障害を示すその他の認知機能障害の評価，およびその鑑別を目的とする．

表4にVPTAの構成を示した．検査の実施に先立ち，前提検査として，視力検査，視野検査，色覚検査を実施する．VPTAの作成から長期間が経過したため，2015年にはVPTAに含まれる熟知相貌検査部分の改訂版である，標準高次視知覚検査 熟知相貌検査 第2版(VPTA-FFT ver. 2)[4]が出版されている．

VPTAでは，原則として各課題(小項目)を，0点：即反応(即反応と指定した反応時間以内で正答)，1点：遅延反応(遅延反応と指定した時間以内で正答か，不完全反応)，2点：無反応，まったくの誤り反応，遅延反応に指定された時間を超える遅い反応などの3段階で評価し，誤り得点を算出する．誤反応の場合は反応を具体的に記録し，保続による誤りはP(perseveration)，半側空間無視による誤りはUSN(unilateral spatial neglect)，錯語による誤りはPa(paraphasia)と記載する．中項目ごとに誤り得点を合計して総合得点を算出し，プロフィール上にプロットする．

表4 VPTAの構成

大項目	中項目	大項目	中項目
1. 視知覚の基本機能	1)視覚体験の変化 2)線分の長さの弁別 3)数の目測 4)形の弁別 5)線分の傾き 6)錯綜図 7)図形の模写	4. 色彩認知	25)色名呼称 26)色相の照合 27)色相の分類 28)色名による指示 29)言語-視覚課題 30)言語-言語課題 31)塗り絵(色鉛筆の選択)
2. 物体・画像認知	8)絵の呼称 9)絵の分類 10)物品の呼称 11)使用法の説明 12)物品の写生 13)使用法による物品の呼称 14)触覚による呼称 15)聴覚呼称 16)状況図	5. シンボル認知	32)記号の認知 33)文字の認知(音読) 　　イ)カタカナ 　　ロ)ひらがな 　　ハ)漢字 　　ニ)数字 　　ホ)単語・漢字／仮名 34)模写 35)なぞり読み 36)文字の照合
3. 相貌認知	17)有名人顔写真の命名 18)有名人顔写真の指示 19)家族の顔 20)未知相貌の異同弁別 21)未知相貌の同時照合 22)表情の叙述 23)性別の判断 24)老若の判断	6. 視空間の認知と操作	37)線分の2等分 38)線分の抹消 39)花の模写 40)数字の音読(右／左読み) 41)自発画
		7. 地誌的見当識	42)日常生活についての質問 43)個人的な地誌的記憶 44)白地図

04 付　記

　SLTA，SPTA，VPTAの各検査法プロフィールの自動作成ソフトウェアが，日本高次脳機能障害学会のウェブサイトからダウンロードできるようになっている[5]．

文献
1) 日本高次脳機能障害学会(編)：標準失語症検査マニュアル改訂第2版，新興医学出版社，東京，2003
2) 日本高次脳機能障害学会(編)：標準高次動作性検査；失行症を中心として改訂第2版，新興医学出版社，東京，2003
3) 日本高次脳機能障害学会(編)：標準高次視知覚検査，新興医学出版社，東京，2003
4) 日本高次脳機能障害学会(編)：標準高次視知覚検査　熟知相貌検査　第2版，新興医学出版社，東京，2015
5) 日本高次脳機能障害学会：検査法プロフィール
　〈http://www.higherbrain.or.jp/15_kensa.html〉（2016年7月参照）

第4章

合併症とその管理

A 中枢性運動障害

01 高次脳機能障害者の身体障害

　脳卒中や交通事故による脳外傷では，高次脳機能障害に麻痺や失調など身体の障害を合併することがある．高次脳機能障害に身体機能障害をあわせもつ群は半数以上ともいわれている．高次脳機能障害は数年にわたってなだらかな回復を示すため，急性期および回復期（入院でのリハビリテーション）と維持期（地域を主としたリハビリテーション）のいずれの時期も高次脳機能障害者の機能を向上させるようアプローチを行うことが，身体機能障害への訓練にも有用となる[1]．

　一般に，身体の障害として多くみられるのは大脳半球病変により生じる反対側の片麻痺（へんまひ）である．脳血管障害など肢体不自由に用いる評価法を用いて状況を把握する．感覚障害，体幹筋力やバランスも基本動作に重要である．大切なことは，身体能力を活用する認知機能の相互作用を検討することである．臥位からの起き上がり，端座位保持，立ち上がり，立位保持（閉眼・開眼），片足立脚，歩行の評価を行い，左右の対称性に注目して歩容を，上肢の巧緻性やADLについても評価する．高次脳機能障害の場合，疲れやすいという訴えも多く，持久力に注目することも必要である．

02 運動障害の評価

　患者の状況を客観的に評価・記録するため，機能障害を総合的また経時的に評価できる以下を用いることが多い．関節可動域，握力測定や徒手筋力テスト（manual muscle test：MMT）は，健側も評価して既存の障害，廃用の程度についても確認する．

- NIHSS（national institutes of health stroke scale）：臥位で麻痺の程度を判定できる，急性期脳卒中の包括的評価法である．
- Brunnstrom stage：上肢，手指，下肢をⅠ〜Ⅵで評価する．Ⅰ：弛緩性麻痺，Ⅱ：連合反応，Ⅲ：共同運動，Ⅳ：分離が一部可能，Ⅴ：分離運動可能，Ⅵ：ほぼ正常．各段階の区別が不明瞭だが，片麻痺の概要をとらえることができる．
- SIAS（stroke impairment assessment set）：共同運動と筋力低下を総合した運動項目の評価に加えて，体幹機能，非麻痺側機能，視空間認知，言語機能を含む脳卒中の包括的評価法である[2]．
- Fugel-Meyer脳卒中後感覚運動機能回復度評価：姿勢調整機能に加えて関節可動域，感覚障害，関節痛などを詳細にみることができる．

03 日常生活動作（activities of daily living：ADL）の評価

　発症時や転院時のADL情報が予後予測に重要となり，定期的な評価も必要である．障害が残存することが想定される場合は障害の状況に応じた目標を個々に設定する[2,3]．

- 機能的自立度評価法(functional independence measure：FIM)：評価尺度は自立度と介助の必要度合いを主に7段階で評価する．セルフケア(6項目)，排泄コントロール(2項目)，移乗(3項目)，移動(2項目)，コミュニケーション(2項目)，社会的認知(3項目)からなる．
- バーセル指数(barthel index：BI)：ADLの中で基本的な10項目(食事，移乗，整容，トイレ動作，入浴，移動，階段昇降，更衣，排便処理，排尿処理)の自立度を5～15点が配点され，すべて自立していれば100点とする．自助具や装具を使用しても着脱を含めて自身で可能なら自立，失禁があっても排尿器具の操作が可能なら自立である．監視や助言が必要な場合は介助とみなす．BI 90点以上は自宅退院が可能とされるが，社会復帰には不十分なこともある．

ADLだけでなく，疾病や障害に関する問題点を的確に抽出するよう，合併症，発症前の社会歴，生活スタイル，家屋環境や家族関係，経済的背景なども把握し，問題点を専門職と共有する．高次脳機能障害の患者からの情報は，正確性に欠けることもあり，家族からの情報収集が重要である．

04 右半球と左半球の損傷による違い

大脳では左右の半球で異なる情報処理がなされる．右利き者の大半は，左半球が言語や行為などが優位半球である．よって，右片麻痺を呈した左半球損傷の場合，失語と失行が起こることが多い．一方，右半球でもっとも優位性が確実なのは，空間的注意や視空間構成である．左片麻痺を呈した右半球損傷では，半側空間無視や着衣失行，病態失認，相貌失認などがみられ，患者自身が症状を訴えることは少ないので，検査してみる必要がある．まれに優位半球と劣位半球が逆転している場合もある．症状の重複するものも多く，同じ疾患でも，病変の部位・大きさや病態などによって発現する症状は個々で異なる．

05 中枢性運動麻痺の回復段階

麻痺は発症直後には弛緩性であるが，後に痙性となり上肢屈曲，下肢伸展の痙性姿勢異常を呈することが多い．弛緩性麻痺では筋緊張が低下し，上肢では肩関節亜脱臼を起こしやすい．亜脱臼そのものでなく関節包炎を合併すると疼痛を生じ，愛護的な関節可動域訓練，鎮痛薬による疼痛緩和，良肢位保持などが必要になる．また，麻痺側の肩から手に強い痛みと運動制限，手背・手指の腫脹と熱感，発赤を生じることがあり，肩手症候群という．手指拘縮の原因となるので早期に治療の介入を行う．麻痺回復の原則は一般に中枢から末梢へすすみ，連合反応，共同運動から分離した運動へと進む．筋緊張の亢進は，中枢性運動麻痺回復段階で下肢の支持性の低下を補うなどの利点もあるが，随意運動や運動学習の障害となり，疼痛や拘縮を発生させ，リハビリテーションを阻害させる欠点がある．拘縮しやすい肢位は，上肢の場合は肩関節の屈曲・内転・内旋拘縮，肘・手根・手指関節の屈曲拘縮，下肢の場合は股関節の屈曲・内転・外旋拘縮，膝関節屈曲拘縮，足関節屈曲(底屈)拘縮がある．痙縮が拘縮に移行するのではなく，痙縮に伴う麻痺のために拘縮が生じる．痙縮の治療には運動療法，内服薬，バクロフェン髄注療法，ボツリヌス療法，高頻度の経皮的電気刺激，運動点あるいは神経ブロックなどがある[4]．内服薬による眠気や意欲低下が，高次脳機能障害に影響を及ぼすこともあり，複数の治療法を組み合わせて行う．

歩行能力の再獲得を目標に，早期からの運動療法に加えて機能と能力障害を補助する有用な手段に装具療法や杖の選択が必要である．一般に下肢がBrunnstrom stage Ⅲであれば，装具療法で歩行が可能となる．強い内反尖足や足関節の随意性欠如による背屈不能を効果的に抑制して，麻痺や感覚障害でコントロールできなくなった下肢の足関節・足部の運動を装具によって単純化する．装具と杖の選択は体幹バランス，歩容について検討し，適応を決定する．使用の目的と必要性・扱い方について患者と家族へ詳しく説明すべきである．高次脳機能障害患者では，話を聴くだけでは理解が不十分になりやすく，情報を誤って認識してしまう場合がある．装着法や注意すべき点があれば，毎回同じ内容の説明がしやすいように写真や絵を使って手順書を作成することも有用である．反跳膝や槌趾(つちゆび)などへの装具調整に加えて，健常者にも頻度の多い外反母趾など足趾・足部変形や胼胝などの足部疾患にも配慮する．自宅生活や公共交通機関を利用した外出も積極的に行い，問題点を確認することが望ましい．

　回復段階での痛みの訴えは非常に多く，慢性疼痛により集中力がそがれ，生活が制限されることも多い．視床痛が中枢性疼痛の代表で，発症から1～3ヵ月経過して出現することが多い．麻痺側半身の自発的な灼熱感やしびれ，じんじんとした異常な痛み，不快感が強く，不眠やうつの原因ともなる．軽い刺激で誘発され，訓練がすすまず，発症早期の治療が重要である[4]．視床病変で多いので視床痛というが，視床以外でも起こりうる．

　身体障害によって日常生活や社会生活に制限を生じることを受け止めて，リハビリテーションで新たな手技を習得する過程は個人差が大きい．焦りすぎると，本人だけでなく周囲をも精神的に追い込んでしまうため，適度な時期に適度な方法で障害適応への介入を配慮する．身体障害がある場合は，社会保障制度の活用を確認する．身体障害者手帳発行の対象になるかどうか，担当医や専門職と相談する．身体障害に対する手帳申請に必要な診断書は，身体障害者福祉法の指定医が記載する．

文献

1) 中島八十一ほか(編)：高次脳機能障害ハンドブック，医学書院，東京，2006
2) 千野直一ほか(編著)：脳卒中の機能評価-SIASとFIM[基礎編]，金原出版，東京，2012
3) 道免和久(編)：脳卒中機能評価・予後予測マニュアル，医学書院，東京，2013
4) 日本脳卒中学会脳卒中ガイドライン委員会(編)：脳卒中治療ガイドライン2015，協和企画，東京，2015
5) 日本整形外科学会／日本リハビリテーション医学会(監)：義肢装具のチェックポイント第8版，医学書院，東京，2014

B てんかん

01 てんかんの概要

てんかんとは慢性の脳の病気で，大脳の神経細胞が過剰に興奮するために，脳の症状(発作)が反復性(2回以上)に起こるものである．発作は突然に起こり，普通とは異なる身体症状や意識，運動および感覚の変化が生じる．主訴となる症状はさまざまで，「けいれん」だけでなく，「ぼーっとする」，「体がピクッとする」，「意識を失ったまま動き回ったりする」など多彩である[1]．てんかんは100人に1人程度存在するといわれ，ありふれた疾患である．発作を引き起こす原因によって，特発性(明らかな脳の病変が認められない)と症候性(明らな病変が認められる)に分けられる．高次脳機能障害をもつ者では当然，脳損傷後に過剰に放電する局所病変があるので，症候性てんかんを合併することがある．明らかなけいれんがあればてんかんの可能性は高いが，けいれんを伴わないものを非けいれん性てんかん発作と呼ぶ．意識混濁が主でけいれんを呈さない発作，感覚発作や精神発作のように本人のみが自覚する発作もある．脳損傷後にてんかんを発症する確率は疾患によって異なり，健常者を1とすると外傷性脳挫傷では重度で29倍，中等度で4倍，軽度で1.5倍，そのほかの脳の障害では，くも膜下出血34倍，脳出血26倍，脳梗塞9.7倍，脳腫瘍40倍と，発症する確率が高いという報告がある[2]．てんかんを発症していなくても，抗てんかん薬を予防的に内服していることがある．抗てんかん薬を服用する高次脳機能障害に対しては，発作そのものによる影響と抗てんかん薬による影響とを踏まえて，長期にわたり評価と治療が必要である．

02 てんかん発作を目撃した場合の対応

てんかん発作を目撃した場合は，患者のそばを離れずに応援を呼ぶ．まずは安全確保として，外傷と吐物誤嚥の予防などを行う．発作症状を観察(表1)し，バイタルサイン(脈拍，呼吸数，血圧，体温，意識レベル)を確認する．発作が重責した患者では，気道を確保して酸素を投与し，投薬治療を開始する必要があり，各施設内での対策を立てておくことが望ましい．てんかん重責状態とは，「発作がある程度の長さ以上に続くか，または，短い発作でも反復し，その間の意識の回復がないもの」と定義される．長さを30分とするのが一般的だったが，近年は発作が5もしくは10分以上続けば，重責状態と診断し治療を始めるように推奨されている[1]．

次に，てんかんと間違われやすい病態に注意すべきである．失神，一過性脳虚血発作，過呼吸症候群，心因性発作，低血糖や電解質の変動による意識障害，不随意運動などがある．失神は，心原性(不整脈や弁膜症など)と神経調節性(起立性低血圧や排尿排便後などの迷走神経反射)があり，発作後の意識回復は速やかである特徴がある．判断に迷う場合は症状発現時の脳波検査が必要となるが，1回の通常脳波検査だけでは診断ができない場合もある．心因性発作の場合は，真のてんかん発作を有するものがあわせもつことがあり，すべての発作を心因性と処理しないようにする．臨床検査や画像検査を鑑別診断に用いるが，発作症状の問診が重要である．診療場面で発作に遭遇する機会の少ない主治医に情報を提供していただきたい．

表1 発作時に観察すべき項目
1. 発作が起きた時刻，持続時間
2. 状況：立位や坐位，姿勢を変えたとき，会話中，タブレット操作中など
3. 状態：身体のどの部分から始まりどう進展したか，眼位，強直の左右差など
4. 意識の有無：発作のことを覚えていたか，受け答えがどうだったか
5. 誘因：発作前にいつもと違う状況がなかったか，睡眠不足，発熱，内服忘れなど
6. 発作後の様子：徐々に意識が改善した，寝てしまったなど

03 てんかんに起因する発作周辺期精神症状，てんかん性高次脳機能障害

　てんかん発作に前駆して，頭痛，イライラ，抑うつなどが生じることがある．発作そのものが感情，認識などの障害や，幻覚などの精神症状を主訴とする精神発作のみの場合もある．これらの精神症状は一過性のことも持続性のこともあり，適切な抗てんかん薬投与による発作の抑制が治療の原則となる．

　発作後の意識もうろう状態から回復し，意識清明期を経て精神病状態が急に発現することがある．特別な治療をしなくとも数日で回復することが多いが，時に精神科へのコンサルテーションが必要となる．抗てんかん薬治療に抵抗する難治例では，積極的にてんかん外科の適応を検討する[1,3,4]．

　てんかん発作の症状として失語，記憶障害など高次脳機能障害を呈する，てんかん性高次脳機能障害という概念が提唱されている[5]．高次脳機能障害の症状を繰り返す患者の場合は，非けいれん重責状態のてんかん症状を疑って検査を行う必要がある．

04 抗てんかん薬による高次脳機能障害への影響

　てんかん治療の基本は抗てんかん薬治療であり，抗てんかん薬治療によって患者の60〜70％が長期緩解に至ることが知られている．抗てんかん薬の作用には，用量依存性の反応，薬剤に対する特異体質による反応，長期服用に伴う反応があり，副作用に配慮して処方する必要がある．とくに容量依存性副作用は，血中濃度が治療息を超えると出現することが多く，血中濃度測定を必要に応じて行うとよい．有効血中濃度とは，多くの患者で副作用もなくて発作抑制効果がある濃度範囲をさしており，有効濃度以下でも発作が抑制されていれば投与量を増やす必要はない．神経系への抑制による副作用には，めまい，失調，眠気，食欲低下などの症状がある．これらの多くは用量依存性である[1,3]．抗てんかん薬による気分障害として，フェノバルビタール（フェノバール®）によるうつ状態や精神機能低下，カルバマゼピン（テグレトール®），クロナゼパム（リボトリール®，ランドセン®），ゾニサミド（エクセグラン®），バルプロ酸（デパケン®）によるうつ状態，クロバザム（マイスタン®）による軽躁状態も記載されている．ガバペンチン（ガバペン®）は眠気，トピラマート（トピナ®）はうつ状態，食欲低下や発汗低下，レベチラセタム（イーケプラ®）は，イライラする，情動不安や眠気といった症状が発現することがある．以上から，抗てんかん薬は，てんかん治療となる一方，副作用のために注意・記憶・遂行機能障害・社会的行動障害を呈することもある．高次脳機能障害の患者において，イライラする，集中できない，ぼーっとするなどの訴えで，日常生活や社

会復帰に影響を及ぼす際は，主治医と用量や種類の変更を検討する[3]．ただし，減量・中止の際には，脱抑制を生じる可能性や，発作の再発が自動車運転や雇用に及ぼす影響も考慮して，家族とも十分に相談して慎重に行う．

文献

1) 日本神経学会(監)：てんかん治療ガイドライン 2010，医学書院，東京，2010
2) Herman ST：Epilepsy after insult. Neurology **59**：s21-26, 2002
3) 重藤寛史：神経内科医としてのてんかん診療．臨神経 **51**：661-668，2011
4) 日吉敏雄：成人てんかんの薬物治療終結のガイドライン．てんかん研 **27**：417-422，2010
5) 遠藤邦幸：てんかん性高次脳機能障害．日本臨床 別冊神経症候群 VI 第2版，日本臨床社，大阪，p518-521，2014

第5章

リハビリテーション（回復期）

A　リハビリテーションプログラム

　「健康(health)とは，単に疾病(disease)や病弱(infirmity：虚弱)ではないというだけにとどまらず，身体的，精神的，社会的に安寧(well-being)の状態をいう．障害(disability)があっても人間活動を通して心身機能の向上を図り，目標達成への活動を行うことができることが健康である」と，世界保健機関(world health organization：WHO)では定義されている．

　国際生活機能分類(international classification of functioning, disability and health：ICF)[6]とは，人間の健康状態に関係した生活機能状態から社会制度や社会資源までを，分類，記述，表現するものである．ICFには①生活機能と障害，②背景因子の2つの部門がある．①生活機能と障害は，(a)心身機能(body functions)と身体構造(body structures)，(b)活動(activities)と参加(participation)から構成され，②背景因子には(c)環境因子(environmental factors)と(d)個人因子(personal factors)があげられ，これらの構成要素間には相互作用がある．心身機能の変化(生理的)，身体的構造の変化(解剖学的)によって，活動や参加における能力(標準的環境における課題の遂行)や実行状況(現在の環境における課題の遂行)に変化が生じる．障害(disability)とは，機能障害，活動制限，参加制約のすべてを含む包括用語として用いられている．活動制限とは，個人が活動を行うときに生じる難しさであり，参加制約とは，個人が何らかの生活・人生場面にかかわるときに経験する難しさである(図1)．

　人間としての活動が低下し，参加制約が生じることによって個人の尊厳を喪失することが障害であり，健康の損失でもある．リハビリテーションとは，人間としての尊厳の喪失からの「復権」を目標とするものであり，障害をもつ人が，身体的，心理的，社会機能を最大限に活用するための知識や技能を獲得し，社会に再統合されるまでの間のアクテイブでダイナミックな支援である．この共通の目標のためにリハビリテーションチーム全体でどのようにかかわるかを考えるプロセスそのものがリハビリテーションの基本原則である．患者が目標や動機づけを失うことなく自分の障害に気がつき，残存する機能と障害されていない他の認知機能を活用して自立度を高め，心身機能の向上を図り，障害を最小限として社会生活の中で自己目標を達成することが「復権」につながる．

　目標実現のためには，医師は高次脳機能障害の診断を行い，医学的管理のもとに症状を評価(a.診断・評価)，環境・個人因子・社会的背景から目標を設定，ゴールを明確にしてリハビリテーション計画をたて(b. リハビリテーションプログラムのたて方)，定期的なカンファレンスの中

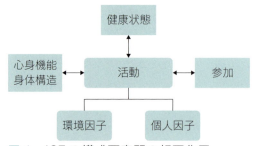

図1　ICFの構成要素間の相互作用
[文献6より引用]

で，目標やリハビリテーション計画を確認する(c. カンファレンスのもち方)．リハビリテーションチームはリハビリテーション計画に基づいた治療的介入を行い(d. リハビリテーションチームアプローチ)，アプローチの方法を検討し(e. アプローチの方法)，カンファレンスで，回復の程度やリハビリテーションの進行状況を確認，治療的介入の結果を評価する．その結果をもとに，次のステップにむけた準備をする(f. 社会参加にむけて)．そのためには，患者にもっとも近い家族の心理的苦痛を軽減することが大切であり，家族の心理的支援や教育も同時に必要となる．

01 医学的リハビリテーションプログラム(図2)

訓練プログラムには，発症・受傷からの相対的な期間と目標によって3つの訓練(1)医学的リハビリテーションプログラム，(2)生活訓練プログラム，(3)職能訓練プログラムがある[1]．回復期の病院では主として医学的プログラムを実施するが，復職などの社会参加にむけては，生活訓練プログラムや職業訓練プログラムと連携することが必要となる．

a. 診断・評価

病歴，画像診断，神経学的所見，脳損傷に由来する症状，日常生活や社会生活の行動観察から統合的に高次脳機能障害の診断がなされる．高次脳機能障害による症状と受傷前からあった

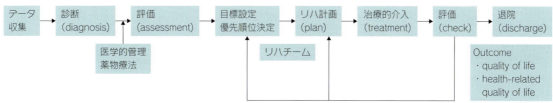

図2 医学的リハビリテーションプログラム

［文献1より引用改変］

症状を厳密に区別することは困難な場合がある（たとえば「約束の時間に遅れる」という行動は，脳損傷による記憶障害によるものではなく，もともと時間にルーズであったという性格特性による場合もある）．リハビリテーション計画をたてるためには，受傷前の状態をよく知っている家族や友人，職場仲間，上司から，環境や個人因子にかかわる情報を収集することも必要となる．環境因子には(a)個人的：家庭や職場，学校などの個人にとって身近な環境（家族，知人，仲間，よく知らない人などの他者との接触），(b)社会的：就労環境，地域活動，政府機関，コミュニュケーションと交通のサービスなど関連する社会構造がある．個人因子には，性別，人種，年齢，その他の健康状態，体力，ライフスタイル，習慣，生育歴，困難への対処方法，社会的背景，教育歴，職業，経験，全体的な行動様式，生活，心理的資質などが含まれる．

日常生活における高次脳機能障害の症状は以下の点から評価する．

i．行動観察による評価

日常生活，身の回りのことは自分でできるか，移動（病棟から訓練室），1日の生活が時間どおりに過ごせるかなどから，高次脳機能障害の症状の存在を推定する．運動機能に障害のない高次脳機能障害者においてはADL（activities of daily living：日常生活活動または動作）そのものは自立しているものの，記憶や注意の障害から監視や援助が必要になる．記憶障害などによって「できる能力」と「している能力」との間に差が生じる．記憶障害が回復すること，または代償手段を用いることによって，「している能力」を「できる能力」に近づける介入を行う．

退院後の日常生活を具体的にすすめていくためには，IADL（instrumental activities of daily living：手段的ADL）[4]，いわゆる複雑な遂行課題が日常生活や社会生活の中でどの程度できるかを評価しておくことが必要である．食事の用意（献立を考える，材料を用意する，料理する，配膳・片づけ），家事一般（掃除，洗濯），金銭管理（支払い，家計収支勘定），薬の管理（服用の時間，処方どおり服用），電話の利用（自分でかけ，受ける），買い物（食べ物や衣類などを自分で選び支払う），交通手段の利用（乗り物による移動）などである．

ii．神経心理学的検査を用いた評価

検査バッテリーを用いて記憶や注意，遂行機能障害の程度を客観的に定量化する．これは患者や家族に障害を説明するうえで必要な尺度である．

iii．課題を用いた評価

複数の専門職種が，患者が運動課題，作業課題，注意課題などを遂行する訓練場面での行動をそれぞれの立場から観察し，記憶・注意・遂行機能障害・社会的行動障害などがどのような場面で出現するのかを評価する．

b. リハビリテーションプログラムのたて方（図3）

医学的評価と個人因子，環境，社会的背景から目標（短期・長期）を設定，目標にむけたリハビリテーションプログラムをたてる．

①疾病の再発・合併症の管理，服薬の管理や栄養管理・指導（別章参照）

②入院中の目標を設定する（短期目標）．
　1）在宅生活にむけたプログラム
　2）復職・復学にむけた早い段階からの訓練プログラム（プログラムA）

③治療的介入（d．リハビリテーションチームアプローチ，e．アプローチの方法参照）
　目標にむけたリハビリテーションをチーム全体で行う．

④治療効果の評価
　定期的なカンファレンス（c．カンファレンスのもち方参照）の中で介入の結果を評価する．

⑤退院にむけた生活設計（長期目標）
　1）拡大ADL（交通機関の利用，日常生活活動の確認）の確認
　2）地域社会資源の活用
　3）復職・復学を目標とした外来通院リハビリテーションへの移行を図る
　4）外来通院リハビリテーションを利用して生活訓練や職業訓練への移行を図る

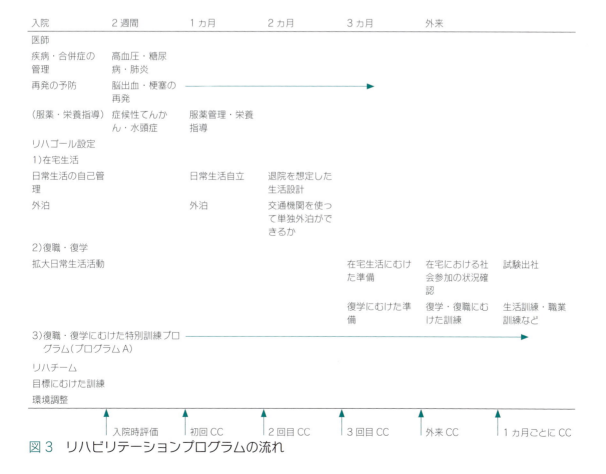

図3　リハビリテーションプログラムの流れ

c. カンファレンスのもち方

インターディシプリナリーチーム全員で定期的なカンファレンスを行い，リハビリテーションの効果を評価する．カンファレンスの進行役は医師が行い，チームメンバーからの情報や意見を統合的に判断して方向性を決める．

a. 医師がリハビリテーション計画（外来，入院）をたてる．
b. 定期的なケース会議（入院）．
　①入院から2週間目の初期評価
　②1ヵ月後以降，毎月定期的な評価・報告
c. ミニ・カンファレンス

リハビリテーション計画に基づいたアプローチを行っているにもかかわらず，効果がでない，生活や訓練場面で問題行動があらわれたときなどには，リハビリテーションにかかわっているチームのメンバーだけで臨時にミニ・カンファレンスを開催し情報交換を行う．これは本人と家族との障害の認識の差によって起こる問題（リハの必要性を認識できないなど）が多く，入院中のゴールを見直す必要が生じる．高次脳機能障害による生活障害や社会生活における障害を，入院という保護的な環境だけですべてを解決することが困難な場合があり，外来や生活訓練への移行を早期に検討することが必要となる．

d. 外来リハビリテーションカンファレンス

入院リハビリテーションから引き続き復職・復学にむけた介入を外来で継続して行う場合も，1ヵ月ごとにカンファレンスで効果の評価を行う．漫然と外来リハビリテーションを継続することは望ましいことではない．

回復期のリハビリテーションプログラムは，入院で実施する場合が主であるが，身体障害がなく，在宅生活や通院が可能な場合は外来で就労や復学にむけたリハビリテーションプログラムを実施する場合がある[5]．

d. リハビリテーションチームアプローチ

国立障害者リハビリテーションセンター病院では，医師，看護師，理学療法士，作業療法士，言語聴覚士，臨床心理士，医療ソーシャルワーカー，リハビリテーション体育士によってリハビリテーションチームが構成されている．1人の患者に対してすべての職種が協力して評価・訓練を行う体制をとっている．当院では高次脳機能の神経心理学的検査は，作業療法士が遂行機能，言語聴覚士が注意機能，臨床心理士が記憶機能を評価するように分担し，効率よく評価を行っている．病院や施設でリハビリテーションチームを運営する場合，できるだけ多くの職種の関与を促すことが必要であるが[1]，必ずしもすべての職種がそろっている必要はなく，評価・訓練を分担して，多面的にアプローチすることによって社会復帰が期待できる．

包括的なリハビリテーションを行うためには，複数の介護者（caregivers）によって構成されるインターディシプリナリーチーム・アプローチ（interdisciplinary team approach）[3]といわれる方法が推奨されている（図4）．

たとえば日常生活レベルで，「歩行の自立」が長期的なゴールである場合，短期の目標は

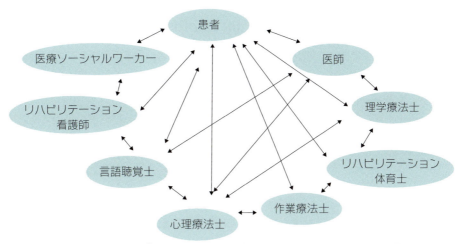

図4 インターディシプリナリーチーム(An interdisciplinary team)

「起居動作や移動・移乗の自立」に設定される．その目標に理学療法士だけがかかわるのではなく，言語聴覚士が，「どのように立ち上がり，椅子から移動するのか」を患者にコミュニュケーションの中で意識させることで，「歩行の自立」という目標にかかわる訓練に参加していることになる．理学療法士は患者と言語を介して再びこの目標について話すことで，言語的コミュニュケーションを介して患者にアプローチする．このようにインターディシプリナリーチームの中では，それぞれの専門領域の立場を守りながら，縦方向ではなく境界線を越えて水平方向に臨機応変に意見を出し合い，対応することで患者の目標を達成することができる．リハビリテーションチームの統括，リハビリテーション処方，最終的なゴール設定は医師が決定するが，リハビリテーションプロセスの中で，それぞれの専門職はさまざまな視点から介入することができる．患者や家族のニーズに適切に対応できるようにリハビリテーションチームが成熟するためには，訓練士はそれぞれの立場から適切な意見を出せること，医師はチームリーダーとして医学的な見地から訓練士の意見やチーム全体をまとめ，医学的リハビリテーションプログラムを計画する．定期的に評価を繰り返し，訓練プログラムの妥当性，訓練実施体制の見直し，帰結の評価や患者・家族の評価，生活の質(quality of life：QOL)の評価も同時に行う．

i．QOLの評価尺度

健康関連QOLとは医療評価研究目的でQOL尺度を用いるものであり，①一般的評価法(対象者と健常者，異なる疾患の症例間の比較に適応する)と②疾患特異的評価法(同一疾患内の比較や，同一症例の経過の追跡に感度が高い)とがある．QOLには客観的に評価する方法(医療従事者など患者以外の者が評価できるもの)と患者自身が評価する主観的な方法とがある．

ⅱ．MOS Short-Form 36-Item Health Survey(SF-36)日本語版[7]

一般評価法であり，自己記入式の質問紙法である．「身体機能」，「心の健康」，「日常役割機能（身体・精神）」，「体の痛み」，「全体的健康感」，「活力」，「社会生活機能」などの内容で36項目から構成される．8項目の短縮板もあり，信頼性，妥当性は検証されている．わが国の国民標準値も測定されており，日本語版は許可を得て使用可能である．

e．アプローチの方法

高次脳機能障害の症状に対するアプローチの基本原則の要点は以下のとおりである（C．1～6）．

ⅰ．活動の制限を改善することにはたらきかけるアプローチ

直接的訓練（C-1）（障害された機能を反復練習することで機能向上を図ることが，活動向上につなげる）と代償的訓練（C-2）（障害機能と残存機能を統合して，目標とする活動を達成する）がある．

ⅱ．活動の制限を改善することにつながる新しい技能やストラテジーの獲得へのアプローチ

補填的介入（C-3）（代償手段として外的補助具などの機器や道具を利用する）が有効である．行動的介入（C-4）（障害によって生じる生活上の行動の形成，維持，変容，除去）も社会参加にむけて効果が期待できる．

ⅲ．（身体的，社会的）環境の改善にはたらきかけることで，活動の制限はほとんど問題にならないような社会参加が可能となる

環境調整的介入（C-5）であり，日常生活や社会生活環境内の情報を整理し，患者が能力を発揮しやすい環境を作ることで社会参加が促進される．具体的には，復職にあたっては職場の上司や産業医，復学にあたっては学校の教師や保健医への情報提供と受け入れの環境調整などである．

ⅳ．家族や介護者への介入

複数の要素的な認知機能の障害により日常生活や社会生活のさまざまな場面で「生活障害」としてあらわれる．環境や家族，介護者，職場や学校の関係者に対しても同時に介入することではじめて患者と家族のかかえる生活障害にむきあうことが可能となる．障害をもった家族を背負うことで，家族の心理的混乱や疲弊，将来への不安（経済・介護）が増強

し，家族の関係が変化し，孤立感が高まる．そのような状態におかれた家族に対して心理的支援，教育的支援を含めた包括的な家族支援が必要となる（C-6）．

f. 社会参加にむけて

i. 在宅生活にむけた支援

患者が実際に，個人としての生活がどの程度できるか，どの程度の援助が必要か，家族の協力がどの程度得られるのかは，試験外泊で評価することができる．作業所やデイサービスなどの通所施設を活用しながら在宅生活を送るために生活環境を作る．障害者手帳が必要であれば申請する．

ii. 復職・復学を目標とした外来通院リハビリテーションへの移行

退院後に復職や復学を目標として外来通院する場合は，1人で交通機関を使って病院まで通うことができるか，外来訓練に必要な手続き（受付や支払い）を自分でできるかなどを確認する．

iii. 生活訓練や職業訓練への移行

生活訓練施設に入所するためには，集団生活の中でIADLが確実に行うことができ，対人関係を良好に築くことが必要となる．就労支援，「はたらく」という社会環境を目標とするためには，毎日通勤する「勤務能力」，職場での人間関係などの「適応能力」，どのような仕事ができるかという「作業遂行能力」が求められる．退院した直後にはこのような能力が十分には備わっておらず，すぐに生活訓練や職業訓練に移行することが困難な場合が多い．そのため，外来でこのような能力を獲得することを目標として一定期間リハビリテーションを行うことが重要となる．

g. リハビリテーションの効果

リハビリテーションの効果を検証するためには，厳密な無作為化比較試験（randomized controlled trial：RCT）を行う必要がある．しかし臨床の場面では倫理的な問題もあり，比較対照群（リハビリテーションを実施しなかった群）を選定することに限界があるため，エビデンスとしての文献がほとんどない．そのため，推奨レベルはC1（行うことを考慮してもよいが，十分な科学的根拠がない）となってしまう．

患者の帰結と気分状態やQOLは必ずしも比例するものではなく，就労していても，適応できずに高い不安や抑うつ気分を示す場合があり，逆に非就労で在宅生活を送っていても自分が満足できる活動を継続している場合は抑うつ気分も低く，満足度も高い．

治療やリハビリテーション計画においては，機能向上としての効果だけを期待するものではなく，介入の結果が，どのように患者と介護者の生活の質の向上や満足度，気分の向上につながるかを常に考えることが必要である．診断，機能障害，活動制限，参加制約，個人因子，環境因子などを統合してリハビリテーション計画をたてるが，患者のニーズに基づいた目標を達成することが困難であれば目標を修正し，新たなリハビリテーション計画をたて実行する．その繰り返しの結果がQOLの向上につながるように現実と目標の解離を埋めていくことが医療者には求められている．

文献

1) 国立障害者リハビリテーションセンター：高次脳機能障害者支援の手引き（改訂第2版），〈http://www.rehab.go.jp/brain_fukyu/data/〉（2016年7月参照）
2) Delisa JA, et al (eds.) : Physical Medicine & Rehabilitation. Principles and Practice Fourth ed, Lippincott Williams & Wilkins, Philadelphia 2005
3) Ward AB, et al : Oxford Handbook of Clinical Rehabilitation, Second ed Oxford University Press, Oxford, 2009
4) Lawton MP, et al : Assessment of older people : Self-maintaing and instructional activities of daily living. Gerontlogist 9 : 179-186, 1969
5) 浦上裕子ほか：脳損傷後の高次脳機能障害に対する包括的集中リハビリテーションの効果．Jpn J Reha Med 47 : 232-238, 2010
6) 世界保健機関（WHO）：ICF国際生活機能分類—国際障害分類改定版—，中央法規，東京，2003
7) 福原俊一ほか（編著）：SF-36 v2 日本語版マニュアル，NPO健康医療評価研究機構，京都，2004

B 機能回復訓練の実際

1 作業療法

01 チームにおける役割

　作業療法の対象者には，ADLやIADL，職業関連活動など作業活動の遂行において何らかの支障がある．評価を行うことは，その支障の背景に高次脳機能障害を見いだすためであり，作業遂行と高次脳機能障害の関連を分析し正しく理解し，予後を予測する．介入においては適切な方法を提供することで患者が環境にうまく適応していけるように促していくことが作業療法の役割といえる．

02 評価

　当院作業療法部門では，初回面接で患者が生活上のどのようなことに不自由を感じているのか，その状態をどう思っているのかなどを聴きとることから開始している．次に，当院独自のスクリーニング検査を実施している．これは長谷川式簡易知能評価スケール，コース立方体組み合わせテスト，BIT行動性無視検査(通常検査)といった標準化された検査に加え，短文の読み書き，道具の呼称と使用，動作の模倣，計算(筆算，電卓計算，文章問題)などで構成されている(図1)．日常生活に何らかの介助や監視が必要なレベルの患者では，このスクリーニング検査で注意や記憶機能の低下として観察されることが多い．発動性や注意，記憶の障害が重度であり，自ら行動を起こすことが困難な状況であり，自己の障害についてもほとんど認識ができない場合は，スクリーニング検査に加えて，会話や実際のADLの行動を観察したり，アナログ時計の時刻が読みとれるか，紙幣や硬貨の合計金額が正しく数えられるかなど，生活に関連した能力も確認する必要がある．復職や復学をめざすレベルの患者では，スクリーニング検査の成績で問題がみられないこともあり，さらに厚生労働省編一般職業適性検査(GATB)で制限時間内の課題遂行量や不注意によるミスの割合を評価したり，BADSで計画的に遂行できるか，ミスに気づいたときにその都度適切に修正できるかなどを評価する．その他，社会生活を送るうえで必要とされるような，料金表や時刻表を読みとって計画をたてる能力や(図2)，職業に関連した具体的な作業をシミュレーションして評価することもある．

　今までと同様の生活を送ることに支障が生じている場合，何らかの機能が低下しているわけであり，その低下がどの程度なのか，それを患者がどう感じているのか，低下した機能を向上させることができるのか，保たれている機能をどのように活用することで低下した機能を補うことができるかなどを明らかにする必要がある．評価は，その後の介入方法の選択に役立てられるものでなくてはならない．

高次脳機能検査

氏名＿＿＿＿＿＿＿＿＿＿　　　　年　　月　　日

Kohs 立方体	IQ		
ＨＤＳ－Ｒ	／３０		
単純反応時間	平均　　msec　ＳＤ　　n		
短文音読			
短文書写	右・左　　秒		
口頭による指示	「これは何ですか」（はさみ）		
	「何に使う物ですか」		
	「丸をはさみで切り取って下さい」		
	「電話をかけるまねをして下さい」		
	「あなたの左の耳を触って下さい」		
	「敬礼をして下さい」		
文字による指示	「ここに書いてある通りにして下さい」（目を閉じて下さい）		
動作模倣	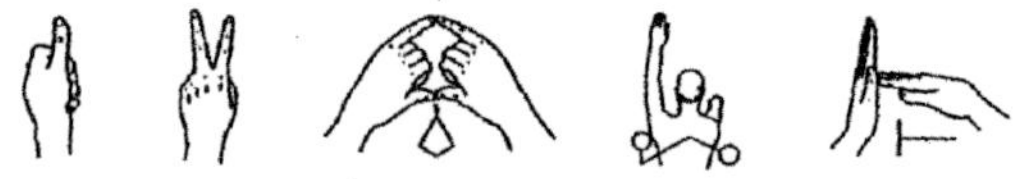		
計算			
抹消検査	線分　／３６（３４）		／6，　／6，　／6，　／6，　／6，　／6
	え・つ　／４０（３４）		／１０，　／１０，　／１０，　／１０
	★　／５４（５１）		／8，　／8，　／11，　／11，　／8，　／8
模写	／1	（３）	
	／1		
	／1		
	／1		
線分二等分	／9　（7）		／3＿＿＿mm，　／3＿＿＿mm，　／3＿＿＿mm
描画	時計　／1	（２）	
	人　／1		
	蝶　／1		
ＢＩＴ通常検査	／１４６（カットオフ点 131）		

作業療法士（　　　　　）

図 1　国リハ版高次脳機能スクリーニング検査

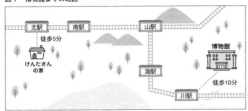

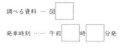
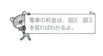

図2 料金表，時刻表を読みとる課題
［坪田耕三（監）：変わる学力　活用力をつける算数・国語：小学高学年対応，学習研究社，東京，2007より転載］

03 療法（アプローチ）

a. 個別療法

i. 日常生活全般に常時援助や見守りが必要なレベル（「第5章 B4. 看護」表3のレベル2～3に相当）

　安定した心理状態で，一定時間作業を継続できるように支援する．

　記憶障害が重度な場合は，メモリーノートを携帯していること自体を覚えていないことが多い．メモリーノートを見ながら，その日の日付や1日のスケジュール，時計とスケジュールを照合することで今何をすべきなのかなどの質問に答えてもらう．ノートを見れば正確に答えられるという体験を繰り返すことで，メモリーノートを身近なものとして認識させ，日頃から見ることを習慣化させる．

　注意の持続が困難な場合は，集中しやすい環境を設定し，できるだけ単純でわかりやすい作業を用いて，あらかじめ決められた時間内にどこまでやるかを明確にしたうえで取り組んでもらうとよい．

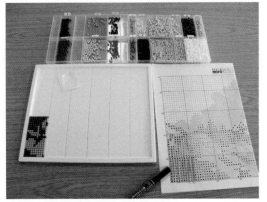

①ビーズ手芸キット（元廣　スキルミニギャラリー）

②電卓計算（「珠算能力検定試験問題集」　日本珠算研究社より）

第1回　見 取 算 問 題（制限時間10分）

No.	1	2	3	4	5
1	¥ 283	¥ 8,431	¥ 796	¥ 450	¥ 165
2	904	752	6,820	371	283
3	1,472	694	351	526	7,908
4	865	2,013	428	7,083	514
5	6,310	546	109	267	986
6	587	380	−4,678	859	2,371
7	930	428	−514	3,142	−640
8	8,194	5,371	632	409	−975
9	765	205	9,054	178	−4,013
10	4,093	169	387	9,650	260
11	372	9,507	−125	796	8,439
12	156	478	−7,943	5,314	672
13	5,278	906	−810	208	−3,125
14	691	6,128	507	1,382	−409
15	402	379	2,936	694	758
計					

第1回

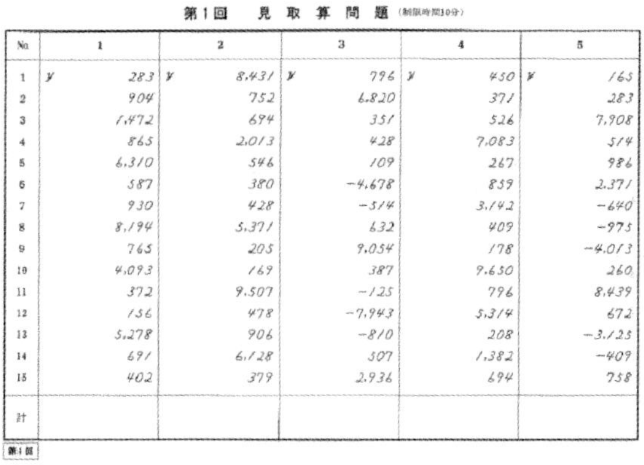

図3　正誤が明確な作業の例

今日の作業療法の予定	
10：30〜10：45	電卓計算
10：45〜11：00	文章要約
11：00〜11：15	模型作り

図4　時刻で作業を切り替えるためのメモの例

ii．日常生活においてときに援助が必要なレベル（「第5章B4．看護」表3のレベル4に相当）

注意や記憶の障害による作業遂行上のミスをできるだけ少なくすることや，決められたスケジュールに従い，自ら行動を計画できるかが重要になる．

ミスがある場合には，電卓計算や設計図に従って遂行する手工芸など正誤が明確な作業（図3）を行ってもらい，どのような流れの中でミスが生じるのかを患者が認識したうえで課題に取り組む．

1つの課題に集中すると，他への注意がむきにくくなり切り替えがしにくくなる場合には，訓練時間内に3つ程度の課題を用意し，決められた時刻を時計で確認し，作業を切り替える練習（図4）などが有効である．初めはアラームなどの外的手段を用いるのもよい．

外来訓練に移行する前に，入院時から外泊を通して公共交通機関の利用を体験し，1人で通院できる準備をする．

iii．日常生活はおおむね支障ないが，社会生活（就労）の場面で支障が生じるレベル（「第5章B4．看護」表3のレベル4〜5に相当）

自己の障害を認識したうえで，ミスなく正確に行えることに加え，処理速度も高めることが必要になる．不測の事態に対し，解決にむけて自ら計画をたてて適切な行動がとれる

①在庫管理

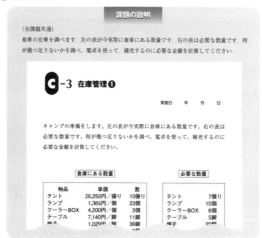

②制限のある買い物

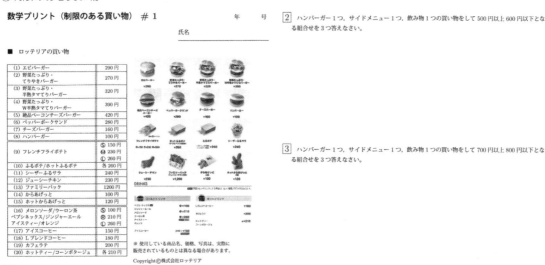

図5　計画性を求められる作業の例
[①：間瀬光人ほか(監)：認知機能回復のための訓練指導マニュアル：高次脳機能障害者を支援する，メディカ出版，吹田，2009より転載
②：UNIQUE LABOLATORY：脳を鍛えるチャレンジドプリント〈http://unilab.gbb60166.jp/challenged/challenged.html〉(2016年7月参照)]

ことも求められる．

　制限時間内でどれくらいできるかをあらかじめ考えてもらい，計画的に遂行してもらうことや自分の考えを文章で表現しなければならないような課題(図5)を用いる．

　外来通院で訓練を行う際には，公共交通機関のダイヤが乱れるなどのアクシデントに対し，あらかじめどのような対処方法が考えられるかなどを言語で表現してもらい，適切な行動がとれるか予測することも必要である．

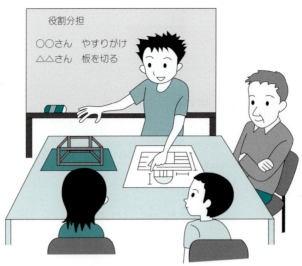

図6 グループ訓練

b. 障害の自己認識を深めるためのグループ作業療法[1]

i. グループ訓練の目的・目標

　個別訓練に加えて，復職・復学を目標とする患者を対象に，「障害の自己認識改善」，「対人関係技能の向上」を目的にグループ訓練を実施している（図6）．注意や記憶の障害は，作業活動においては「問題解決のための情報処理能力の低下」として顕在化しやすい．したがって，プログラムは情報処理能力の低下を体験的に認識させ，それが就労や就学するうえでどのような問題になるかを考え，それを補償する行動を身につけてもらうことを目標としている．

ii. プログラムと実施方法

1）実施時間
　　毎週火曜日　9：45〜11：15（90分間）

2）参加患者数
　　4〜6名

3）スタッフ
　　作業療法士3〜4名

4）基本的なプログラム
　　a）自己紹介・近況報告（15分間程度）
　　　新たな参加者が加わった週には，各自が，受傷からの経過，将来的な目標（復

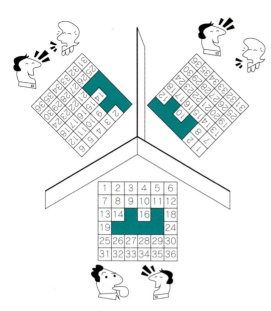

〈手順〉
マトリックスシートは海，■は軍艦を表している．
個人または，2人1組になり2～4組のチームに分かれて競う．
各チームのシートはお互いに見えないようにしてある．
自チームの軍艦位置をシート上に記入する．
順番にマトリックスのナンバーをコールすることで攻撃を行う．相手チームの，「命中」と「はずれ」の反応から敵艦の位置を推測する．
自艦のすべてのマスに命中された場合，沈没する．最後まで残ったチームが勝ち．

〈特性〉
相手が発信する情報を正確に受けとる注意力が要求される．また，得た情報を統合して推測する能力が要求される．
チーム内で相談することにより，他の参加者との交流が促される．
マトリックスの数を増減することでゲームの難易度を調整できる．

図7　グループ訓練でのゲームの一例

［文献2より引用］

職・復学），目標達成するうえで妨げになっているもの，妨げに対しどのような対処をしているかなどを含めた自己紹介をする．
　それ以外の週には，各自の到達目標にむけた取り組みの進捗状況や生活の中で体験的に気づいた問題などを発表する．

b）ニュース紹介・意見交換（30分間程度）

　当番制で参加者の1人が準備し紹介したニュースを他の参加者がメモをとりながら聞きとり，質疑応答しながら全員で情報を共有したうえで，意見や感想を述べ合う．紹介するニュースのテーマは，誰でも知っているようなものは避けて，いくつかの数値を含んだ情報などを選んでもらうと，聞きとる側の注意を喚起させやすい．また，メモを活用することが，情報を整理したり，記憶を補償するうえで有用であることを体験させやすい．

c）問題解決型ゲーム（45分間程度）

　主に，多くの情報の中から必要なものを選択して他の参加者に伝えることや，他の参加者からの情報を正確に受けとり，得た情報を統合し，解決することで優劣を競えるものを選択・考案・使用している（図7）．
　ゲーム終了後には，成績をもとに勝因や敗因を話し合うことで，各自のもつ問題への認識を深めてもらう．

iii．グループ訓練実施上の留意点

1）個別訓練も並行して行う

　グループ訓練で障害を体験的に気づかせることはできても，それを補償する行動方法を

身につけるための援助がなければ，参加者に不安のみを与えることになる．具体的な援助方法は個別性が高く，本来個別訓練時間で行うべきものである．

　グループ訓練はあくまでもその前段階であり，自己の障害に気づかせたり，認識を深めさせたりするために活用されるべきものと考えたほうがよい．

2）固定された曜日，時間帯で継続し，参加者を入れ替える

　期間を限定し，参加者を固定した形式では，障害認識も同じレベルになりがちで，「他の参加者の言動をみることで自己を客観的に省みる」という，グループ訓練ならではの持ち味を半減してしまう．

　固定された曜日，時間帯で継続することで，結果として参加者がしばしば入れ替わり，障害認識が違う者が混在する形式のほうが，他の参加者の経験を参考にしたり，参加者同士が助言し合ったりできる．

3）参加者構成は事前に十分検討する

　新たに加入させようとする患者の障害特性や能力が，他の参加者とかけ離れていてグループ内での役割を担うことが困難であったり，ストレスだけが溜まるような状況を招く危険性がある場合には，無理に参加させないほうがよい．

　一度参加させた後，不適応だからといってすぐに参加者から外すことは，本人のプライドを著しく傷つけることになり，築いてきた信頼関係を損ね，個別訓練にも悪影響を及ぼすおそれがある．

　新たな参加者を加入させるときには，プログラムをすすめるうえで各自にメリットがあるかどうかを，事前に十分検討する必要がある．

4）受傷後できるだけ早期から開始する

　当院で作成した評価表をもとに，自己認識のすすみにくい患者の特性を調べたところ，そうでない患者に比べ，受傷から参加までの期間が長いことが分かった．また，そのような患者は対人関係でも問題を残す場合が多かった[2]．

　受傷から参加開始までの期間が長いと，行動がパターン化され，問題を指摘されても，それを認めることに対して抵抗感が出るように思われる．グループでの活動に支障がなければ，できるだけ早期から参加することが望まれる．

5）何でも話せる雰囲気作りをする

　年代が近い人たちの集まりであれば，リラックスした雰囲気を作りやすい．新たな参加者が加入したときには，先にある程度自己認識のできている他の参加者に失敗談や今後の不安などについて語ってもらうと，その後は新たな参加者も心を開き話しやすくなる．

　初参加時は，自己認識のレベルを確認しておくことも重要である（「問題はあると感じるか？」，「具体的にどんな場面で感じるか？」，「その問題は仕事をするうえで，どう支障になるか？」など）．

6) 失敗体験させた後のフォローは適切に行う

障害の認識を促すために必要なものは，治療者による「説得」ではなく，本人自らの体験や他の参加者の行動をみることから生まれる「納得」である．

失敗したら，その場で事実を指摘することが必要であるが，それを受け入れなければならない側の気持ちを察し，決して非難するように指摘するのではなく，あくまで共感的な立場で，次に失敗しないためにはどうすべきなのかを具体的に示すことが大切である．

7) 場の雰囲気を乱しそうな患者の気持ちを察する

イライラしたり，挑発的にみえる言動などにより，場の雰囲気を乱しそうになる患者がいる．その場合の多くは，情報処理がうまくいかず，自分の思いをうまく表現できないことが原因となっている

そのようなときには，スタッフが他の参加者と同じ立場で接するのではなく，その参加者の立場になって何を表現したいのかを察知し，足りない部分を補い代弁することで，参加者の間の関係悪化を防ぐことができる．

文献
1) 山本正浩ほか：高次脳機能障害に対するグループOT．臨作療 4：183-187，2007
2) 山本正浩ほか：高次脳機能障害に対するグループ作業療法．作業療法 23：133-142，2004
3) 深澤佳世ほか：高次脳機能障害者の自己認識の特徴―グループ訓練の調査表から．第40回日本作業療法学会抄録集，2006

B 機能回復訓練の実際

2 言語療法

01 チームにおける役割

　言語聴覚士(ST)の役割は，言語・コミュニケーション面へのアプローチが中心となる．高次脳機能障害のリハビリテーションに携わるにあたり，関[1]は「STはコミュニケーションの向上を念頭におき，言語を介した活動を行うこと」が，言語聴覚士の他職種との違いである，と述べている．そこで，高次脳機能障害が，患者本人のコミュニケーション場面において，どのような影響を与えているかを評価し，その治療を行うこと，そして，家族や他のスタッフに円滑なコミュニケーションをとるための情報提供をしていくことが言語聴覚士の役割となる．

　言語・コミュニケーションは，記憶をはじめ，さまざまな高次脳機能と関連しているため，言語聴覚士がかかわる領域も多分野に及ぶこととなる．作業療法士が主となって評価・治療をする遂行機能や，臨床心理士が主となって評価・治療をする記憶も，言語・コミュニケーションの要素となるため，言語聴覚士もかかわることとなる．つまり，障害ごとに区切るのではなく，高次脳機能障害の広い領域にわたって，言語聴覚士は言語・コミュニケーションの観点からかかわるのである．

　コミュニケーションは，相互のやりとりによって成立する性質があるので，患者の評価・治療だけではなく，患者とかかわる方々への情報提供も言語聴覚士の重要な役目である．たとえば病院では，各リハビリテーションにて，患者へ課題の内容を伝える場面がある．このとき，有効なコミュニケーションの方法が各セラピストに伝わっていないと，課題内容の理解ができていなかったのか，課題遂行自体ができなかったのか，あいまいなままとなってしまう．患者も，何をしたらよいのかわからない状況が続くと，混乱してしまうだろう．そこで，有効なコミュニケーション方法や環境設定を言語聴覚士が他のセラピストへ伝達することで，コミュニケーション場面での行き違いが減少し，各療法でのプログラムがスムーズにすすみ，患者の負担も減ることとなる．院外では，患者とかかわる時間が長い家族へ，的確なコミュニケーション方法を伝えることが，本人と家族双方のストレス軽減にもつながる．

　言語・コミュニケーションの観点から，言語聴覚士は評価・療法を行うが，以下，具体的な評価・療法について，失語症が主たる症状であるか，失語症以外の記憶障害や注意障害などの高次脳機能障害が主たる症状であるかに分けて述べていく．

02 失語症の評価と療法

a. 失語症の評価

　当院での失語症鑑別には，標準失語症検査(SLTA)を中心に実施している．
　1～6段階評価であり数値化された評価であるが，「第3章 A. 尺度と使い方」を参照していただきたい．

評価にあたり数値化するだけではなく，どのような表情で答えているかをみる必要がある．また，患者の発症前の学習容量・生活習慣などの情報を取得しておくことも判断基準として非常に大切である．

b. 失語症の療法

失語症(聞く・話す・読む・書く・計算)が前景症状としてある患者は，他者(院内スタッフ・家族・友人など)とのコミュニケーションに大きな隔たりを生じてしまう．

コミュニケーション方法としては，軽度・中等度・重度の違いによりそのアプローチ方法や訓練プログラムに配慮した訓練方法が必要とされる．

発症前(外傷性脳損傷・脳卒中などによる発症)に近づける状態を心がけて訓練プログラムを作成する．

i. 初回面接

氏名，生年月日，年齢，趣味，発症前の環境(学生・現職・退職後)など，患者の身近な情報の収集(場合によっては家族から)をすることで，一貫性がとれているのか，言語聴覚士の質問に対して，音声の表出のみで可能なのか，文字使用やジェスチャー・文字提示が必要かなどの情報が得られる．また，患者の希望(家族も含む)として復学・復職・または他方向への選択肢の拡大が可能なのかを確認しておく．

40分の訓練時間に耐久可能か，また事前情報として視力・視野・複視・聴覚・麻痺の状態もみることは大切である．

ii. 聴理解面へのアプローチ

「絵カード」を用いて言語聴覚士の「問いかけ」に対し，該当する「絵カード」を選択してもらう．「絵カード」の枚数は，負荷がかからないように4枚程度から行い，正答が得られるように徐々に選択肢となる枚数を増やしていく．また，「救急車」，「トラック」，「タクシー」，「パトカー」などの乗り物という「同カテゴリー」のカードを使用するか，「みかん」，「救急車」，「カレーライス」，「野球」などのそれぞれ違った「異カテゴリー」のカードを使用するかは，重症度に左右される．重度の患者では，枚数を少なく「異カテゴリー」のカード使用が望ましい．

「単語レベル」のカードから2語文～文章レベルのカードに移行していく．複数回試行し8割方の正答をめざし，誤答のカードは残して，新しいカードを補充し訓練する．

聴覚的理解の訓練は，音声を正確に聞きとり，日本語の意味を理解し，事物(絵カード)と，照らし合わせることへのアプローチであるが，正答が得られず負荷がかかっている場合は，声かけ誘導が必要である．それでも，負担が大きい場合は，「絵カード」を交換するなど，正答が得られやすいための配慮が必要と考える．文章レベルになると情報量も増えるので短い2語文程度から行う．

iii．話　す

　　上記で使用した「絵カード」の呼称を行う．

　　たとえば「りんご」の絵や事物を見て，頭の中では，自分の声や文字で内言語として分かっているが，表出（言葉）につながらず「りんご」を「みんご」と1つの音のみ言い間違える音韻性錯語や，「とけい」などとまったく違った物品名を発話する語性錯語や，「りなの」などと意味の通らないジャルゴンの出現がみられる場合がある．このような場合は，語頭音ヒント・意味性ヒント・斉唱・復唱を行い，有用なヒントの種類を得ることも大切である．手指を1本ずつ折りながら1音ずつ発話することも有用である．

　　呼称訓練では，視覚回路からの情報と音声言語への結びつきを図る．

iv．書　く

　　「書称」と「書きとり」に分けられる．

　　「書称」は，絵や事物を見て文字に変換する過程であり，視覚回路を使用して文字と照らし合わせていくが，「書きとり」は，聴覚回路を介した音韻の処理をして，文字に変換することになる．

　　文字訓練は，「単語レベル」では，漢字使用が望ましい．ヒントは書けなくなったところで1画を書き加え，それでも停滞していたら1文字が書けるまでの部分を誘導し書き上げることが必要である．

　　また「時計」を「計時」のように順番を変えて書字してしまった場合や，「時」が書けずに停滞してしまい，「計」は書けるのに混乱を生じてしまう場合がある．このようなときは，書けない文字を「○印」で代用し，「○計」と書くなどの誘導を行っている．その後正しい文字を示し模写してもらい，複数回書字してもらう．

　　仮名文字では，「五十音表」を使用する患者がいるが，配列で覚えているので，順列での提示は不適切であると思われる．

　　清音・濁音・拗音（小さい「や」・「ゆ」・「よ」）・促音（小さい「つ」），形態的に似ている文字（あ：お，ね：れ：わ，め：ぬ）などの組み合わせには配慮が必要である．

　　書字（仮名文字）の際は，「ことば」を発しながら，一文字一文字書く．

v．読　む

　　「音読」と「読解」に分けられる．

　　「音読」は，書いてある文字を音韻に変化して表出するが，錯読がみられると，意味理解ができずに，戸惑ってしまうことがみられる．言語聴覚士が，1文字ずつ指さしをしたり，患者自身が，1文字ずつ指をさしながら音読するようにするなど，音読速度をゆっくりしていただく配慮をする．ただし，音読ができていても読解につながっていない場合がある．「文章レベル」では，「単語レベル」や「文節レベル」で区切るために，言語聴覚士の誘導が必要である．句読点や文節ごとにスラッシュを書き入れ，区切りながら音読していただく．

「読解」は，書いてある文字(漢字・仮名文字)や文章が理解されることである．「単語レベル」では，仮名文字よりも漢字の使用が意味理解につながりやすく，「単語レベル」では，漢字を使用することが望ましい．音読すると錯読が出現する患者も多く，かえって混乱してしまうこともある．そのような場合には，音読せずに指さしをしながら黙読をしていただく場合がある．

「文章レベル」になると，統語的な問題もでてくるので，提示した「動作絵」や「文章」を使用したマッチングも，有用な手段である．2語文程度から始めて情報量への配慮は必要である．内容の理解が伴っていないと混乱を生じるためである．

vi. 計 算

失語症患者全般に，「数字」に対し障害を受けること，また残存することが多くみられている．1〜10まで，系列的には発話可能であっても，机上に「数字チップ」をバラバラに置いて，言語聴覚士が口頭で数字を問う(「問いかけ」に対して，数字チップの指さし)ことや，言語聴覚士が指さした「数字チップ」を音読させることを実施する．指さした「数字チップ」に対し，無反応・錯読がみられた場合は，その数字の1つか2つ前からの数字の順唱を行う．逆唱の場合，ヒントを与えることは，混乱する患者も多いので，配慮が必要である．

患者にトランプをランダムに提示(2枚)し，どちらの数字が「大きい・小さい」，「加えたり・引いたりするといくつになるか」などを問う方法は，患者自身がゲーム感覚で楽しみながら実施でき，音読や計算につながる場合がみられる．

また，デモ的に買い物を想定しメモをとりながら会計を行う方法では，料金に対して，いくら支払うのか，いくら「おつり」をもらうのかなど，実生活にむけたものとして，患者自身が楽しみながら行うことができる場合がある．ただし，あまり大きな金額や購入品が多数になると，混乱する場合があるので，配慮を必要とする．これら方法は，患者の退院後の生活において，1人で買い物に行ったり，友人や家族との外出の機会を増やすことにつながる．

訓練の始めに，フリートークの一環として，日付や時刻の確認も行う．口頭での返答がないときは，書字可能な患者に，○月○日と書くと，○印の中に数字を記入していただけることがあり，その後に音読へとつなげている．また，訓練室内のカレンダーに気づき指さしで返答する場合もある．

計算問題においては，加減算で繰り上がり，繰り下がりに配慮し，一桁から徐々に桁数を増やした問題を実施する．乗除算になると，「かけ算九九」のみで，処理可能な問題から訓練する．とくに桁数が増える乗除算になると，加減算も入り混乱を生じる場合があり，問題作成には十分な配慮が必要である．言語聴覚士は，患者とともに複数の練習問題を行い，訓練問題に入るが，停滞したときの声かけ誘導は必要である．

「絵カード」・「文字カード」・「文章カード」・「数字チップ」を使用することに，拒否傾向がみられる患者もいるので，使用に際しては十分な説明が必要である．

また訓練室のみではなく，陽気に左右されるが，気分転換も含め戸外に出てフリートークを行い，気分のリフレッシュを図ることもある．

vii. 失行症

日常生活での使用物品を利用して，言語聴覚士の指示に従って，日常的な動作（歯磨き・髪をとかすなど）を模倣していただき，複数回行ってから他の物品使用にもつなげていく．

viii. 失認症

視覚・聴覚・嗅覚などの情報が，正しく認知されないことがみられる．

言語訓練プログラムでは，視覚・聴覚回路を介した内容が多く，視覚を介した訓練では，患者が自身の視野に入らない物品を認知できない状況がみられる．こんなときには，視野拡大のために目標物に対して頸部を回す声かけや，目印（提示したプリントの前後左右に太いマーカーで線を引き目印としている）を設定する．

また相貌失認に対しては，言語聴覚士は写真つきのネームプレートをつけており，毎回患者に見せながら自己紹介をする．

03 高次脳機能障害の評価と療法

a. 高次脳機能障害の評価

高次脳機能障害の評価は，検査・行動観察・情報の3点から行っている．

i. 検査

当院では，言語聴覚療法部門は全般的知的機能・全般的認知機能・注意機能・前頭葉機能・言語・計算・国語力の評価を担当している．当院で実際に行っている検査は，日本版Raven色彩マトリックス検査，ミニメンタルステート検査，仮名ひろいテスト，聴覚性検出課題，TMT日本語版，慶応版ウィスコンシンカード分類検査，ストループ課題，標準読書力診断テスト，標準失語症検査より下位検査21．まんがの説明・下位検査26．計算である．

各評価の概要については，「第3章．評価」を参照いただきたい．

評価にあたり，これらの検査成績だけではなく，検査での誤り方や検査実施中の取り組む様子なども含めて評価する．

ii. 行動観察

前項であげた机上の検査成績だけではなく，行動観察として，病棟での様子やリハビリテーション実施中の様子，さらに，病棟からリハビリテーションへの移動時の様子など，病院生活全般からの評価も行っていく．

外来通院時には，予約の変更やキャンセル時，または公共交通機関のトラブル時などに，どのタイミングで誰に連絡をするのか，どのように伝えるか，担当セラピストが電話口に出られない場合にどうするかといった点も，評価の対象となる．

うまくいかない出来事があった場合に，回避するための方略を自発的に考えることができるのか，他者の援助がないと繰り返してしまうのか，といった点も評価していく．

iii. 情報収集

院外の様子については，情報収集を行う．急性期にあらわれた症状が，回復期の時点では前景症状としては出ずに見落としやすいため，急性期のサマリーからの情報収集が不可欠である．そして，当院転院までに外泊や外出をしている場合には，家族からの情報が病院外での様子を知る手がかりとなる．

病前の様子や学歴・職歴などを，患者と家族から聞いておくと，検査成績の解釈に参考となる．

また，主訴や現在の問題点に関する認識が，患者と家族で違うこともある．このときには，患者の病識の低下や家族の障害理解の問題が疑われる．

検査結果と行動観察と情報を総合して，障害の有無と重症度を評価する．その後，復職か自宅でのサービス利用をする生活になるのかといった目標にむけ，何が問題点となるのか絞っていく．

b. 高次脳機能障害の療法

評価結果から，言語・コミュニケーションの改善を目標とした言語聴覚療法を行っていく．リハビリテーションは，機能訓練だけではなく，代償手段や環境調整も含めている．言語聴覚士は，言語性課題を中心に行うことが多い．

i. 記憶障害

記憶障害については，言語性記憶を対象にリハビリテーションを行う．

言語・コミュニケーション場面においては，他者との会話の記憶が必要となる．記憶障害により，同じことを何度も聞く，言われたことを忘れてしまう，といったことが，コミュニケーション場面での問題となりやすい．言語聴覚療法では，言語性記憶の向上をめざすとともに，代償手段としてメモとりの練習なども行っている．さらに，メモからメモリーノートへつなげることも，反復して行う．

また，メモリーノートの導入にあたって，書字能力の評価を言語聴覚士は他部門と共有することが必要となる．書字能力が単語レベルなのか，文レベルまで可能なのか，などにあわせて，ノートの記入欄の形式を考える必要がある．

ii. 注意障害

注意障害へのリハビリテーションでは，視覚性注意・聴覚性注意ともに言語を利用している．

言語聴覚療法は，個室で行うことが多いので，外的刺激が入りにくい環境でリハビリテーションを行うことができる．

当院では，直接刺激法として，文字の抹消課題，クロスワードパズル，文章の読み書きや要約，計算課題などを行っている．これらの課題は，それぞれのケースに応じて，難易度を調整している．

さらに，見直しや確認作業の定着も図っていく．どのような環境や手順で，ミスが減るのかを確認し，家庭や職場の環境調整ができるように，家族や職場へ情報提供する．

iii. 遂行機能障害

遂行機能障害に対しても，言語聴覚療法では，言語を使ったアプローチが中心となる．外言語化が有効であれば，手順や行動パターンを言語化して，行動の調節を図る．

環境調整として，掲示を利用する場合には，ケースごとの言語理解力に応じて，単語や文の長さを調整する．

文献
1) 関　啓子：言語聴覚士による高次脳機能障害へのアプローチ．高次脳機能研 **28**：276-283．2008
2) 笹沼澄子ほか：失語症の言語治療，医学書院，東京，1978
3) 鹿島晴雄ほか(編)：よくわかる失語症と高次脳機能障害，永井書店，大阪，2003
4) 佐野洋子ほか：脳が言葉を取り戻すとき，新興医学出版社，東京，2014
5) 小嶋知幸(編著)：図解やさしくわかる言語聴覚障害，ナツメ社，東京，2016

B 機能回復訓練の実際

3 心理療法

01 チームにおける役割

　当院の心理療法士の役割は，心理評価および認知機能面へのアプローチのみならず，患者が障害を認識しながらも，自己を肯定し，最終的にはアイデンティティの再構築をめざすことを支援することである．そして，家族や周囲の人々が患者の適切な支援者になれるよう，心理教育的なはたらきかけも行う．

　その際には，評価結果や訓練場面あるいは病棟生活の様子を他職種と情報交換し，チームで訓練をすすめる．また，訓練終了後も長期にわたり患者・家族に対して心理的なフォローアップを行うこともあり，その場合は，医療ソーシャルワーカーや地域の支援機関と連携して支援を行う．

02 評価

　リハビリテーション部門内において当部門では，受傷・発症後に生じた知的機能・記憶機能の変化や気分・感情の状態の評価を担当している(表1)．

　心理評価の方法としては，面接，行動観察，心理検査があり，第三者からの情報も踏まえて，知的機能低下や記憶障害などの神経心理学的症状や心理的適応などについて総合的な評価を行う．

　とくに神経心理学的検査においては，検査結果のみならず課題の遂行状況，問題解決に至る方略や自己理解のありようなどを総合的に判断し，評価する．

表1　当部門で実施する検査一覧

定型の知能検査	WAIS-Ⅲ成人知能検査 WISC-Ⅳ児童知能検査
定型の記憶検査	ベントン視覚記銘検査(BVRT) 三宅式記銘力検査 標準言語性対連合学習検査(S-PA) 日本版リバーミード行動記憶検査(RBMT) 日本版 Wechsler 記憶検査(WMS-R)
その他	田中ビネー知能検査Ⅴ 日本語版 COGNISTAT 日本版 K-ABC Ⅱ DN-CAS 認知評価システム Rey の複雑図形検査(ROCFT) Rey の聴覚言語学習検査(RAVLT) 日本版 POMS2 新版 TEG-Ⅱ東大式エゴグラム 新版 STAI 状態・特性不安検査 標準高次視知覚検査(VPTA)＊他部門と相談の上実施

a. 初回面接の目的と留意点

　初回面接では，患者・家族とのラポール形成に配慮しながら，当部門の役割について説明し（必要に応じ紙面で図示など），主訴・生活歴・障害を含む自己認識等を聴取する．初回面接の情報をもとに，患者の検査耐性を考慮して，テストバッテリーの検討を行う．神経心理学的検査の実施は少なからず患者に負荷がかかるため，事前に検査目的を説明し，了解を得る必要がある．

b. 当部門が実施する検査と留意点

i. 知的機能評価

　定型検査としてWechsler成人知能検査（WAIS-Ⅲ），Wechsler児童知能検査（WISC-Ⅳ）を実施する．この検査では，同一年齢群からみた相対的な知的機能，個人内差，下位検査レベルでの能力の強弱，群指数（下位検査の組み合わせで測ることができる指数）など，認知機能について多面的に把握できる．ただし，身体障害や失語症がある場合はそれぞれの障害状況にあわせて，抜粋実施により評価を行う．

　なお，知的機能の低下が著しい場合や検査耐性が不十分な患者に対しては，田中ビネー知能検査Ⅴや日本語版COGNISTATなどを行う．

ii. 記憶機能評価

　定型検査としてベントン視覚記銘検査（BVRT），三宅式記銘力検査または標準言語性対連合学習検査（S-PA），日本版リバーミード行動記憶検査（RBMT），日本版Wechsler記憶検査改訂版（WMS-R）を実施する．

　ただし，すべての定型検査を実施するのではなく，リハビリテーションゴールを考慮したうえでテストバッテリーを検討する．たとえば，在宅生活がゴールの場合は，BVRT，三宅式記銘力検査またはS-PAのほか，日常生活に即した内容が多く，展望記憶に関する測定課題も含まれるRBMTを実施する．また，復学・復職がゴールの場合は，RBMTに加えてWMS-Rを実施し，言語性記憶，視覚性記憶，記憶の基盤となる注意・集中力，遅延再生力など記憶のさまざまな側面について評価を行う．

　なお，WMS-Rを実施した場合，BVRT，三宅式記銘力検査，S-PAは，類似した検査項目が含まれるため実施しない．

iii. 気分・感情の評価

　抑うつ感・不安感・感情コントロールの難しさなどの心理的問題が認められた場合には，POMS2やSTAIなどを実施し，患者の情動面に関する評価を行う．そして，評価結果から希死念慮などがみられ，より緊急性が高いと判断されるときには，主治医や他部門へ早急に情報提供を行い，連携して支援する．また，状況によっては評価結果を患者・家族にもフィードバックし，現状について認識を共有する．

03 療法（アプローチ）

　高次脳機能障害は外見からはわかりにくいため，患者・家族ともに，受傷・発症後の認知機能の変化を認識しにくい．そのため，心理評価終了後，客観的なデータおよび課題遂行状況などの総合的な評価結果のフィードバックを行うことは，支援の第一歩であり，心理教育的なはたらきかけとして重要である．患者は評価結果を聞くことで，自身の認知障害に関する知識が得られ，その後のリハビリテーションへの動機づけが高まる．また，家族も患者の言動を客観的に理解でき，適切なかかわり方へとつながりやすい．心理評価終了後のアプローチとしては，個別的アプローチおよび集団的アプローチがある．

a. 個別的アプローチ

　個別的アプローチでは，患者の認知障害やリハビリテーションゴールにあわせた個別の訓練プログラムを検討し，認知機能の改善や，障害を含む自己理解の促進，代償手段の獲得にむけ

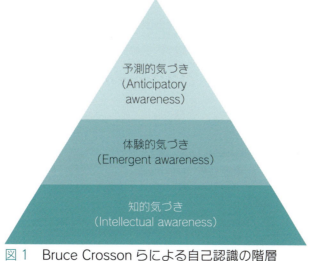

図1　Bruce Crossonらによる自己認識の階層
[永井　肇（監）：脳外傷者の社会生活を支援するリハビリテーション，中央法規，東京，1999より引用]

た訓練を行う．

　高次脳機能障害者は，周囲が困惑するような事態が続いていても，自分に原因があるという気づきが得られにくく，また，他者が自分をどうとらえているかの自己洞察が深まりにくい．そのため，対人関係上のつまずきを重ねてしまい，患者の自己効力感はより一層低下してしまう．

　当部門では，とくに患者の自己認識に焦点をあてて支援を行っている．Bruce Crosson らによる自己認識の階層（図 1[1,2])にもあるように，まずは検査結果のフィードバックや訓練の意味づけを丁寧に行い，患者の知的気づきにはたらきかける．同時に課題遂行を通して，その場で事実を提示し，体験的気づきを促進する．そして，認知行動療法的アプローチを活用し，偏った認知や認知プロセスの変容を図り，適応状況の改善をめざす．

　具体的な手順としては，第一にセルフモニタリング（自分自身の行動や思考，感情を自分で観察すること）が難しいことを患者自身に学んでもらう．第二に自身の状況に目をむけ，日々のエピソードをもとに問題点をともに整理する．第三に支援が必要な状況であることを患者が認識し，受け入れることによってセルフコントロールの成功へとつなげていく．最終的には予測的気づきにむけ，日々の達成感が得られるようにはたらきかけることで，自己効力感の向上や見通しがもてるように支援する．ただし，これらの過程では，自身の現状や失敗体験に直面するため，患者の心理的負荷も大きい．患者との信頼関係を築き，心理的なサポートに努めな

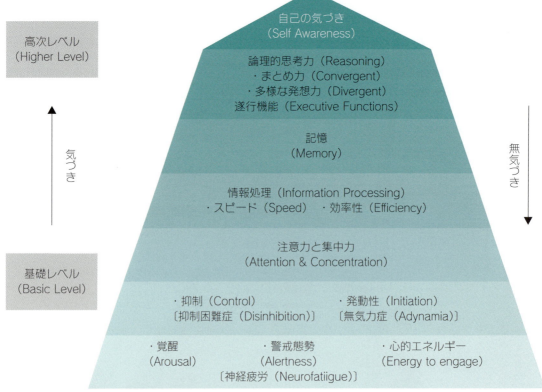

図 2　神経心理ピラミッド（2008 年 9 月以前）：Ben-Yishay らのモデル
〔Yehuda Ben-Yishay ほか（監）：前頭葉機能不全その先の戦略— Rusk 通院プログラムと神経心理ピラミッド，医学書院，東京，2010 より引用〕

がら慎重にアプローチを行う．

i．認知課題を用いたアプローチ

　当部門では，Ben-Yishay らの神経心理ピラミッド（図2[3]）を参考に認知課題を用いたアプローチを行っている．

　神経心理ピラミッドによると，下の階層にある機能は認知のはたらきの基礎でその上にあるすべての機能に影響を及ぼしていると考える[3]．なお，2008年9月以降の神経心理ピラミッドでは，一番下に「神経心理学的リハビリテーションに取り組む意欲」が加わり，以前の一番上の「自己の気づき」の項目は，「受容」と「自己同一性」の2つの階層に分けられ，「自己同一性」が神経心理ピラミッドの頂点となるなど，いくつかの変更点がある[3]．

　上記の視点を踏まえ，まずは机上のプリントやPCを用いた課題を通して，認知機能の基盤となる覚醒や発動性，注意機能へのはたらきかけを行う．患者が興味をもてるレクリエーションやゲーム，コミュニケーションワークを取り入れることもある．段階的に課題の難易度を上げることで，神経心理学的ピラミッドの上位の階層にある遂行機能などにはたらきかけていく．

　具体的には，課題を行う前に，評価結果や前回の課題の遂行から明らかとなった問題について確認し，目標を共有する．そして，課題中に出現したミスについては，その場で事

○○　○○様　オリエンテーションカード
名前：○○　○○　様
年齢：昭和○年○月○生まれで，現在○歳です．
住所：○県○市○町○ - ○ - ○です．
病気：平成○年（西暦 20 ××年）○月○日に○○を発症しました．
現在の場所：
所沢市にある国立障害者リハビリテーションセンター病院に入院をして訓練を受けています．

訓練	担当者名(写真)	内容
PT（理学療法）	○○	ストレッチ・運動
OT（作業療法）	○○	注意・記憶・遂行機能のリハビリ
ST（言語療法）	○○	
心理	○○	

20××（平成○）年　○月（シール●をはる）

月	火	水	木	金	土	日
1●	2●	3●	4●	5●	6	7
8	9	10	11	12	13	14
15	16	17	18	19	20	21
22	23	24	25	26	27	28
29	30	31				

図3　オリエンテーションカードの一例

実を提示しながら，対処方法を助言する．また，訓練終了時には，対処行動や目標の達成度，次回の課題設定などの「振り返り」を行う．このように，課題遂行を通して，体験的な気づきが得られるようにはたらきかける．

ii．代償手段を用いたアプローチ

　見当識障害・記憶障害が重度の場合，作話や記憶の混乱を防ぐために，日付，場所，病名などを記載した「オリエンテーションカード」を作成する（図3）．逆向性健忘が顕著であり，自己の連続性や現状認識が困難な場合は，「自分史年表」を作成することもある．「自分史年表」は家族の協力を得ながら，過去の写真や思い出の品を参考にして，誕生日から現在までの出来事を記述により作成するものである．家族と共同で作業することにより，家族関係の見直しや，新たな関係性の構築を図ることができる．その他，自宅の間取り，周辺地図など地誌的な見当識があいまいな場合は，「地図」「道順カード（経路や道順をわかりやすく呈示したもの）」を作成する（図4）．

　また，日常生活全体の行動管理・自己管理を支援するためには，「メモリーノート」を導入する（図5）．メモリーノートは，「見当識・発動性・注意機能・記憶機能の補償手段」としての機能だけではなく，遂行機能やセルフモニタリングにはたらきかける役割も含まれる．とくに心理療法士は，メモリーノートに記述された日々の出来事や感情を患者とと

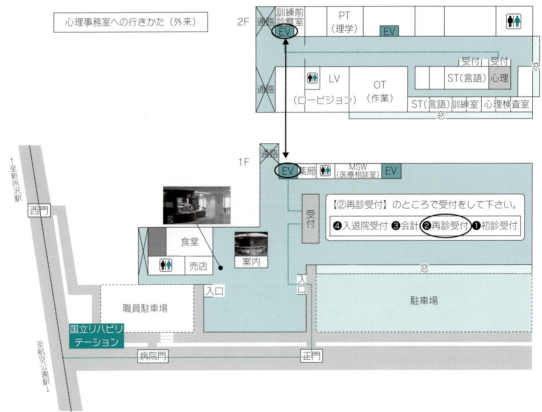

図4　院内地図

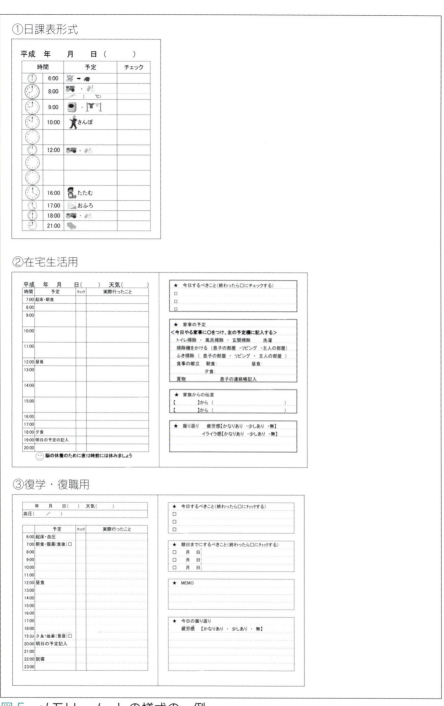

図5 メモリーノートの様式の一例

もに振り返り，整理することで，患者の認知・行動・感情に関する具体的な「気づき」を促す（表2）．そして，メモリーノートを見た支援者が患者の現状について共通認識をもつことができるよう記入方法について助言する．なお，メモリーノートと併用して携帯電話やスマートフォンのアラーム機能を用いて展望記憶（予定記憶，将来何をすべきかの記憶）

表2 メモリーノートの役割

役割	患者が行うこと	心理療法士の介入のポイント
見当識・発動性・注意機能・記憶機能の補完	・「日付」を記入する	・日付が正しく記入されているか確認し，季節や天気などの話をしながら，時間の見当識にはたらきかける
	・前日または当日の朝，1日の「行動予定」を記入する	・予定の記入を促すことで，活動のきっかけや，リマインダーになるようにする
	・1つの活動が終わったらすぐに「行動記録」を記入する	・活動直後の記入を促すことで，記憶機能を補完する
	・メモリーノートを「確認」する	・確認の習慣化を図ることで，注意障害・記憶障害に起因した生活上の混乱を防ぐ
遂行機能の補完	・「今日するべきこと」，「期日までにすること」を記入する	・近い将来にするべき課題を強調することで，段取りよく行動できるようにする
セルフモニタリング機能の補完	・1日の終わりに「今日の感想(振り返り・日記など)」を記入する	・1日のエピソード・疲労感・気持ちを振り返ることでセルフモニタリング機能を高め，障害への自己認識やセルフコントロールが可能になるようにする
患者・家族・支援援者間の情報共有を補完	・「重要メモ」欄などに，重要事項・伝達事項を記入する	・患者・家族・支援者に情報が正しく伝達され，共通認識ももって訓練をすすめられるように，メモリーノートの記入方法について助言する

を補完することも有効である．

メモリーノート活用の留意点は，患者の自己認識や障害様相に応じて，使用目的や必要性を説明し，導入の了解を得ることである．同様に家族の協力を得て，訓練場面のみならず，日常生活での実践的な活用につなげることが重要である(表3)．

iii. 社会生活への移行支援

当部門では退院後に社会生活に適応できるよう心理支援を行う．

入院中は，認知機能の改善や対処方法・代償手段の獲得などの訓練が中心となるが，社会生活への移行段階では，退院後の社会生活のイメージがもてるようにはたらきかけ，代償手段を活用しながら上手に障害とつきあう生活へと支援内容も変化する．そのため，状況やニーズに応じて入院期間中から家族同席のもと「外泊指導」を行う．患者・家族とともにメモリーノートに外泊中の予定をたて，その遂行結果を振り返ることにより，在宅生活で起こりうる問題を事前に予測し，対処方法について指導する．外泊指導の継続により，家族の理解の変化や家族内の役割交替など関係性の変化をとらえることができ，さらにそれを家族に言語化してフィードバックすることで家族の関係性の再構築が図られていくことの気づきが促されることもある[4]．

退院後は，入院生活とは異なり，明確な枠組みがなくなるため，生活リズムが崩れ，活動量が低下することが多い．そのため，可能な限り家族同席にて「在宅生活指導」を実施し，家事・日課の設定，患者への対応方法などの助言・指導を行う．復学・復職をめざす場合は，学校や職場環境の理解・支援体制などについて十分聴取しながら，社会復帰のタイムスケジュールにあわせて必要な助言・指導を行う．

表3 メモリーノート活用事例

架空事例	Aさん(50歳代男性, 前交通動脈瘤破裂によるくも膜下出血)	Bさん(40歳代女性, 脳炎)	Cさん(30歳代男性, 外傷性脳損傷)
目標	保護的環境下での在宅生活	主婦としての在宅生活	復職
症状	見当識障害, 注意障害, 記憶障害(重度), 遂行機能障害, 発動性低下, 病識欠如など	注意障害, 記憶障害(中等度), 遂行機能障害, 病識低下など	注意障害, 記憶障害(軽度), 遂行機能障害, 病識低下など
メモリーノートの導入	・重度の見当識障害も合併しているため, オリエンテーションカードも含め, 早期導入を検討 ・患者本人が適切な判断が難しいため, 家族にも説明し了解を得る	・障害認識が深まりやすい評価結果のフィードバックを行った後に導入 ・家族参加型のメモリーノート活用の必要性を説明し, 同意を得る	・障害認識が深まりやすい評価結果のフィードバックを行った後に導入を検討. しかし, 保護的環境下にある入院中は, 記憶障害に起因する問題が少ないためメモリーノートの必要性を感じず, 導入に抵抗を示す ・次のステップである復職が具体的になった時期に導入
メモリーノートの作成	訓練スケジュールや守るべき約束事など, その日一日に必要な内容を記載した日課表形式にすることで生活の混乱を防ぐ(図5①参照)	在宅生活を想定し, 行うべき家事に○をつけ, 左のページに書き込めるようにする. 家族からの伝言欄を設ける(図5②参照)	・「今日すべきこと」「期日までにすること」を設け, 展望記憶や遂行機能を補完する(図5③参照) ・月間予定表を導入し, 長期的なスパンで見通しをもちながら活用できるようにする ・携帯しやすいようにサイズを小型化する
メモリーノートの活用指導	・病棟, 訓練部門, 家族が統一した対応をする ・定着には繰り返しの声かけや介入を要するため, 家族への指導も並行して行う	退院後の在宅生活を想定し, 入院中から外泊時に使用してもらうよう本人・家族に指導する	・メモリーノートは他者による生活管理ではなく, あくまで「自己管理」を支援するツールであることを強調する ・活用を通して, 必要な支援や環境調整に関する「気づき」を深めることで, 危険や周囲との軋轢を未然に回避できることを助言する

iv. 心理療法的介入(カウンセリング)

　高次脳機能障害者は周囲に障害を理解されにくいため, 二次的に抑うつ感や不安, 混乱, 喪失感などの心理的反応が生じることがある. また, ライフステージの変化やセルフモニタリングの障害, 学習・汎化の困難さにより, 環境の変化に適応することが難しい傾向にある. そこで, 心理的サポートはもちろんのこと, 生じている事実の整理や対処方法の検討, わきおこっている感情に対する気づきの促進といった心理療法的介入(カウンセリング)を行う. それを通して, 不安や混乱などを軽減し, 現実的な適応が可能となるように援助を行っていく. 日々のエピソードが残りにくい記憶障害患者に対しては, メモリーノートを用いて, 日々の行動を振り返り, 介入することも有効である.

その際には，障害様相や障害の程度，障害認識，本人を取り巻く環境など，全体像をとらえながら，「いつ」，「どこに」，「どのように」はたらきかけていくことが有効かを十分検討することが必要である．入院期間中は，障害認識が乏しく，患者本人の心理療法的介入に対するニーズは低いことが多いが，退院後に体験的気づきから心理的混乱・不安が増大し，心理療法的介入のニーズが高まることが多い．復学，復職など社会参加や社会復帰後に不適応を起こし，支援が必要となる場合も多く，定期的に継続して面接を行うなどの長期的なフォローアップが必要となる．

　また，患者が安定して生活するためには，家族の心理的安定を図ることが不可欠であり，家族への心理療法的介入を行うこともある．

b. 集団的アプローチ

　当部門では高次脳機能障害者を対象とした集団的なアプローチとして，集団認知訓練と感情交流法（feeling-focused group work：FFGW）を実施している（表4）．

　その導入の際の留意点は，患者の心身の安全や心理的安定の保障である．そのため，メンバー構成やプログラム選択は慎重な検討を要する．

　実際の導入手続きでは，事前に患者にプログラムの説明を行い，了解を得たうえでトライアル訓練を実施し，本実施につなげる．患者の意思の確認と集団への適応状況を確認したうえで

表4　集団認知訓練とFFGWの違い

	集団認知訓練	FFGW
対象	主に在宅生活または長期的には復学・復職をめざす高次脳機能障害者	主に復学・復職をめざす高次脳機能障害者
	重度の見当識障害による混乱や，他者とのコミュニケーションが困難なほどの失語症を有さないこと	重度の見当識障害や自己の感情を言語化し他者の発言を理解することに支障のある失語症を有さないこと
	40分のプログラムに参加できる耐久性があること	90分のプログラムに参加できる耐久性があること
	他のメンバーへの暴言・暴力など不適切な言動がみられないこと	他のメンバーへの暴言・暴力など不適切な言動がみられないこと
方法	週1回40分 患者：2〜4名（模擬グループは1名から可能） 職員：1〜2名	週1回90分 患者：2〜5名 職員：1〜2名
ねらい	発動性の改善 耐久性の改善 注意機能の改善 対人関係能力の向上 障害認識の向上	自己の感情の表出と気づき 他者の感情の読みとりと共感 対人関係能力の向上 障害認識の向上 復学・復職への動機づけ 記憶の補償手段の獲得 注意機能の改善
備考	プレグループとして職員2名と行う模擬グループあり	FFGWを一部改編したプレグループあり

訓練を導入する．

　そして，訓練ごとに振り返りを丁寧に行うことで，集団というダイナミクスの中で，他者の行動をモデリングしながら，徐々に障害認識や自己の現状を受け入れられるよう支援する．

i．集団認知訓練

　集団認知訓練は，一定時間，集団訓練に参加することで発動性や注意機能にはたらきかけ，対人関係技能の向上を図ることをねらいにしている（表5）．

　ただし，他患者との交流が患者の心理的安定に影響する懸念がある場合は，スタッフ2名と患者1名で行う模擬グループから開始する．模擬グループでは，患者の興味関心の高いテーマを取り上げ，スタッフとの共同作業や役割分担を組み込んだ個別のプログラムを作成する．それによって，患者が無理なく他者を意識し，心理的安定を保ちながら集団に参加できる準備を整えていく．

ii．FFGW

　高次脳機能障害者は，自己の感情や他者の感情に気づきにくくなっていることが多く，社会復帰にあたって，対人関係上の問題が生じ，孤立感を深めやすい．そのため，認知的側面へのアプローチだけでなく，社会適応的な対人関係能力の再獲得を促し，発症後の自己を受容できるように援助する心理的側面へのアプローチが求められる．そこで，当部門ではFFGWを開発した（表6[5]，図6[5]）．

　FFGWは刺激を呈示することによって，感情にはたらきかけ，他者との交流を促進することをねらいとしている．また，一定時間集中して他者の話を聞くことに加え，他者のスピーチを聞きながらメモをとる並行作業により，注意機能や作動記憶，記憶の補償手段の獲得にはたらきかける．呈示する刺激は，メンバーの感情を喚起しやすく，それぞれの参加メンバーにとって有効な刺激を選択する（例：思い出を喚起しやすい「波の音」や「花火」など）．ファシリテーターはメンバーに対して，「今，ここで」わきおこっている感情に焦点を当て，自己の感情への気づきを促す質問をしながら，グループ全体で「語られた感情」を共有し，感情交流が可能となるようにはたらきかける．ただし，自己の感情への気づきや感情交流は時として心理的混乱を招くことがあるため，セッション終了後に感情を収める「クールダウン」の場が必要な場合がある．また，思いがけず気づいた自己の感情を整理し，受け止めていけるように個別面接で支援することも重要である．なお，FFGWには刺激呈示の代わりに，エンカウンターのワークや記事のメモとりなどの一部プログラムを改編したプレグループもあるため，患者の状況にあわせ，段階的にすすめることもできる．

　FFGWの参加前後の比較検討を行った研究では，「感情の表出」，「感情の読みとり」「メモ率」および「障害受容」の4つの側面に効果があると検証されている[6]．

表5 集団認知訓練の実施手続き

手続き	メンバーの動き	ファシリテーターの役割
①訓練の導入 タイムスケジュールやグループの目的をホワイトボードに事前に記入する 新しいメンバーの参加がある場合は自己紹介を行う	大きな机を囲んで着席する	コファシリテーターは支援が必要なメンバーの側に着席する 一人ひとりに声かけをしながら,体調を確認したり,リラックスした雰囲気を作る
②課題への意識づけ	ホワイトボードを見ながらグループ・プログラムの目的とグループの流れを確認する	ホワイトボードを読み上げて,グループ・プログラムの目的とグループの流れをメンバーが理解できているか確認する
③エンカウンターのワーク	ワークシートを用いてエンカウンターのワークに参加する	メンバーの緊張をほぐし,メンバー間の交流を促進する目的で,エンカウンターやアイスブレイクなどのワークをワークシートを用いて実施する ゲーム要素の高いワーク,自己開示を促すワーク,コミュニケーションスキルを学ぶワークなど,メンバーの状況にあわせて取り入れる
④認知課題(複数のプリント)の実施	「課題に取り組む際の注意点」の用紙を確認する	個別の認知課題を始める前に「課題に取り組む際の注意点」の用紙を読み上げ,注意点を確認する
	前回の取り組みを踏まえた自身の課題を設定する	「課題に取り組む際の注意点」の中から,前回の取り組みを踏まえた自身の課題を設定するよう促す
	取り組む課題の順番を決めて,開始する	認知課題の終了時刻を伝え,取り組みやすい課題から始めるように促し,遂行機能や発動性にはたらきかける
	プリントを1枚終えるごとにコファシリテーターに提出する	プリントを1枚終えるごとにコファシリテーターに提出させることで,正確性や課題の見直しを意識づける
	わからないことは質問する	随時質問は可能だが,課題の終了時刻5分前になったら積極的にスタッフに質問するよう促し,問題解決能力にはたらきかける
⑤プログラムの振り返り	「振り返り」シートを用いながら,本日のプログラムに参加した感想を発表するとともに,自身の課題について振り返りを行う	「振り返り」シートを用いながら,本日のプログラムを振り返る.認知課題やエンカウンターワークの感想,自身の課題の到達度を聞く
	次回の自身の課題を決める	次回の課題を決める際,ミスを減らす工夫や,解き方の工夫など,どうすれば次はよりよくできるかを他のメンバーの意見も聞き,お互いポジティブに助言できる雰囲気を作る
⑥終了	メモリーノートにグループ訓練の内容について記入し,終了の挨拶を行う	メモリーノートに正しく内容を記入できるよう支援する

表6 FFGWの実施手続き

手続き	メンバーの動き	ファシリテーターの役割
①訓練の導入 新しいメンバーの参加がある場合は自己紹介を行う	大きな机を囲んで着席する	一人ひとりに声かけをしながら，リラックスした雰囲気を作る．グループ訓練（FFGW）の目的を確認する
②課題への意識づけ	前回の振り返りシートに記入した課題を転記したカードを渡され，自身の課題を確認する	課題を転記したカードを渡し，メンバーが確認後メンバーの前にカードを立てて意識づけが可能となるように配慮する
③刺激呈示	呈示された刺激を自由に眺めたり触れたりする	メンバーが感情を自由に喚起する際に，支障とならないように刺激の名称や性質を言語化することを避ける
④フィーリングシートへの記入	刺激から思い浮かんだことをフィーリングシートに自由に記入する	なかなか思い浮かばない様子がみられたときは，刺激を持たせたり触らせたりしながら，何でもかまわないことを伝え，感情が喚起されるようにはたらきかける
⑤フィーリングシートの発表	フィーリングシートの発表を行うとともに，各メンバーの発表をもとに相互に話し合う	「今，ここで」生じた感情に焦点が当てられるようにはたらきかけるとともに，共感が得られるように相互のやりとりを促す
⑥スピーチ原稿の作成	フィーリングシートに記入したことや他のメンバーの発表を聞いて新たに生じた感情を素材としてスピーチ原稿を作成する	一番伝えたい感情を考えながらスピーチ原稿を作成するようにはたらきかける
⑦スピーチ発表	作成したスピーチ原稿を読み上げる．聞き手のメンバーは逐語でメモを取る	メモをとる様子をみながら，必要に応じてメモのとり方について助言を与える
⑧とったメモの確認と補足，修正	とったメモの確認を行い，補足・修正があれば行う	メモの正確さや量を確認し，より正確なメモのとり方について助言を行う
⑨聞き手から話し手への読みとった感情のフィードバック	聞き手は，スピーチから読みとることができた感情を話し手にフィードバックする	聞き手が話し手の感情に気づくような質問をし，読みとった感情を話し手にフィードバックさせる．話し手に対しては，フィードバックされた内容が自己の感情と一致しているのか質問を行う
⑩ディスカッション	メンバーそれぞれに生じた感情について話し合う	メンバーの間に立ち，互いの感情の理解の橋渡しをするとともに，互いの共通点を見いだしながらメンバー間の共感が生じやすいようにはたらきかけるとともに，相違点を見いだすことで互いに受け入れ認め合うことができるようにはたらきかける
⑪プログラムの振り返り	本日のプログラムに参加しての感想を発表するとともに，自身の課題について振り返りを行う	グループ訓練の中で生じた感情についてそれぞれ感想を述べてもらうとともに，自己の課題が明確になるようにはたらきかける
⑫振り返りシートへの記入	振り返りシートに記入し，次回にむけての課題を記入する	課題が見出せないメンバーには，ともに振り返りを行いながら，課題設定について助言を行う
⑬終了	メモリーノートにグループ訓練の内容について記入し，終了の挨拶を行う	課題がうまく遂行できずに落胆した様子のメンバーがあれば，課題にむけた小目標をたてて課題遂行できるように助言を行う．感情の混乱がみられたメンバーがいる場合は，グループ訓練終了後，個別での面接を設定する

［文献5より引用］

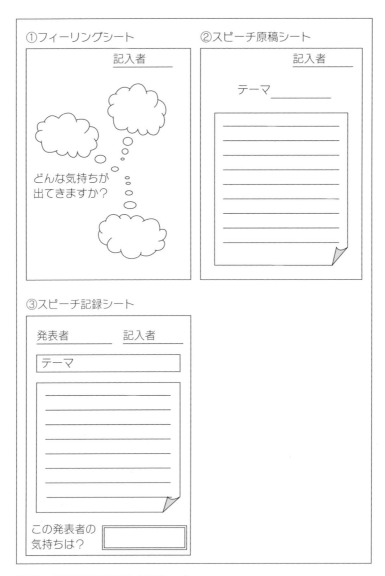

図6　FFGWで使用するシート

［文献5より引用］

文献

1) 永井肇（監）：脳外傷者の社会生活を支援するリハビリテーション，中央法規，東京，p38，1999
2) Crosson BC, et al：Awareness and compensation in postacute head injury rehabilitation. J Head Trauma Rehabil **4**：193-196,1995
3) Yehuda Ben-Yishay ほか（監）：前頭葉機能不全その先の戦略－Rusk通院プログラムと神経心理ピラミッド，医学書院，東京，2010
4) 四ノ宮美惠子ほか：高次脳機能障害を有する患者の家族に対する心理支援―病院における支援事例から―，国立身障者リハセンター研紀 **24**：37-44，2003
5) 四ノ宮美惠子：復学のためのグループ訓練．高次脳機能障害のグループ訓練，中島恵子（編著），p85-101，三輪書店，東京，2009
6) 尾崎聡子ほか：高次脳機能障害を有する患者に対するグループ指導―FFGW（感情交流法）の実施と効果―．国立身障者リハセンター研紀 **24**：1-9，2003

B　機能回復訓練の実際

4　看護

01　看護師のケアと役割

　病棟の入院生活の中には，治療や訓練場面ではみられない日常の一面がある．そのために看護師が行うケアは，患者の入院生活をみることを基本に置いて展開される．

　看護師によるケアの重要な特性は，日常生活の観察である．その観察により，患者の「生活上の困難」を解決し，その人らしい生活が送れるように援助する．

　病床における看護師の役割は，入院中の生活側面からみた情報を多職種に発信するジェネラリストとしての位置にある．

　リハビリテーション分野における看護の独自性は他看護分野と比較すると，以下のように特徴づけられる[1]．

　①対象者の生活場面に密着してかかわる
　②対象者のセルフケア・自立にむけて支援する
　③多職種で共有できる評価ツールを使用する
　④人としてのコミュニケーションを基盤に全人的な支援をする
　⑤人の発達に関与し，その発達レベルを推しすすめる
　⑥人間工学を活用しながら対象者の自立に関与する
　⑦多職種連携が広く行われ医療機関から生活の場へと支援をすすめる

　この中でも高次脳機能障害のケアにおいて，リハビリテーションチームの中での看護師が果たす役割は，「生活場面に密着してかかわること」，「コミュニケーションを基盤に患者－看護師関係を構築し，それを基盤に患者自身がいろいろな人と交流できるようにしていくこと」，「その人の社会性を再び育むこと」にもっとも独自性をもっている．

　そして高次脳機能障害の患者への基本的なケアの目標は，入院環境での緊張や不安を和らげ，混乱を最小限にし，安定して治療に臨めるよう支援することである．そのためには，患者の安全を確保し，事故を未然に防ぐことが必要とされる．患者の病状悪化・合併症の予防につながる健康管理を行いながら，日常生活や社会活動に必要なことを生活場面で段階的に評価し，反復訓練を行い，患者の状態にあった生活目標へとつなげる．また，社会生活に適応することをめざして患者自身が納得できる退院後の生活の場や家族の支援，社会資源を準備する．

02　ケアの評価

　看護の評価は「生活場面で患者をみる」という視点で行う．看護師は患者の生活上で生じる困難さを観察・確認することが可能である．他専門職との違いはここにある．

　医学的な全身状態把握のために，毎日バイタルサインによって状態を判断し，①1人での日常生活行動，②他者との交流場面におけるかかわりあいの様相，③看護師や専門職による言葉かけに対

する反応，日常会話，場を共有する中での活動状況に関する観察をすすめ，その場面における質的な記述を評価する．

　また，質的・量的な評価ツールを観察にあわせて活用する．日常生活活動については自立度を簡便に評価できる barthel index（BI），および BI の認知面をカバーできる機能的自立度評価法（functional independence measure：FIM）を活用し，定期的に評価する．しかし，これらの尺度のみでは病棟での生活機能すべてを把握することは困難なため，目的に応じて全職種で共有できる評価用紙（排泄，日常生活行動，生活自己管理，障害認識など）を活用することもできる．認知機能の障害に伴う行動評価票を用いて評価することが一般的である．

　その他，高次脳機能障害のアセスメントのために，医師および多職種が行う神経心理学的評価をベースデータとして活用する．成人知能検査（Wechsler 成人知能検査：WAIS-Ⅲ），三宅式記銘力評価，Rey の複雑図形検査，リバーミード行動記憶検査（RBMT），仮名拾いテスト，トレイルメイキングテスト（trail making test-A/B：TMT-A/B），定速聴覚連続付加検査（paced anditory serial addition test：PASAT），慶応版ウィスコンシンカード分類検査（wisconsin card sorting test-keio version：KWCST），箱作り，WAB 失語症検査（western aphagia battery）などが主なものである．医療機関によって評価のために使用するテストは異なるので，実際に使用している多職種によるデータをケアの場にあわせて用いる[2～4]．

　ケアのアセスメントは，具体的にベースラインデータで具体的な障害状況を判断するとともに，変化を明確にしていくために，BI，FIM を時系列変化を捉えるために使用する．しかし，単に「できる，できない」ということではなく，どのような状態でできるかが高次脳機能障害の場合には重要であり，①環境，②疾病・治療状態，③診断されている障害の状況　④心理状態，⑤セルフケア自立状態を総合的に判断する（検査については他の章を参照されたい）．

03　看護師のケアアプローチ

　病床におけるケアは，看護過程に即して，時系列に症状アセスメントおよび看護診断による看護課題の明確化，ケアの計画立案，実施評価のサイクルをたどる．しかしケアの構造は，このプロセスの中で，「日常性の観察」を基盤に，「日々のアセスメント」を繰り返し，「症状の明確化」をすすめながら，「患者の自立を支援」する．

a. 症状アセスメント

　看護師による観察は，「日常性」に関する重要な情報となる．それは，入院生活を送る病床では，治療場面では現れにくい不安や混乱が，表情，言葉の表現，行為，行動となって顕在化するからである．ときに，病棟では対人関係トラブル，離棟・離院につながることもある．

　また，看護師による観察は，心理学的検査を待たずに開始され，検査結果のみに必ずしも依拠しない．その意味では，看護師による「日常性」の観察から発信される情報は，医療チーム全体で行っていく治療場面や生活訓練の手がかり（cue）として検査値などの数値と並んで活かされる．

表1 日常生活場面から観察される高次脳機能障害の手がかり

日常生活場面	観察内容	高次脳機能障害の種類
食事	左側の食事に手をつけない 頸部・頭部・眼球が右側に動く	左半側空間無視
	決まったもの・同じものしか食べない 周囲に気が散り,食事がすすまない	注意障害 遂行機能障害
	スプーンやフォークを正しくもてない 盛り付けられた食物を器から直接食べようとする	失行 構成障害
排泄	病室からトイレまで行けない,病室に戻れない	見当識障害 記憶障害
	水洗トイレの水の流し方がわからない 排泄後に次の動作ができない	失行 構成障害
整容	歯ブラシを正しくもてない 歯磨き粉をブラシにつけられない 使い慣れた髭剃り機が正しく使えない	失行
	歯磨き,髭剃りを右側しか行わない	左半側空間無視
	歯磨き,髭剃りを同じ部分しない 歯磨きをいつまでも続け,止めるまでやめない 歯ブラシ,髭剃り機などを渡しても目的動作に入らない	遂行機能障害
更衣	着衣の前後・左右の判断ができない 袖口と頭の口がわからない 袖口に頭を通そうとする	着衣失行
	ボタンのかけ違いに気がつかない ボタンのかけ違いを直せない	構成障害 左半側空間無視
移動	入浴時に浴槽に移れない	遂行機能障害
	立ち上がり,椅子に座るときの位置関係がわからない シャワーの使いかたがわからない	失行 遂行機能障害
買い物 ATM 電話	何を買いに来たのか忘れる 暗算ができず適切な支払いができない 暗証番号が思い出せない 電話がかけられない 番号がわかっていても誤った番号を押す 電話やATMの使用方法や手順がわからない	記憶障害 遂行機能障害

［文献2,3,4をもとに作成］

　高次脳機能障害は,「見えにくい障害」ともいわれており,目の前で起こっている現象の中から何が機能的に障害されているかを判別しにくい.しかし,観察を的確にすることで,損傷している脳の部位や,障害されている日常生活の状況を理解することが可能となる.表1は観察された日常的な行動性の特徴が,どの部位の損傷によるものかを示したものである.日常生活における観察が的確であれば,高次脳機能の障害の種類が特定され,治療的かかわりの方向性やリスクの予測ができる.

　診断が確定され,高次脳機能障害の種類が明確になってくると,その症状の特徴を踏まえて観察し,看護上の課題を明確にすることができる.そして,事故やトラブルを回避しながら,日常生活の自立にむけて反復訓練を繰り返し行う.表2は,高次脳機能障害の分類と症状別にとらえた臨床事象の例である.これらは非常に頻発する事象である.

表2　高次脳機能障害の症状と病棟でよくみられる患者の臨床事象

高次脳機能障害の分類	症状	臨床事象
注意障害	集中力の低下	落ち着かず，常にそわそわしている 動作中に周囲から音や光の刺激が入ると注意が散漫し気をとられる 気持ちが散ってしまい動作がいつまでもすすまない
	注意の持続性の低下	疲れやすくすぐに横になる 目的動作を短時間続けただけですぐに飽きてしまい中断される 短時間でもある程度作業を続けると作業効率が際立って落ちる
	注意の切り替えができない	何かに集中しすぎると，食事や訓練の時間でもやめられない 何かに集中している時に周囲にまったく気がむけられない
	複数の情報の同時処理ができない	複数の人と一緒に会話できない 電話に出ていてもメモができない
	処理速度の低下	動作が緩慢で，ミスが多くなる
記憶障害	前向性健忘	部屋からいったん出ると自分の部屋がわからなくなる 面会に来た家族が帰ったことを忘れて呼ぶ
	逆向性健忘	定年退職をしているのに毎日会社に行こうとする
	作話・変容	面会に来ていない人を「来た」と言い張る
遂行機能障害	要領が悪い	入浴の前に入浴後の準備をしてもいつも何か足りない
	融通が利かない	訓練や入浴などの予定が変更になったり，家族が急にこれなくなったりすると，うまく新しい状況についていけない
	決められない	2つの選択肢が同時にあるとどうしていいかわからなくなる
	優先順位が判断できない	訓練の時間が来ても，それまでやっていた荷物の整理をいつまでもしている
社会的行動障害	意欲・自発性の低下	1日中横になり無為にすごす
	退行・依存	家族がいると全部やってもらっている
	対人技能拙劣	他の患者の容姿や行動の特徴を指摘して関係性を悪くする(怖がられたり嫌われたりする)
	感情コントロール低下	いつもいらいらしがちで，怒りやすくなる 他の患者と些細なことでトラブルを起こす 少し待たされただけで，イライラし始める
	衝動・欲求コントロール低下	食べるものがあると，あるだけ食べてしまう 昼夜かまわず家族に電話する 目覚めるとともに，時間や周囲の状況にかかわらずやりたいことをやってしまう(病棟から出て散歩したり，物音を立てて動き始めたりする)
	固執	体調がすぐれなくても朝の散歩をしないと気がすまない
	生活の乱れ	起床や消灯の時間が守れずいつまでもテレビを見ている 外泊すると昼夜逆転した生活に戻る 朝起さないといつまでも寝ている

[文献4に加筆・修正]

b. 看護上の課題(看護問題)の明確化

　看護上の課題(看護問題)は，高次脳機能障害の症状に関連した課題，患者の心理状態にかかわる課題，退院後の生活管理に関する課題，その他に分類される．その課題の解決のために，看護師が病棟で行うケアは，日常的な場面にみられる臨床事象に対して，治療的なかかわりを

行い，その人なりの自立にむけて支援することである．

　そこで，治療的なかかわりとして実践することは，症状アセスメントにより，神経心理学的に，①覚醒／注意，②記憶，③遂行機能，④社会的行動障害の症状から何がその人の生活上の困難であるかを具体的に抽出していく．同じ高次脳機能障害であっても，その人が生きてきた生活歴や生活習慣により，困難となることはかなり異なる．そのために，看護師はこれらの症状によって患者の日常生活の「何に」，「どのようなことに」困難が生じているかを取り上げ，それを繰り返し探索し，日常の生活行動の中で支援する．

c. 看護ケアのアプローチ：病棟での自立支援

　看護上の課題に沿って，看護ケアのアプローチを整理していくと，冒頭に述べたような看護目標に整理できる．以下に，その標準的な看護上の課題に沿って，具体的ケアを順に記載する．ⅰ～ⅴに，心理的ケア，リスク管理，健康管理，高次脳にかかわるセルフケアアプローチ，社会的支援にむけて述べ，セルフケアアプローチは自立レベルにあわせて分解して記述している．

ⅰ．入院環境での緊張や不安を和らげ，混乱を最小限にし，安定して治療に臨めるよう支援する（心理的アプローチ）

　患者は日常生活を送るうえで，緊張，不安を抱えている状態にある．とくに知識不足や情報不足による「わからない」状態に対しては，できるだけ混乱を避けるように，見守り，動作の誘導などにより安心できる人的物的な環境を整えることが必要になる．それにより，治療や訓練を効果的にすすめられるよう，日常生活全般の中で支援する．

　日常生活において留意する心理的な状態は，以下のとおりである．

1) 症状をみる視点

a) 不安

　高次脳機能障害により知識が不足しているとうまく行動がとれない．また，衝動コントロールがうまくできないと対人関係トラブルが生じてしまうことがたびたび起こる．このような日常生活を送るうえでの困難の体験や失敗体験の繰り返しは，自信の喪失を招き，行動を起すことを躊躇させることにつながりやすい．そしてそのことが患者をより不安な状態にする．

　自分の症状を認識することができる場合でも，将来的な生活への不安や，仕事に復帰すること，あるいは家族としての役割遂行できることなど，さまざまな不安を抱えている可能性もある．

b) 防衛的コーピング

　不安が根底にある人では，無意識に防衛機制がはたらき，防衛的なコーピングを表す．退行（赤ちゃん返りのような実際の年齢よりは少し前の年齢に戻り，甘えや依存を示すような状態），否認（不安のために現実に起こっていることを無意識に認

めようとしない，否定する状態），敵意の表出（安心した状態を作ろうとして無意識に他者に対して攻撃的な態度になる状態）などを示す．無意識に起こしている防衛機制は，一般には本人に指摘しても了解されることはないので，見守り，何が不安な状態を作り出しているのかをつかみ対応していくことが必要になる．

c) 自尊感情の低下

失敗体験の繰り返しは，自信の喪失につながりやすい．理解できていないように見える場合でも，ある程度の自覚があり，本人なりには理解していることがある．とくに「うまくやれない」，「どうしていいかわからない」，「やれていたことがやれなくなっている」といった体験は認知している可能性があるので，やれていることを毎日の生活場面で認めていくことや，ゆっくりとしたペースを作り，行動が完遂できる体験を繰り返し，できない体験をできる体験へと変容させていくことが大切になる．

2) 具体的なケア

日々のかかわりの中で重要なことは，患者本人が症状を認識できているかどうかにかかわらず，何か以前とは違っている状態を病いの体験の中で知覚していることによって，心理的な不安状態にあることを理解することである．防衛的退行の根底には不安が必ず存在し，その結果少しでも安寧な状態へと導こうとする無意識の心理的防御なのである．防衛機制があるのであれば，なおさら背景に抱えている不安に寄り添うことが必要になる．そのうえで，やれなくなっていることに本人が気づいていく過程で，自信を喪失していく状態から，「やれていること」に着目していく．「わからない」，「できない」状態から，その人なりの自立状態を作り出していくことが重要である．

ⅱ．患者の安全を確保し，事故を未然に防ぐ（安全の保障とリスク回避）

患者は，症状により，さまざまなトラブルを起すことがあり，自らの安全を自分自身では守れない状態にある．そのため，入院生活で生じるトラブルや事故発生リスクに対して，安全を保障することが最優先される．

以下のような症状が，とくに事故発生につながりやすいので留意する．

1) 症状をみる視点

a) 衝動コントロール不良（衝動性）

自分自身や他人にとってもよくない結果を招くような可能性のある行動を，内的・外的刺激によって触発されて行動化することがある．理由もなく緊張が高く，刺激によって怒りっぽくなりがちで，言葉に出してしまうことがある．また，相手が嫌がるとわかっていても行動に出してしまうようなこともある．人間関係を損ねる直接の行動としては，怒鳴る，物を投げつける，セクハラなどがある．また，本人にある程度病識がある場合は過食や浪費につながる可能性がある．そして，他人に向けられる暴言や暴力，物を壊すなどの行為があると，対人関係トラブルへと発展することがある．

b) 社会的相互作用の不良

周囲の人とうまく接することができない状況であり，関心をむけたり，会話を交わしたり，相手の言うことにうまく反応したりすることができない．背景には意欲だけでなく，知識の不足，理解力の低下も関連する．

c) 知識不足

特定の情報に対する認知ができないか，不足するために，うまく行動できない状況になる．指示を間違えて行動する，大げさに行動するなどの行動が起こる．

その結果，自分が戻る部屋がわからなくなることや，行動がうまく最後まで遂行できなくなることがある．

2) 具体的なケア

患者の安全を保障するために行うケアは，以下のとおりである．

a) 対人関係トラブル

もっとも頻発するトラブルは，対人関係トラブルであり，衝動がコントロールされず，暴言暴力に至ることがある．あるいは発症前には十分に社会的な規範の中で行動できていたとしても，通常はとらない規範から外れた行動を抑制が外れて起してしまうこともある．たとえば，周囲の人に敵意をもち，ののしるような言葉を発してしまう，ほかの人の食べ物を食べてしまう，備えつけの消火器を外して使ってみてしまう，トイレにペーパーをつめてしまうなど，個人によって表す行動は異なるがさまざまなトラブルが起こる可能性がある．

b) 事故の発生

事故の発生リスクとして，運動や感覚障害などをあわせもつ場合には，転倒転落を防ぐよう移動，移送を介助する．また，誤嚥・窒息，チューブ類の抜去，打撲，外傷なども避けるよう日常生活行動の見守りが必要である．

c) 迷子，離棟・離院

見当識の低下，知識不足，衝動コントロール不良などにより，離棟・離院リスクがある場合には，患者の許可を得て，感知システムやセンサーマットなどを活用し，あわせて看護師の見守りにより居場所や所在がわかるようにしておくことが必要である．行方不明になってしまうことがあれば，早急に捜索し，安全確保を速やかに行う．

感知システムやセンサーマットを使用する際には，倫理的な配慮として患者あるいは家族の了解を得ることが必要である．

iii. 患者の病状悪化を防ぎ，合併症の予防につながる健康管理を行う（身体管理）

高次脳機能障害の原因には，脳血管疾患，事故・自殺未遂による低酸素脳症などがあるが，高次脳機能障害自体の症状コントロールとあわせて，基礎疾患の管理および訓練過程での全身状態の管理を行う．

1) 症状をみる視点
 a) 身体状態の安定と理解不足
  基本的には，高次脳機能障害による理解力の変容がなく，動作として自己管理ができる状態にあるかをみていく．また急性期にあり，身体状態のコントロールが本人にできない場合は，自己管理に移行できる時期や順序を判断し，全介助から自立へと移行する．

 b) 発症前からの生活習慣
  高次脳機能障害による影響だけでなく，本人が発症前にはどのような自己管理状態にあったのかが，自己管理のゴールを設定する際には重要である．もともとどのくらい健康に関心をもち，自ら健康によい生活を送れていたのか，やろうとする意志はあるのかなどである．

 c) 本人の症状コントロールに関する認識
  高次脳機能障害の状態から十分に身体の自己管理が可能な状態であっても，自己管理に関する本人の認識不足があるとセルフコントロールができない．

2) 具体的ケア
 健康管理は，患者の一般状態にあわせて行う．血圧コントロール，排便コントロール，水分出納バランス管理，栄養摂取の管理，活動と休息のバランスの維持，生活リズムの調整，薬剤の服用管理などを高次脳機能障害の症状コントロールとあわせて行っていく．

 退院後の生活においてセルフケア不足が生じる可能性があるかを同定し，入院中から何ができて何ができないか，何に支援が必要かを明確にし，支援体制を整える．

 知識がある，関心を寄せる，情報を集める，セルフケアの動機づけの状態，実際の行動をとるための身体能力，判断する力をアセスメントし，セルフケア行動を起こすためのどのような機能が不足しているかを同定し，教育的に，繰り返し自己管理をできるところまですすめていく．

iv. 日常生活や社会活動に必要なことを生活場面で段階的に評価し，生活場面において反復訓練をし，患者の状態にあった生活目標へとつなげる(セルフケアアプローチ)

 治療や訓練が順調に進むことは基本的には必要であるが，高次脳機能障害のある患者では，繰り返し何回も行うことが必要であり，それを日常生活の中で行えることがより重要になる．

 病棟で繰り返し見守り継続していくことは，患者の障害の状況と，生活場面での困難事象により優先度をつけながら行っていく．その内容は対象によって個別性がある事象である．

 具体的なケアは，①繰り返し行う症状対応と，②具体的な自立訓練に分けられる．繰り返し行う症状対応とは，自立を促すために基本的に必要となるアプローチであり，段階的な自立訓練や統合的な訓練へとすすめることを阻害してしまうような症状に対処するもの

である．具体的自立訓練は，繰り返し行う症状対応を行いながら，神経心理的な症状に対応して，段階づけて自立を促す援助であり，多職種と協働し，個別的なゴールを設定し，日常生活の側面から自立を促していく．

看護師が行うアプローチは，入院環境における日常性を重視するため，関係性の構築を最初に行い，二者関係での治療的な関係性を築き，そのうえで具体的な教育的支援や指導を行う．看護師―患者関係には，人間対人間の関係，技術的関係，社会的関係の側面があり，治療や訓練がうまくすすむために，人と人として，セルフケアを介助することをとおして，あるいは看護を提供する立場としての社会的関係の中で介入をすすめる．

コミュニケーションテクニックとしては，傾聴，受け入れ，反復，復唱，承認，指摘，厳しい態度などを用いる．ケアは，関係性の構築，治療的かかわり，退院後の生活への支援体制作りとの教育的介入を段階的にすすめる．

なお，退院後の生活支援は後述する（「第6章．退院にむけて」参照）．

1）症状をみる視点

関係性を形成する過程において繰り返し症状対応を行う．その中で，ともに考えてくれる，安心できる存在として認識してもらうことで，人との交流の糸口とし，場に安心していられるように配慮したい．

病棟で行う繰り返しの症状対応は以下のようなものがある．これらは，次に続く段階的セルフケア訓練の中でも展開される．

a）自己制御の低下／脱抑制（制御）

自己制御の低下には，感情コントロール低下，易怒性，衝動コントロール低下，固執，生活リズムの乱れ，保清の乱れ，処罰感情などが日常的にあらわれる．これらは，構成的な治療面接の中ではわかりにくいこともあり，生活場面での繰り返しの治療的かかわりが有効である．場面を指摘し，認知できるよう指摘し，感情を受け止め，時には厳しく接することを繰り返す．

b）対人技能の拙劣（対人交流）

メッセージの解読困難，談話の障害，影響を受ける範囲の拡大がみられる．対人技能の拙劣に対しては，理解できる言語使用，解釈の表示，会話の促しなどが必要となる．

c）意欲・自発性の低下（自発性）

無為，無関心により，行為の発動性が低下する．その結果，声かけをしないと動かない，部屋にぼんやりと長い時間座っている．日中，疲労感が持続し長い時間寝込むことが繰り返される．またいったん行動を起こしても，長く続かず，継続しない．

行動の誘導，声かけ，見守りなどが効果的であり，関係性の中で行動を引き出すことが必要である．関心のもてる話題や，手作業などを駆使することもよいし，感情反応が高められる集団での交流や活動場面に巻き込むことも効果がある．

d）人格機能の低下（人格）

人格の変容があり，人が変わったように見えることがある．とくに家族など発症前の人柄を知っている人からみると，退行して見え，いろいろなことをやってもら

う場面が増えてくる．

時には，それらの退行や依存を認め，かなりのことを代行することもよいが，関係性が築けているのなら，がんばってやらせるような叱咤やたしなめも活用していく．

2）具体的なケア——入院生活における段階的セルフケア自立への介入

高次脳機能障害の患者に現れるセルフケアの状態は，個別性が高い．ことに認知機能に関連したセルフケア行動は，リハビリテーション分野でよく用いられているBIやFIMの数値だけでは，患者に起こっている日常的なセルフケアの状況はみえにくい．

そのため，ここまでに上げた心理的な現象に対応することとあわせて，認知機能に関連した行動を通して自立度を測定し，セルフケア自立へと具体的に結びつけていく．

行動は，認知の状況を反映してあらわれる．そのために，日常的なセルフケア行動を観察することを通して，認知の状態をアセスメントし，介入する．

認知機能に関連した行動の重症度ステージの目安は，以下に段階づけられる．

これは，看護場面では，日常生活のあらゆる場面に参与し，認知機能の複数課題に同時に参与することが多いため，他のリハビリテーション部門と多少異なっている．しかし，段階づけの考え方や，自立度をあげていくという点では同じ視点に立っているので，段階としては階層の幅の違いがあるにすぎない（「第5章B1．作業療法」参照）．

日常生活の困難にあわせて，認知・行動におけるセルフケアの自立をめざす．

認知における障害は，「覚醒・注意の障害レベル」，「記憶障害のレベル」，「遂行機能障害」のレベルに段階づけられ，それに沿ってセルフケアの課題もある程度順序だてることができる．認知レベルの低い状態では，セルフケアの自立度も連動して低い状態にある．そのために，あらゆる場面で全介助，見守り，行動の促しが必要になり，対象のセルフケアの状態を的確に判断して，状況に応じた援助を適時行う．

表3にあげたセルフケアレベルでは，下記のセルフケアのすべてにおいて段階づけができるが，ここではもっとも中心的な課題となるレベルを明記しておく．いずれのステージでもリスク管理は前提として重要である．

a）認知セルフケア1　傾眠傾向，集中力の低下への介入

レベル1における中心的課題としてあげられる．

日中に傾眠傾向がみられ，覚醒が困難な時間がある．また覚醒している場合でも，注意障害があるために，物事に集中できず，注意を促すことが必要な状況が頻繁にある．覚醒の状態が不良であるため，昼夜の区別がなくなる．

ケアとしては，基本的には対象に刺激入力を促すことを原則として考え，提供する．具体的な例として，覚醒を促すために，比較的覚醒レベルがいい時間を見つけ，対象がよく反応できる刺激を見つけて覚醒を促す．刺激として活用するものは音または音楽，光または明るい場所や日当たりのよい場所，知覚的な刺激として清拭や温浴など生活場面で自然に利用しやすいものが好ましい．また刺激入力を効果的にすすめるために，体位を工夫する．ヘッドアップ，ベッドサイド座位，座位での作業やテレビや音楽，車椅子散歩，立位，歩行などの刺激を対象にあわせて活用する．刺激の強さや頻度を調整して加え，段階的に日中の覚醒時間の延長を図る．

表3 認知機能に関連したセルフケア行動の自立度の目安

	日常生活の自立レベル	認知機能に関連した日常生活状態	ケアの目標	認知セルフケアへの介入
↑ 遂行機能 ↓ / ↑ 記憶 / ↑ 覚醒 注意 ↓	レベル5 良好 完全自立	通常に行動でき,仕事への復帰,地域での生活復帰をめざす ほぼ病前の状態への回復をめざす	・職業復帰 ・地域の活動に参加 ・関心のある活動に参加	12. 社会的相互作用への介入 11. 役割遂行への介入 10. 薬物の自己管理への介入 9. 生活リズム全体の調整への介入 8. 活動と睡眠,自立訓練への介入 7. 判断や意思決定への介入 6. リスク回避への介入 5. 動作の完遂への介入 4. 記憶障害への介入 3. 理解や解釈への介入 2. 注意障害への介入 1. 傾眠傾向,集中力低下への介入
	レベル4 軽度 身辺自立	仕事への復帰,地域での生活への復帰に少なからず困難があるため,家事や家での役割遂行ができるが,役割の変容が必要になる 自分のことを理解し,身の回りのことは自立できる 他者との交流ができ日常生活を送れる	・ADLの自立 ・ADLの維持・向上 ・限定された社会活動に参加 ・在宅での変容された役割発揮	
	レベル3 中等度 見守り 声かけ 促し	自分の状態をおおよそ理解できる 理解が不十分なために思考,判断が不足している 身の回りの動作は,見守り,声かけが必要あるいは一部介助を要する	・行動を誘導されることがあるがADLが完遂できる ・限定された家での変容された役割遂行 ・家族への介護方法の支援	
	レベル2 重度 理解・判断 意志を助ける	自分の状態を理解できないか部分的には理解できる 状況における判断ができない 理解できる範囲で自分の意志を表現できる 感情を表現できる ADLを完遂できず介助を必要とする	・安全な生活環境を保障する ・意志の表現を助け,できる範囲でのADLを行う ・家族への日常生活の介助支援	
	レベル1 重症	ほぼすべての認知機能にもとづく行動が欠落している わずかに快・不快の反応ができる	・安全な環境および介助環境を整える ・本人だけでなく家族にとっての介助環境を整える ・終末期にむけた日常生活を整える	

　さらに,生活リズム全体が調整できるように,起床,食事などの生活の時間を調整していき,毎日の基本的な生活の枠組みを作る.対象が自分の生活リズム,行動を体感できるようになれば,体力にあわせて,休息時間を明確に入れて生活リズムを整える.生活リズムの調整のために,刺激には,視覚聴覚等の感覚刺激,トイレの誘導などの日常生活動作の活用,レクリエーションや作業のほか,家族,医療者などの対人交流も活用する.

b）認知セルフケア2　注意の障害／半側空間無視への介入

　レベル1から3にわたる中心的課題である.
　注意障害はステージ1の覚醒していることが前提としてあり,そのうえで注意の障害を判断する.1日の生活を通して注意の集中,持続,動作の遂行状態を観察

し，何が注意障害の症状として特定できるかを明確にし，その事象に具体的に対処する．

半側空間無視は，方向性注意障害の1つである．片側への認識の欠落が食事や整容場面で頻繁に観察される場合，多職種との情報交換をしながら確認し，注意をむけられるように指摘し，支持する．

全般性の注意障害では，覚醒している状態であれば，日常生活に必要な動作や行動が持続でき，目的行動がとれることがこのステップとして必要になる．食事場面，更衣場面，移動場面などでとくに見守りや声かけを患者の中の状況にあわせて促す．排泄場面では，逼迫して排泄を適切な方法で行う必要があるので，繰り返し動作の訓練としては，食事，更衣，移動などの場面が適している．

この状態では，転倒・転落リスクが高い状態にあるので，注意の障害の状況により，安全確保を行う．

c) 認知セルフケア3　状況の理解や解釈の障害への介入

理解力の低下，知識の不足などにより，関心を寄せることができなかったり，行動を遂行できずに目的動作が達成できなかったりする状況を対象自身が頻繁に体験している状態がある．時間，場所，人に関する見当識の障害，状況が理解できないことによる混乱，失敗体験による自尊心の低下，トラブルの発生など，対象にとって意味不明な状況を体験することによる副次的な事象がさらに起こる可能性がある．

注意の障害はないか低いにもかかわらず，動作の遂行が困難であったり，見当識の低下や状況解釈が困難であったりするために生じるセルフケア不足であり，患者は動作を起こそうとするができないか混乱している状態にある．したがって，理解を促すことや説明をしていくことが大切になる．たとえば，食事の時間を伝える，トイレに誘導する，着替え誘導するなどの水先案内のような役割をしていくことが必要になる．繰り返しの訓練は，目に見えて変化が見えやすいので，できるレベルを増やしていくことが次のステップへとつながりやすい．

d) 認知セルフケア4　記憶障害への介入

レベル1~3における中心的課題である．

記憶障害がある状態は，他の症状と容易に判別しやすい．理解力や状況の解釈と密接に関連し，動作の遂行が困難となる点で障害の事象が見えやすい．

記憶には記銘力と記憶力とがあり，記憶の追認，想起など，「忘れる」状態も人によって程度がかなり異なる．

ケアとしては，忘れてしまったことや覚えられないことを追求されても，想起（思い出すこと）はできないので，記憶の障害をいかに補強できるかが援助として重要な観点である．

記憶の補強として，「メモリーノート」の使用により書きとめることを促す，「タイマー」などを活用して決められた時間に刺激が加わるようにセットする，「他者」（同室者，看護師，家族など）からの定時の声かけ，トイレや自室の場所の「文字，絵文字やシンボルマーク」の貼付などがよく使われる方法である．理解できる範囲の文字や記号を取り入れることが肝要である．書きとめることやセットすることを

習慣化できることが基本であり，それを繰り返すことで1日のスケジュールを管理できるようすすめていく．場の記憶は，入院環境に慣れるまでの最初の時期に，看護師のことを記憶できるよう，声かけを繰り返す．検査室や診察室などの緊張感が高揚する場に行くとき，医師や看護師などの医療者に慣れるまでの間は，不安を増強しないような態度で接することも必要となる．

退院後の環境については，自宅へ戻る場合は，過去の記憶で習慣化されていることが多いため，患者自身は困難が少ないこともある．

e）認知セルフケア5　動作の完遂困難（注意・記憶・遂行機能障害）への介入

レベル2～3の中心的課題である．

認知の側面から見た日常生活の困難は，最終的に動作の完遂ができないことにつながる．注意，記憶，遂行機能障害のいずれか，もしくはすべてに起因し，目的動作および行動の完遂ができない．

人が生活していくときに必要な行動の計画，方法の選択，行為の完遂が適切に行われるためには，注意を適切に払い，知識や生活技能をうまく活用し，最後まで動作を続ける能力が必要である．

日常的な決まりごと，すなわちある程度パターン化されたルーティーンの動作やスケジュールは，日々繰り返されるので，繰り返し訓練によってある程度自立できるレベルへと移行することができるが，決めごとがない日常での行為は，自らが構成していくことが困難となってしまう場合がある．

決まりごととは，朝起きてまず顔を洗い，次に何をしていくというような日々の習慣化されている行為である．これらができるようになるために，最初は単純な行動を見守りながら行っていく．たとえば，歯磨き行為だけでも，まず場所にいけるか，歯磨き粉とブラシを持つことができるか，間違いなくそれらを使いこなせるか，磨く動作ができるか，などの段階があり，これらを完遂するために順序だてて繰り返す．

決めごとがない行為については，自らの意志が必要となる．まずは行動を起こさせるような促しや声かけをすすめながら，関心がもてることを見守る．そのうえで，患者自身が行動を起こし，自分で選択した方法で，やり遂げることをすすめていく．

具体的には，起床時に行う洗顔，歯磨き，更衣から，日中の訓練外の時間の過ごし方，就寝までの1日の時間の過ごし方を一緒に決め，自ら行動できるように見守り，必要時には行動を促していく．

f）認知セルフケア6　リスク回避の必要性と病識獲得のための介入

レベル2～5での中心的課題である．

リスク回避の必要性について，本人ができる状況にあわせて行う．理解できる範囲は個人によりかなり異なる．理解できない場合でも習慣化できるように繰り返す．

生活上のリスクを，行動の観察を通して明確にする．転倒・転落，離棟，誤嚥など，危険な場面において事故を未然に防ぐことは医療者側としては当然行うが，ヒ

ヤリハットにあがるような事象が起こった場合は，事象を振り返り，何が危険なのかを伝えることや，痛い・苦しい体験として認知されているときに，その記憶や感覚を介して教育し，認識を高めていく．

病識をつけていく過程では，ある程度「できていないこと」，「注意を払えないこと」に触れていくことが必要になる．そのために，常に事象への振り返りが必要で，自信をなくすことにならないように伝え，諭していく．

初期にはとくに体調不良を認識できるかを確認する．体調が悪いと認識することができれば，次にそれを口に出し，相談できるかを観察する．そうした病気の徴候としての体調不良がわかり，どのように対処できるかが，入院中からの健康管理につながる．体調は病棟でわかることばかりではないので，訓練の場面での情報も十分に他職種と交換していくことが必要である．体調不良が認識できないようであれば，何がサインになるかを見つけ，そのような徴候や表情を観察し，情報交換を行っていく．

g) 認知セルフケア7　判断や意思決定への介入

レベル2～5の中心的課題である．

衝動コントロール不良や対話による対人関係の問題が生じやすくなっているだけでなく，自らが体験する入院生活の場面で行動を起こせないことも，社会生活をおくるうえでの自立を困難にする．

判断や意思決定ができるようになるには，入院環境に慣れ，訓練や日常生活を通して，いくつもの意思決定や判断ができる場面設定が必要である．「YesかNoか」，「どちらにするか」，「どのようにするか」，「どうしたいか」，「何をしたいか」というようなより複雑な意思決定できる場面を繰り返し，順次高度な意思決定ができるかどうかを確認しながらすすめていく．もっとも簡単な自己決定の質問から繰り返しすすめていき，クリアできそうであればhowやwhatの質問まで繰り返し，決定場面を増やす．

日常生活の中で場面設定するためには，たとえば「お風呂の時間は何時です」ではなく，「お風呂は午前にしますか，午後にしますか」のように選択肢を与える．さらには「お風呂に入りたいか」，「お風呂のあとはどのパジャマにしたいか」などのように質問による答えの複雑さを上げていき，日常の中で判断したり，意思決定したりする場面を作り出す．「お水を飲みますか」，「お水にしますか，お茶にしますか」のような質問の複雑さの順序性を加えていく．

退院後の日常生活の中では，日々多くの判断や意思決定の場面が繰り返しある．そのために，小さな判断や意思決定場面を設定していくことで，繰り返し思考することが体験される．

h) 認知セルフケア8　活動と睡眠，自立訓練の必要性の認識への介入

レベル3～5の中心課題である．

BI，FIMによる評価，病棟でのオリジナルな認知機能に関連した日常生活評価の項目の中で，運動機能の低下による生活自立度が低い場合は，運動機能を上げるための訓練が必要である．

それらの必要性の認識は多様である．人には「やりたくないこと」，「わからない

こと」,「自分にとって関係ないと思えること」などが常にある．高次脳機能障害の人が自立して自分らしい生活に移行していくには，「したいと思うこと」,「やらなければならないこと」,「なぜそれが自分にとって必要なのか」など，最低限必要なことは理解していく必要がある．しかし，理解の仕方や認識の仕方が多様であり，一人ひとりの違いをみていくことも重要になる．その認識の状況にあわせて順序だてて，繰り返し教育的に介入していく．

　理解力，理解の仕方，意欲，意志，身体能力が自立訓練にむかう姿勢に影響する．

i) 認知セルフケア9　生活リズム全体の調整への介入

　レベル3～5の中心課題である．

　生活リズムの調整ができることは，動作ひとつひとつを考える以上に複雑な思考や意志が関与する．そのため，日常生活の時間の調整は生活自立レベルとしては高い認知能力が必要である．

　毎日の基本的な生活リズムは，ある時間枠に沿った枠組みを作ることで1日の時間的流れができ，理解や解釈，注意に障害があったとしても生活の困難を低減することができる．患者が自分の次の予定がわかることで，心理的な不安や混乱も少なくなることができる．そして枠組みの範囲で生活全体が自己管理できることにつながる．これは自分で考えて活動を決め，社会の中で暮らしていくために必要な能力である．

　注意，記憶，情動などのすべての認知機能が関与する．

　初期のアプローチでは，看護師が患者と話し合いをして，訓練時間以外にきちんとした短いスケジュールの枠を決め，記憶を確認し，約束した時間に行為ができるかどうかを確認しながら進める．困難があれば声かけをして誘導する．

　1日単位での個別のスケジュール表を作成し，毎日の振り返り，翌日の計画を記録する．その繰り返しをしながら，自己の時間管理に困難があるかどうかの認識を高めることにつなげる．

　退院までの間に，個人の意志や思考の機能に着目しながら，その人の退院後の生活にあわせて他専門職とともにその内容，方法を検討して継続できるようにする．個別スケジュール表の作成ができるのであれば1人で作ることもすすめ，自発的な自己管理能力を培う．いくつかの補償手段（スケジュール表，タイマー，カレンダー，人からの声かけなど）があってもいいので，自発的に行動できることをめざす．活動範囲により，スケジュール表の携帯の方法も検討する．

　最終段階だけでなく，繰り返し外泊訓練を取り入れる．病院ではきちんとスケジュール表を守っていても，自宅ではまったく意図的な活動が含まれないときもあるし，依存的になることもある．また，帰宅したことで知人との交流などのイベントが含まれてくると，予定が決めていたとおりにいかないことも少なくない．外泊訓練は，そうした枠組みのない自宅の暮らしに慣れていくことにつながる．少なくとも退院までにはこの自立レベルにあわせた目標が達成できるかを十分に検討したい．

　外泊訓練の目的は，時期により異なるが入院早期から治療的に組み入れることが

ある．目的としては，患者の精神的安定，病院での訓練成果を自宅で試みる，退院後の生活のイメージ化をめざすなどである．

介護力が影響するため，家族と情報交換をしながら他職種と連携をして計画する．外泊で生活リズムが乱れないように家族にはその意味を十分に説明し，その結果は，他専門職と共有して日常の訓練に取り入れる．

j) 認知セルフケア10　薬物の自己管理

レベル1～5までの中心課題である．

薬の自己管理は，最終段階までに1人で，または手伝ってもらいながら間違いなく管理できることをめざす．

できるレベルにあわせて，患者自身が薬の必要性を認識し準備し内服するという行動を反復訓練する．飲み忘れの有無を毎回確認し，管理は1日という短期間から1週間へと段階的に延長していく．健康管理の意識向上につながるものである．

認知訓練の1つとして生活に必要な場所，関係職員の記憶や服用している薬の自己管理訓練を行う．確実な実施のためには事前の準備，関係職種への連絡，患者への説明，実施中の確認をしていく．外泊訓練では，家族に対しても教育介入し，確実な服用をめざす．

v. 社会生活に適応することをめざして患者自身が了解できる退院後の生活の場や家族の支援，社会資源を準備する

家族は，患者同様，不安な状態におかれている．入院時の家族の表情は，変容している患者を前に困惑した表情をしていることが多くないだろうか．その家族との関係性を入院初期から構築し，家族自身の問題や，患者を支える立場としての家族を支援する．家族自体を患者のケアを支えるケアの担い手ととらえるか，家族自体が援助対象ととらえるか，そのいずれもが高次脳機能障害の退院にむけたケアには必要になる．

家族の一員が疾病や障害を負うと，多くの家族は生命の危機に対する不安，障害に対する不安，今後の生活に対する不安などに直面することになる．しかし，家族は無力ではない．これまでの家族の歴史の中で生じたさまざまな事象の体験を元に，経験知，知恵を獲得してきている．そうした家族のもつ本来の力を引き出していくことが重要である．看護師は，家族は障害をもつ人を精神的，物理的に支える重要なメンバーであると理解し，その家族らしく，現実に対応して意思決定し，退院にむけて準備できるように支援をしていくことになる．その過程で注意することは，家族の状態は多様であり，家族独自の意思決定に従うことが重要である．

1) 症状をみる視点

家族ケアにあたり，患者自身の高次脳機能障害による行動に関して次の症状をアセスメントしておく必要がある．

a) 認知セルフケア11　役割遂行

①自己制御の低下／脱抑制（制御）による感情コントロール不良，固執，易怒性，衝動コントロール低下，生活リズムの乱れ，保清の乱れ，処罰感情，②対人技能の

拙劣，③意欲や自発性の低下，人格機能の低下などがあると発症前に携わっていた家庭内での役割や社会的役割を遂行できなくなってしまうことがある．さらに，疲労や抑うつ傾向があると，家庭での役割も困難になる．

　家族の支援を考えるとき，家庭内でどのような役割を発揮できそうかということはリハビリテーションチームでもおおよそ予測されるが，病院の中で見せる日常生活の様子と家庭での様子は必ずしも一致しない．家庭でどのような役割を担えるかを的確にとらえるには，場にあわせた活動の様子を知ることも重要になる．

　また，役割は役割期待によって発揮されるという側面があるので，家族が患者本人に何を期待するかが本人の役割遂行を左右する．役割を変えることで家庭内で平穏に暮らせるのであれば，必ずしももとの役割だけを追及するのでなく，異なる役割を検討することも必要である．「以前のように…」という役割発揮だけを求めることは当事者にとって負担が大きい．

　社会的な役割については，知的な機能や対人交流の変化などを周囲の人に理解してもらえないと，本来の役割に復帰できないこともある．状況によっては，職場の人にも状況をオリエンテーションすることで，配置換えによって異なる職位や立場で復帰することもできる．

b) 認知セルフケア 12　社会的相互作用

　コミュニケーションを周囲の人と適切に図れることは，社会に復帰するうえでは基本的に必要である．場にあったコミュニケーション，相手の人に見合った言葉使い，トラブルを起さないコミュニケーションによって，人と人との交流ができる．

　高次脳機能障害によってコミュニケーションパターンが変容する場合がある．本来の(以前の)コミュニケーションパターンを周囲の人が認識しているのであれば，新たなパターンを認識しなおしてもらい，対応できるようにしていく必要がある．

　コミュニケーションのゴールとしては，場や人に見合ったコミュニケーション，トラブルを起さないコミュニケーションが求められる．看護師や多職種とのコミュニケーションを通して，1対1のコミュニケーションにおける円滑なやりとりを学習し，多数の集団の中でのコミュニケーションがとれるように広げていく．

2) 具体的なケア家族支援の目標

a) 疾病・障害の理解ができるよう支援する

　家族が得ている情報，知識，技術を把握して，不足な部分について理解できるように，リハチーム間の調整をして支援する．

b) 具体的な症状や課題への対応方法の修得を支援する

　家族がもっている知恵や経験を発揮して，疾患の再発予防や機能維持，困った状態にも対応できるように支援を行う．他専門職と連携する．

c) 外泊訓練・1人通院訓練による退院準備を支援する

　退院後の生活を想定し，家族の一員として家庭で必要になることを習得し，家族がイメージできるようになるために，リハチーム，家族と協働して行う．

　退院後に利用する交通手段を活用した1人での外出・外泊も計画する．

　外泊時に，適切な衣服の選択ができるか，外泊を記憶しているか，外泊時の予定

をたてられるかなど，外泊を予定するごとに，訓練目的を順次訓練内容を含めて移行していく．

外泊それ自体が訓練になるので，外泊から戻ったときには，①薬剤の服用が的確にできていたか，それを自主的に行動として行えたか，②外泊ではどのような人とふれあい，どのように対応できたか，③自宅では決められたスケジュールに沿って行動していたか，在宅での規則的な生活が送られているか，④予定の変更はどのように行えたかなど情報収集をし，職種間での次の訓練へと結びつける．

外泊訓練は目的にしたがって，定期的に組み込んだり，不定期に入れたりする．

退院後に利用する交通手段を活用した1人での外出・外泊も実践していく．

d) 家族間交流の場を紹介する

家族同士の交流によって，障害理解や家族との対応を学習する機会を提供する．病院で企画する家族会，および社会で企画されている家族会などの情報を伝え，サポートが必要なときにどのように，支援を受ける方法があるのかについて教育的に介入する．

e) 退院の準備ができるように支援する

自宅での生活をイメージ化し，患者にとって必要なこと，家族間での役割分担，居住地域で利用できる社会資源を確認するなどにむけて情報提供や助言を行う．

f) 家族の心理的負担が軽減するように支援する

家族との関係性を築き，その言葉・態度から必要となるであろうことを予想して情報提供や具体的な支援を行う．

文献
1) 粟生田友子ほか(編著)：看護実践のための根拠がわかる成人看護技術—リハビリテーション看護，メヂカルフレンド社，東京，2015
2) 並木幸司ほか：高次脳機能障害の評価．高次脳機能障害ポケットマニュアル，原寛美(監修)，医歯薬出版，東京，p37-64，2005
3) 石川ふみよほか(編)：高次脳機能障害をもつ人へのナーシングアプローチ，医歯薬出版，東京，2013
4) 深川和利(監)：NANDA-1の看護診断にもとづく高次脳機能障害の標準看護計画，メディカ出版，大阪，2014
5) 橋本圭司：高次脳機能障害がわかる本，法研，東京，2007

B 機能回復訓練の実際

5 理学療法

01 チームにおける役割

　理学療法では，身体的問題が大きくない場合においても，体力低下・バランス機能低下がみられることがあるため，基本動作・歩行動作練習だけでなく，ケースによっては応用歩行動作・走行動作など，より難易度の高い動作練習まで実施していく．

　介入当初は，環境の変化から精神的に落ち着かないことも多い．それだけでなく，他部門での検査・評価などで負荷がかかりやすいことが想定される．個室ではない広いスペースで脳機能（注意や記憶機能など）以外についてフリートークし，身体を動かすことによるリフレッシュ要素も重要である．理学療法において脳機能の詳細を検査・評価することは難しいが，ストレッチや運動をしながら心理面でも開放的になり，そのときの率直な気持ちや不安を聞くことができる．そういった情報を他部門とも共有することで，対応の統一を図っていくことができる．

02 評　価

a. 観　察

i. 脳機能面

詳細の検査を実施するのではなく，問診を行いながら観察し，印象を記録する．
1) 覚醒度，全体的な反応，見当識障害の有無
2) 精神状態，礼節（周囲への配慮を含む）
3) 自発性
4) 注意機能―集中，転換，配分
5) 言語機能―理解（日常会話レベル，こちらからの練習内容の指示理解），発語，作話の有無，説明冗長化の有無

ii. 身体機能面

来室時や院内・室内移動時に観察する．
1) 基本動作，動作の拙劣さ（身のこなし）
2) 歩行動作（とくに歩容）
3) 麻痺側の不活動
4) 身体能力の自己・他己評価の整合性
　注意障害や失認など，脳機能低下が歩行時のつまずきやふらつきにつながる問題もあ

る．その問題を対象者自身がどの程度把握できているかを観察する．
　5）危険な行動の有無
　離棟，離院行動がある場合，その行動の理由はある程度統一しているのか，ばらつきがあるのかを対応しながら聴取する．
　易怒的な場合，1人での対応で問題はないのかを判断する．

b. 検　査

i. 立位バランス能力検査—片脚立位保持時間，立ち直り反応観察

　程度に差はあるものの，能力低下がみられることが多い．
　身体的要因としては，年齢，脳の器質的変化，失調症状などが考えられ，認知機能的要因としては，環境の変化に適応しづらいことがあげられる．
　検査時年齢・能力的に低下がみられた場合，対象者自身からは「前からできない」，「こういったことはやったことがない」と防衛的反応がみられることが多い．現状を把握できればよいので，「できていない」ことを対象者自身にはっきり提示する必要はない．ご家族からは発症・受傷以前の身体能力をごく簡単に聴取できれば，しておくとよい．

ii. Johnson 運動発達年齢検査（上肢，体幹，下肢）[表 1]

　小児（生後 4 ヵ月～6 歳まで）の運動発達をもとに作られた検査であり，首の座りやお座り（座位保持）が可能といったレベルから階段昇降動作や走行動作，応用動作（継ぎ足歩行や台からの飛び降り動作）までを定型的に検査することができる．
　方法としては，口頭指示とこちらの動作見本を見ていただき対象者が実施する．運動麻痺が軽度な場合，15 ヵ月以降の検査から実施することが多い．実施内容としては，ジャンプ要素も含まれるので，立位バランス能力低下がみられるときは，安全管理に留意する．
　検査しながら動作指示に対する理解能力，動作の組み立て（失行の有無），全体的な身のこなし（動きの構成）を観察する．
　高次脳機能障害患者の特徴としては，能力低下によって実施不可能であっても無理をして実施しようとするため，「検査は行うが，この動作ができなくても問題ない」といったスタンスで接したほうがよい．

iii. 歩行動作能力検査—歩行速度測定

iv. 体力測定—3 分間歩行距離測定，エアロバイクでの体力測定

　対象者は「体力が落ちた」というよりは，「なんだか疲れやすいな」という印象をもつことが多い．現時点での体力低下を認識しやすい検査であり，運動することへの動機づけにもなりやすい．

表1 Johnson 運動発達年齢検査表（下肢）

月数	検査項目	点数
4	よりかかっておすわり（両下肢の位置はどうでもよいが検者が認められる程度壁などによりかかって座っている）	2
4	首のすわり（身体をまっすぐにして頭を上げて保つ，頭が前後に傾くようなことがあってもすぐ上げられる）	2
7	おすわり（1分以上）（全然介助なしで座る，床に手をつけてもよいが体幹は45°以上傾いてはいけない．頭および脚の位置はどうでもよい）	3
10	寝返り（両側へ1回転以上）	1
10	つかまり立ち（30秒以上）（片手または両手で物につかまり立っている．もたれてはいけない）	1
10	はいはい（1分間に1.8m以上）（いざりばいでもなんでもとにかく自分で移動すればよい）	1
12	四つばい（15秒間に1.8m以上）（手膝4つを交互に動かして移動，カエルとびは不可）	1
12	つかまって立ち上がり（自分で物につかまって立ち上がりそのまま立位を保つ，つかまるものにもたれてはならない）	1
15	歩行と立ち止まり（5，6歩あるいて立ち上がり，また歩き出すことができる）	3
18	かけあし（15mころばないで）	1
18	階段を昇る（標準階段15cm 6段をはう，立つ，手すりにつかまるなど，どんな方法でもよいからひとりで昇る）	1
18	肘かけ椅子に腰をかける（介助なしで歩いて行ってかけることができる）	1
21	階段を降りる（検者が患者の片手をもちバランスのみを支えてやる）	1.5
21	階段を昇る（両手または片手で手すりにつかまって可，肘や胸を手すりにかけてはならない）	1.5
24	走る（普通のランニング）15mをころばないで	1.5
24	階段を降りる（両手または片手で手すりにつかまって可，肘や胸をもたせかけてはならない）	1.5
30	両足同時にその場でジャンプ	6
30	両足交互に階段昇降（介助なしで6段）	3
30	台よりとび降り（15cm台から両足そろえバランスを保つ）	3
42	片脚立ち（2秒間，片方できればよい）	6
48	走り幅とび（助走1.8mで30cm以上とび両足同時に地につけてバランスを保つ）	3
48	その場とび（15cm以上とびバランスを保つ）	3
54	片脚とび前方へ4回（片方できればよい）	6
60	交互に片脚とび（スキップ）3m以上	2
60	片脚立ち（8秒間）片方できればよい	2
60	線上歩行（2.5m幅の線上に足底の一部がかかっていればよい）	2
72	30cm台からとび降り，接地の際つま先からつき，バランスを保ちながらかかとを降ろす	6
72	目を閉じて片脚立ち（最初一側で立ち，他側に変えるときも目を閉じたまま行わねばならない）	6
	合計得点（運動年齢）	

［文献1より引用改変］

v. timed up and go test (TUG)

　所要時間は標準的であれば問題ない．それ以外にも立ち座り，歩行（方向転換を含む）動作の円滑さ，素早く動こうとする意欲の有無なども観察する．

c. 療法（アプローチ）

　理学療法において実施する練習内容自体は高次脳機能レベルによって大きく変化するものではない．ただし，復職や復学などを目標とする場合，指示に従って実施することだけでなく，練習内容の時間配分，一般的な周囲への配慮，他患とのかかわり方などに対しても必要があれば助言していく．

　原疾患のリスク管理については，医師に確認し運動負荷量の設定を行う．

i．全身的ROM練習─ストレッチ，筋力強化練習

まずは全身的に動くことから始める．柔軟性は個人差が大きいため，できることから徐々にすすめていく．

1）運動メニューの活用

PTの具体的指導が少なくても危険なく運動が可能な場合，ストレッチなどのメニューを見て実施していく．PTは実施状況を観察する．

2）メニューの種類

運動負荷量が少ないものから，3段階でメニューを作成している．対象者の運動歴や年齢，性別，身体能力などで使い分ける．

3）メニューの呈示方法─図形，人型

メニューは，文字と図で方法と実施回数などが指示表示してある．作成当初は図形（棒人間）でのメニュー（図1）提示のみであったが，それでは方法が理解できない場合もあったため，よりリアルな人型の図表示のメニューも作成した（図2）．

ii．活動量・体力向上練習
　　　─エアロバイク，トレッドミル（歩行，走行），屋外歩行練習

受傷・発症後，一定の安静臥床期間があった場合，身体活動量は低下していることがほとんどである．症例にあわせて，徐々に活動量・体力向上をめざす．

復職・復学を目標とする場合，通勤・通学時間を見越した体力強化が必要である．

iii．応用動作練習─継ぎ足歩行などの応用歩行動作練習，
　　　階段昇降動作練習，ジャンプ・スキップ動作練習など

何かしらの身体能力低下がみられた場合，それに対応した練習を取り入れていく．階段昇降やジャンプ要素を含む動作は，体力向上にもつながる．

iv．立位バランス能力向上練習─バランスボード・バランスディスクの
　　　利用，キャッチボールなどボールを使った運動など

大きく身体活動しているときのバランス能力も大切ではあるが，それだけでなく静止立位姿勢での上肢活動でバランス能力にはたらきかけることも有効である（図3.4）．

スポーツ要素を取り入れる場合，対象者の運動歴や趣味など，内容に沿ったほうがより行いやすい．野球やサッカー，ゴルフなど，興味・関心のある内容も検討する．

トレーニングメニュー1

1. ももの裏側のストレッチ

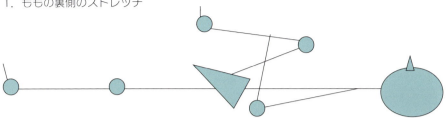

両手で片膝を抱え,膝を胸に引き寄せる.
20秒を左右2回ずつ行う.

図1 トレーニングメニュー例(図形)

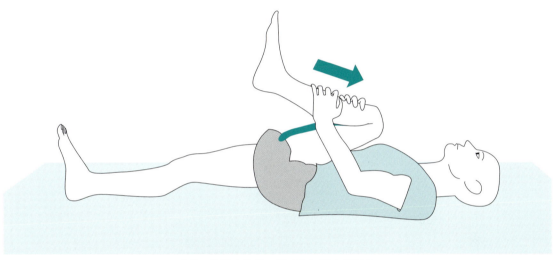

太ももの裏側のストレッチ

両手で片膝を抱え,膝を胸に引き寄せる.
20秒を左右2回ずつ行う.

図2 トレーニングメニュー例(人型)

v. 外出練習

　復職・復学をめざす場合,交通ルールを守り一定時間移動する能力も必要になってくる.慣れない環境でも地図や街頭表示などを見て移動できることをめざす.
　外出練習の前段階となるのが,院内移動の自立や家族同伴での外出である.

文献
1) 岩谷　力ほか(編):障害と活動の測定・評価ハンドブック-機能からQOLまで,南江堂,東京,p82-83,2005

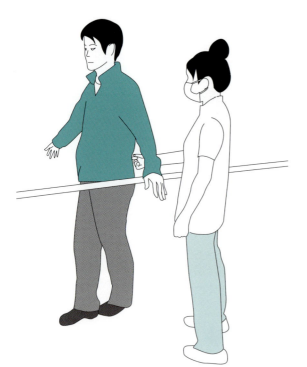

図3　静止立位バランス練習例1

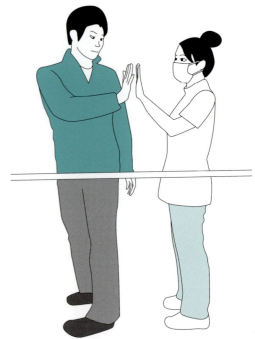

図4　静止立位バランス練習例2

B 機能回復訓練の実際

6 リハビリテーション体育―評価とメニュー

01 リハビリテーション体育とは

a. リハビリテーション体育の定義 [1,2]

リハビリテーション体育（リハ体育）とは，病気やけがなどにより心身に障害をもつ方々や機能が低下した人々を対象として，スポーツやレクリエーション，体操などの運動特性を手段として，基礎的な体力の維持・向上や日常生活活動の改善・拡大，心身の活動性の向上など，積極的で生き生きとした社会生活を営むうえで必要な健康の維持・増進を図る分野である．その対象者は，障害の内容にかかわりなく，医師の指示・意見のもとで病院に入院されている方，外来で通院されている方，福祉施設などを利用されている方を対象としている．リハ体育の実施には，身体的・心理的・社会的状況，治療や訓練終了後の目標などを把握し，個々人の状況にあった必要な指導を行う．

b. リハビリテーション体育の訓練段階 [1,2]

訓練は，個々人の状況にあわせて，大きく4つの段階に分類することができる．

i. 第一段階：基本的な運動作りを行う段階

リハ病院などで行われる医学的管理下のスポーツ活用領域である．理学療法（PT）や作業療法（OT）などの訓練と平行して，疾患に対しての治療的運動を通した訓練が行われる．

ii. 第二段階：スポーツ活動を手段として機能向上を図る段階（図1）

医学的管理下から保健の段階へ移行する領域である．対象者の訓練目的にあわせ，運動やスポーツ種目の特性を活かし，機能改善を図る訓練が行われる．この段階では，対象者が自発的・積極的にプログラムに取り組むように導いていくことも大きな目的である．

iii. 第三段階：健康づくりを目指す段階

医学的管理を離脱し，福祉へ移行する領域である．心身機能の維持・向上に配慮し，いろいろなスポーツ・プログラムに取り組む．運動の楽しさを追求しながら，運動習慣の獲得をめざし，積極的な健康管理を行う方法を身につけることが目的となる．

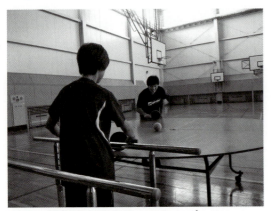

図1 機能向上を目的としたスポーツ
円形の卓球台や平行棒を活用した種目（モデル）

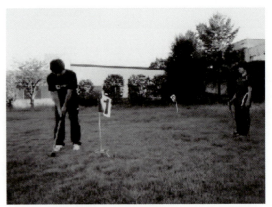

図2 社会参加を促す生涯スポーツの導入
屋外でのスポーツ種目の例（モデル）

iv. 第四段階：社会参加を促進する段階（図2）

福祉から地域（日常生活基盤）へ移行する領域である．地域社会でのスポーツ活動は，健康の維持・増進に役立つとともに，社会参加の機会・可能性を増す．この領域での目的は，個々人の「生活の質（QOL）」の向上に寄与することである．

02 チームにおけるリハ体育の役割

チーム医療の必要性は，周知の事実であるが，とくに，高次脳機能障害者には，医学的管理下からの急速な離脱や生活形態と訓練・治療下での生活との格差などが関係し，退院後の生活を困難にする要因が多くあると考えられる[3]．回復期では，前項01-b-ⅰ～ⅳ，すべての訓練段階を凝縮した形で，地域生活を強く意識しながら，訓練に取り組む必要がある．そのため，各訓練段階では，専門職種（看護・PT・OT・言語療法・心理療法・医療ソーシャルワーカー）と連携し，個々人の状況に応じたプログラムをチームとして提供する．ここでは，リハ体育を中心に各訓練段階に沿ったチームの役割について述べる．

まず，第一・第二段階の訓練が中心で行われる．受傷後，日の浅い対象者では，看護（NS）の生活指導を基本としながら，PTと協力し，臥床による弊害を改善するための防衛体力，残存機能を活かす行動体力の維持・向上に努める．また，PTとの連携から発展し，基本的な運動能力（歩く，走る，飛ぶ，投げるなど）の再学習に取り組む．PTとの訓練の相違点は，PTが個人的な対応を基本とし，局所的な運動構成が多いのに比べて，リハ体育では，グループ活動で，全身的な運動を行い，能動的に訓練に取り組む場合が多く，特徴的である．一方，OTとは，残存機能を活かしながら，代償機能の開発・改善・向上について協力し，生活リズムの構築を行っていくことに主眼を置いている．また，PT，OTとの連携を通して，継続した機能維持ができるように，二次的合併症や生活習慣病の予防や改善など次の段階へつながるように協力体制を構築していくことも必要である．

その後，地域での継続・安定的な日常生活を念頭に，前項01-b-ⅲ，ⅳの領域をも活用し，言語

療法(ST), 心理療法(心理)と協力し, 心理・認知面へも連携を深めていく. それらの専門職との連携からは, 心身の鎮静・リラクゼーション作用, motivation や diversion, 睡眠や食欲の改善などの身体的側面, 精神的ストレスに対する抵抗力, 心理的耐久性の向上, 障害受容の促進など心理的側面, また, 他者との交流を通した感情のコントロール(共感, 思いやり, 競争心など), 対人技能の向上を促す側面がある. 医療ソーシャルワーカー(MSW)との協力からは, 社会的効果が上げられる. さらには, 医療費や介護費の減少にも影響を及ぼす可能性もある. このように, チームでのリハ体育の役割は, 身体的・心理的・社会的側面まで, 広範囲に及び, 多くの専門職種と連携を深めることで, 高次脳機能障害者の日常生活再構築への支援を可能にしていると考えられる.

03 評価と訓練メニュー

a. 評　価

i. 個別評価の方法

1) 体力測定および評価

体力の構成要素の評価は, 表1に示す項目を主に測定し, 同年代の体力標準値(日本人の体力標準値)[8]と比較し, 体力全般のバランスをみながら, プログラム立案の参考としている. また, 対象者の心身状況にあわせて, 自転車エルゴメーターを用いた多段階運動負荷テストを用いて, 心肺持久力を評価する場合もある.

2) 認知機能の評価

表2に示すように, 既存の評価方法(FIM, HDS-R, POMS)を活用し, 体力全般とのバランスをみながら評価を実施する.

ii. 行動観察

行動面の評価は, 課題遂行, 対人技能, 記憶力の改善, 代償手段の獲得, 社会性の再構築について, リハ体育訓練の前後での行動の変化を観察・評価する(表3).

iii. 訓練メニュー

1) 個人訓練メニュー(詳細は, 別項, 理学療法を参照)

リハ体育の利点は, 個別訓練メニューを通した体力の構成要素の向上を図ることはもちろんであるが, 現状の体力やコンディショニング(疲労など)にあわせて, 訓練メニューを選択・プログラミングすることで, 自己管理能力の向上もあわせて行えることである.

表1 体力測定の項目と方法

項目	種目	内容・特性
	肺活量	回転式肺活量計や肺機能自動解析装置(スパイロメーター)を用いて,努力性肺活量や肺機能を評価する.
筋力	握力・肩腕力	握力や肩腕力は,比較的一般的に行われており,測定が容易で,訓練現場でも汎用性が高く,また,その他の筋力測定とも相関が高いことから評価方法に用いている.
瞬発力	10m走(歩) 20m走(歩)	一般的には,50m走が多く用いられているが,小スペース実施の利点を考慮し,10mおよび20m走で評価を行っている.走行が不安定な対象には,歩行や早歩きなど安全に移動できる最高の速度で評価を行う.また,実施中は,歩容や動作を観察する.
全身持久力	3分間走(歩) *運動負荷テスト(推定最大酸素摂取量)	20mのシャトル走にて実施し,走行距離から持久力を評価する.ただし,走行が困難な場合は,速歩または歩行にて実施する. *自転車エルゴメーターを使用し,4分間多段階漸増負荷法で,年齢推定の最大心拍数の60%程度の負荷まで行う.運動強度の設定は,LOPS法を用いて,運動負荷と心拍数の関係から,最大酸素摂取量を推定する.運動負荷の際には,血圧・心電図・主観的尺度(Borgスケール)にて監視する.
調整力	反復横飛び(歩き)	床面に引いた3本のラインを20秒間で通過した回数を評価する.
バランス能力	開眼片足立ち	両手を腰にあて,片足で立ち,バランスをとる.片足ずつ,両側で実施し,足を上げた時点から,バランスが崩れた時点までの時間を計測する.

表2 認知機能の評価

項目	内容
FIM(機能的自立度評価表)	認知項目について(理解・表出・社会的交流・問題解決・記憶)
HDS-R(長谷川式簡易知能評価)	9項目の質問を調査し得点化
POMS	情動の測定

表3 集団スポーツ活動中の行動観察

項目	内容
課題遂行	遂行機能・理解力・集中力
対人技能	コミュニケーション能力・他者理解・役割理解
社会性の再構築	協調性・主体性・自己コントロール
記憶力の改善・代償手段の獲得	メモリーノートなどの活用・定着

2)集団訓練メニュー

　リハ体育で用いる集団スポーツは,日常生活から社会生活活動までの広い範囲を担っている.社会生活は,共同で作業や生活を営む因子を多く含んでおり,高次脳機能障害者のリハビリテーションには,集団を利用することが大切である[7]とされていることからも集団での活動を積極的に訓練に取り入れることは,非常に重要なことである.とくに,集団スポーツ活動は社会生活の縮図といえる場面が多く,ルールの規範,他者との接点,共同作業など,身体をダイナミックに使いながら作業を行うものである.さらに,もう1つの要因として,成功体験を積み,その行動に対する自信感をつけていくこ

とも重要であるといわれている[6]．

集団スポーツ活用例として，実施したプログラム，運動強度，主観的な楽しさを示した[9]．対象は，脳血管疾患による高次脳機能障害者3名で，心拍数，主観的尺度，visual analogue scale（VAS）の測定を，集団スポーツ活動後に行った．表4にルールの変更点を記載した．ルールの変更は，対象者の心身状況にあわせ，安全な運動強度にすることを主眼としている．表5からもわかるように，実施場所の変更，移動距離の増減，対戦形式の変更，道具の工夫を行い，安全に楽しめるようにしている．

その結果は，それぞれの種目でルールを理解し，協力し合うことで，ゲームスポーツとして成立することができ，かつ急激な身体反応を抑え，強い疲労感を感じることなく，楽しく行うことが可能であった．これらのことから，集団スポーツの活用には，ルールの変更は必須であるが，対象者が考えながら行える運動強度に設定することが重要であるといえる．

04 効 果

適度な運動は，高齢者や認知症者において，記憶力や注意力などの維持・向上に効果があると認められている[4,5]．しかし，運動が高次脳機能障害者へどのような影響を与えるかは不明確である．そこで本項では，リハ体育で実施した高次脳機能障害者に対する評価とその効果について述べる．

表4 集団スポーツ種目のルール変更の一例

種目	既存ルール		変更ルール
グランドゴルフ	8ホール 屋外	⇒	1ホール 屋内
スポーツチャンバラ	試合形式	⇒	型発表（2人1組）
ユニバーサルホッケー	混戦型 プラスチックボール 6人	⇒	対面型 スポンジボール 3人
風船バレー	全員が触れて10打以内 6人	⇒	チームで4打以内 3人

表5 集団スポーツ活動中の運動強度と楽しさ

種目	心拍数	主観的尺度	VAS
グランドゴルフ	88.3 ± 9.1	8.3 ± 2.5	7.5 ± 0.8
スポーツチャンバラ	89.7 ± 3.8	9.7 ± 3.2	8.8 ± 0.3
ユニバーサルホッケー	92.3 ± 4	8 ± 1.7	8.2 ± 1.7
風船バレー	93.7 ± 6.5	8.7 ± 2.5	7 ± 3.1

a. 認知機能[10]

　身体障害および失語症を伴わない高次脳機能障害者で，リハ体育・PT・OT・STおよび心理の訓練を行った対象をリハ体育訓練実施群（T群），リハ体育を実施しない群（NT群）に分類し，T群は週2～3回，1回45分間の個別および集団でのリハ体育を行った．測定は，10 m歩行速度，FIM（認知項目），HDS-Rを訓練前後に行った．

　その結果，訓練前後で，T群では，10 m歩行速度，FIMで有意な改善（$p<0.05$：図3a, b），HDS-Rで境界値を上回った．NT群では，FIMで有意な改善（$p<0.05$：図3-b）がみられた．両群間では，訓練前では，すべての項目で差は認められなかったが，訓練後では，T群が10 m歩行速度，FIMで有意に高値（$p<0.05$：図3a.b）を示し，FIMの下位項目でも良好な変化が認められた（図4）．

　この結果により，適度な運動が，体力や認知機能に好影響を及ぼすことが明らかとなった．運動・スポーツは，その活動場面において，状況にあわせた最善の行動を選択することから，認知機能への効果も認められると考えられる．

a：10 m歩行速度

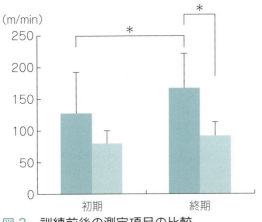

b：FIM（認知項目）

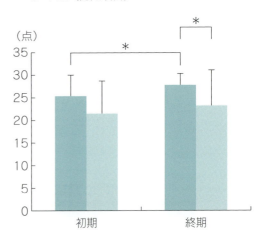

図3　訓練前後の測定項目の比較
　■ T群　■ NT群　＊：$p>0.05$

［文献10より引用］

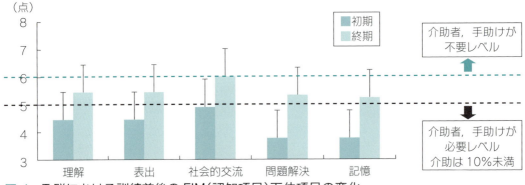

図4　T群における訓練前後のFIM（認知項目）下位項目の変化

b. 体力と気分状態[11]

　身体障害および失語症を伴わない高次脳機能障害者を対象に，週3回，1回45分間のリハ体育を個別および集団で行った．リハ体育開始時と退院時に，気分状態（POMS）と体力測定を行った．

　その結果，対象者のPOMSは，リハ体育開始時は「緊張」，「抑うつ」，「混乱」が高く，「活気」が低いという逆氷山型であったが，退院時は，「緊張」，「抑うつ」，「混乱」で有意に低下，「活気」が有意に上昇した．リハ体育訓練の実施では，「緊張」，「抑うつ」気分が軽減，「混乱」した気分状態が改善し，「活気」が上昇したと考えられる（図5）．また，退院時の体力は，開始時と比較して，すべての項目で有意に改善した（表6）．

　運動を媒介としたグループ活動を行うことで，感情表出や他者との交流が増加したという研究が報告されている[12]．本項の対象者にも，同様に，陰性気分低下，陽性気分高揚に好影響を及ぼした可能性が考えられる．

　このように身体障害および失語症を伴わない高次脳機能障害者の回復期リハビリテーションにおいて，リハ体育を工夫して導入することは，対象者の認知機能および体力と気分状態に良好な効果を及ぼすと考えられる．

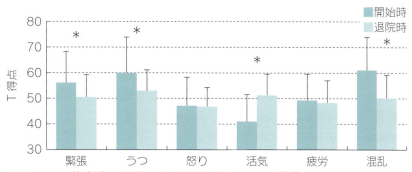

図5　リハ体育介入前後の気分状態（POMS）の変化
＊ $p<0.05$

［文献11より引用］

表6　リハ体育介入前後の体力の変化

測定項目	開始時	退院時	p値
10m走（秒）	6.6±1.9	3.7±1.4	0.0001
3分間走（m）	246.4±94.5	333.8±122.2	0.0156
反復横跳び（回）	13.8±8.6	24.87±9.6	0.0004
開眼片足立ち（秒）	27.7±17.2	43.5±18.7	0.008

Mean±SD

［文献11より引用］

05 事例報告

a. 重度な記憶障害から,「できる」体験を通して,復職を模索した症例

　症例は,30歳代,男性で,仕事中の事故により受傷した.MRI・CTの画像所見で前頭葉が主たる病巣と診断された高次脳機能障害で,記憶障害・見当識障害,病識欠如,遂行機能障害,注意障害,自発性低下・全般的知的機能低下を呈していた.受傷3ヵ月後に,職場復帰に向けたリハビリテーション目的で当院入院となった.

i. 介入時の状況

　記憶障害は重度であり,数時間前の出来事を思い出せず,病識が欠如して参加意欲も低く,行動には積極的な促しが必要であった.また,日時と場所が正しく認識できず,目的地までの道順の把握も困難であった.さらに,感情表出や思考の柔軟性が欠け,話題の展開に適応することが困難であるなど,コミュニケーション障害も観察された.体力面では同年齢と比べ,低下傾向を示した.体力測定実施に際しては,注意障害などの影響もあり,実施種目の内容が理解できず,数回の訓練を使って,体力測定の項目を実施する状況であった.

　リハ体育では,約3ヵ月間,週3回,1回45分間の訓練を実施した.評価として,体力と高次脳機能の変化についてアプローチを行った.また,運動強度は,にこにこペース(最大能力の約50％程度の強さ)相当とした.

ii. 結果および考察

　介入3ヵ月後,体力面は全般的に向上した.高次脳機能へのアプローチは,記憶が思い出せない場面を通して,障害に起因することを伝えながら病識欠如への理解を促した.その結果,記憶障害を徐々に自覚し,障害理解へとつながった.この活動場面での促しが,記憶障害の改善と自発性の向上に影響を与えた.

　一般に動機づけで重要なことは,意欲や自己効力感が高いことがあげられる.運動やスポーツを訓練に導入すると,遊び感覚でも行えるため,動機づけを高める効果がある.その際,「できる」ことと「できない」ことを分析することがポイントとなる.症例においては,興味を示すスポーツ種目や運動を導入しながら,課題をスモール・ステップ化し達成感を得られるようにすることが重要であった.この「できる」体験を多く取り入れることで,さまざまな活動により意欲的に取り組めるようになった.また,記憶障害が若干の改善を認めた頃から「職場復帰には相応の体力が必要である」など,身体活動の必要性やメリットについて指導したことで,不足する認識を向上させることができた.つまり,障害特性に応じた「できる」体験のアプローチ方法と多彩な運動刺激により,高次脳機能への良刺激になりえたと考えられる.

b. 情報処理能力低下に対し，復職を想定した集団スポーツ訓練を行った例

　事例は，40歳代の男性で，スポーツ活動中の事故による脳挫傷で受傷し，頭部CT上，右頭頂葉から後頭葉に損傷を認めた．受傷1ヵ月後，当院外来を受診し，全般的知的機能低下がみられ，とくに注意力・構成能力の低下が疑われたため外来での訓練を実施した．

i．介入時の状況

　訓練開始時の状況は，身体障害は極軽微で不安定さは認められるものの走可能であった．しかしながら，運動耐性が低く，易疲労性で，敏捷性，バランス能力が劣っていた．体力全般の低下，視覚情報処理能力の不足，注意力障害を主症状とし，突発的な状況の変化に対応できない状況であった．

　訓練は，週2回，1回60分，約6ヵ月間継続して実施した．復職を念頭に，易疲労性の改善，体力全般の維持・向上，復職現場のシミュレーションを実施し，その可能性を模索した．個別訓練では，体力要素の改善を中心に，にこにこペース運動，身体運動の再学習，運動プログラムの作成および実践の取り組みを行った．集団訓練では，複数の対象者に対して準備運動の説明・模範，レクリエーション種目の実行を行った．その結果，易疲労性の改善および体力全般の向上が認められ，簡単な指示があれば，時間内の課題を最後まで行うことが可能となった．また，言語的な説明不足はあるものの，突発的な変化に混乱することも少なくなった．

ii．結果と考察

　体力構成要素は，「疲れやすさ」などの自覚症状も軽減し，易疲労性は改善され，日常生活，地域でのスポーツ施設利用に際して十分なレベルに到達した．

　また，毎回の訓練実施時に行ったストレッチ指導は，「あーして，こうして」という不明瞭な説明から，的確な指示が可能となり，対象者が，バランスを崩したり，実施困難な種目などについては，補助や種目の変更を行うなど状況にあわせた行動が行えるようになった．さらに，自主的な取り組みも可能となり，体調や天候にあわせた種目の選択や強度のコントロールも可能となった．

　これらのことから，疲労の度合いに応じて，自主的に取り組み内容を変えることも可能となり，復職に必要と考えられる自己管理能力の向上，他者への配慮が認められ，復職の可能性を大きくしたことが考えられる．

　スポーツの訓練への活用は，身体的なトレーニングが中心で，個別的なイメージが先行していると考えられる．しかし，集団スポーツ活動は，前出の評価項目でもあげられているように，指導者や支援者などの専門家のみとの活動ではなく，当事者同士の接点も多く，さまざまな状況下で情報処理が必要不可欠であり，復職を想定した場合には，効果的であると考えられる．

文献

1) 国立身体障害者リハビリテーションセンター：運動療法士のあり方に関する検討委員会報告書．5-17．平成9年3月
2) 国立身体障害者リハビリテーションセンター：国立身体障害者リハビリテーションセンター学院 リハビリテーション体育学科の今後のあり方に関する検討委員会報告書．5-22．平成16年3月
3) 山川百合子ほか：回復期リハビリテーション病棟における脳卒中後うつ状態の予備的研究．茨城医療大紀 **9**：189-196，2004
4) 田中宏暁：高齢者のトレーニング可能性．日老医誌 **42**：526-528，2005
5) 大谷道明ほか：高齢者の認知機能と運動療法．理療ジャーナル **41**：47-52，2007
6) Bandura A : Social foundations of thought and action : A social cognitive theory, Prentice-Hall, New Jersey, 1986
7) 先崎 章：脳外傷の高次脳機能障害—リハビリテーション現場の臨床医の立場から—．高次脳研 **24**：238-243，2004
8) 東京都立大学体力標準値研究会(編著)：新・日本人の体力標準値．不昧堂出版，東京，2000
9) 廣田真紀ほか：リハビリテーション体育学科が考案したスポーツの運動強度の検討．日障害者スポーツ会誌 **18**：29-32，2009
10) 岩渕典仁ほか：高次脳機能障害者の認知機能に対するリハビリテーション体育の影響について．リハスポーツ **31**：64-69，2012
11) 岩渕典仁ほか：高次脳機能障害者の気分状態と体力要素に対するリハビリテーション体育の効果について．リハスポーツ **32**：2-7，2013
12) 奥山真由美ほか：グループホームにおける痴呆性高齢者への運動介入の効果．岡山県立大保健福祉紀 **10**：39-47，2003

C 薬物療法

01 薬物療法の概要

　脳損傷による認知行動の変化は，DSM-5精神疾患の診断・統計マニュアルでは，神経認知症候群（neurocognitive disorder）のせん妄，認知症、軽度認知症の病因別下位分類の症候群の中に，「外傷性脳損傷による認知症」または「外傷性脳損傷による軽度認知障害」として分類されている[1]．
　脳損傷後の脳下垂体視床下部の障害（ACTHの過剰な分泌）に伴う内分泌的障害は，絶望感に伴うストレス，うつ，社会的孤立感を生み，海馬や扁桃体，小脳，内側前頭前野の神経細胞死を引き起こす可能性がある[2]．脳損傷後のホルモン分泌不全と認知行動障害との相関が強いことから，認知リハビリテーションを行うことの重要性が強調されている．

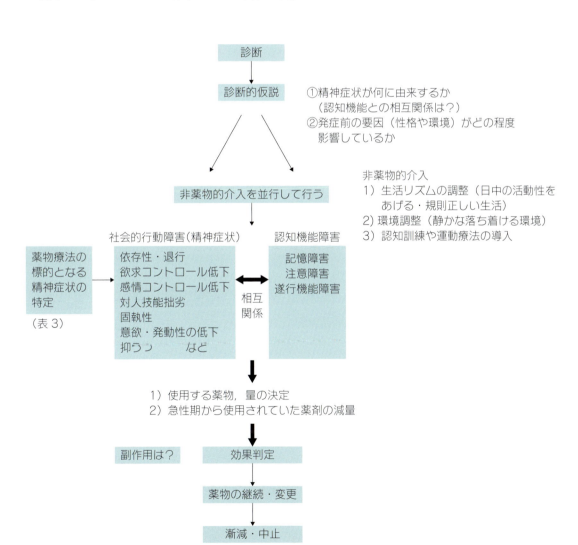

図1　薬物療法の概要

回復期のリハビリテーションの過程に出現する精神症状や行動障害に対して適切な精神薬理学的治療(薬物療法)を用いることは，リハビリテーションを円滑にすすめ，社会参加を促進し，患者の生活の質を向上するうえで有効な場合がある．これらは，認知機能とともに自然回復する場合があり，環境調整や認知行動療法，心理療法などの非薬物的介入によっても改善する場合がある．復職・復学後でも，認知機能や適応上の問題から不安・抑うつ状態となる場合や，環境や対人関係の場面で，焦燥感が強くなる場合や，感情をコントロールできなくなることがある．

　せん妄，うつ，攻撃性，幻覚・妄想などの症状に対しては，薬物療法が優先される場合が多いが，非薬物的介入を同時に併用することで，行動障害が改善することもある．

　そこで，診断，診断的仮説をたてたうえで(精神症状が何に由来するのか，薬物療法以外に方法はないか，非薬物的介入を併用することで精神症状を軽減させる可能性はないか)，薬物的介入が目標とする標的となる精神症状を特定する．どの薬剤を選択するかを検討し，効果判定，薬剤の継続・変更・中止までの一連の流れを計画し，患者家族に薬物療法の必要性と目的を説明する(図1)．精神症状の変化に応じて，薬物的介入と非薬物的介入とのバランスをとりながら介入する．

表1　向精神薬の分類

a．向精神薬の分類

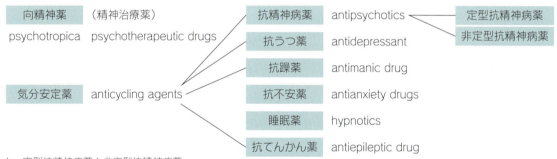

b．定型抗精神病薬と非定型抗精神病薬

定型抗精神病薬

1)フェノチアジン系
抗コリン作用や抗アドレナリンα1作用．
鎮静作用と睡眠作用が強いため，さまざまな精神疾患の不安・緊張・衝動性・希死念慮などの使われる．
2)ブチロフェノン系
ハロペリドールは幻覚妄想に対する作用が強く鎮静作用が弱い．躁やせん妄にも用いる．
錐体外路症状やプロラクチン上昇作用が強い．
3)ベンザミド系
スルピリドは低用量(50～150 mg)で抗うつ作用，大量(300 mg以上)で抗精神病作用あり．
高プロラクチン血症がでやすい．

非定型抗精神病薬(錐体外路症状の副作用が少なく第一選択薬である)

1)セロトニン・ドパミン遮断薬(SDA)
リスペリドン・ペロスピロン・ブロナンセリンなどである．少量で確実な抗幻覚妄想作用
高プロラクチン血症をきたすことがある
2)多元受容体作用抗精神病薬(MARTA)
オランザピン・クエチアピン・クロザピンなどである．抗幻覚妄想作用，鎮静・催眠効果・抗うつ効果あり
体重増加，血糖増加(糖尿病の既往がある患者には禁忌である)．
3)ドパミン部分作動薬
アリピプラゾール．鎮静作用弱いが錐体外路症状少ない
不眠・焦燥・胃腸症状が出現する場合がある．

向精神薬の分類を表1に示す(表1a, b).

脳損傷患者は自分の気分状態を適切に伝えることが難しいため,患者の訴えだけではなく,行動観察も並行して行なう.少量の薬剤でも副作用が発現する場合があるため,使用量の半分程度から開始する.環境調整やリハビリテーションを並行して行うことで症状の緩和に努め,薬物量が過量にならないように管理する.患者が服薬を拒否する場合にはリハビリテーション病棟での管理が困難になることがある.

02 薬物療法としてのエビデンスと問題点

脳損傷後の神経行動障害に対する薬物の効果としてのエビデンスⅠとして分類されるためには,よくデザインされた集団や,前方視的なランダムな対照群との比較研究が必要となる(表2).今後の研究が期待される.

03 薬物的介入―抗精神病薬を使いはじめる前に考えるべきこと

a. 診 断

脳損傷後の精神症状に対する薬物療法は,副作用や薬物の相互作用に十分留意しながら,内因性精神疾患の治療に準ずるものとなる[4].脳損傷後の精神症状発現のメカニズムには,前頭葉が大きく関与するが(「第2章 E. 社会的行動障害」参照),脳損傷後に出現する精神症状の神経病理学的機構を,脳損傷による機能障害として明確に立証することは難しい.そこで,精神病徴候を引き起こしている状態の医学的診断を行い,その症状に対する直接的な治療や最小限の薬物療法を開始する.

表2 要点(エビデンス)

1. 高次脳機能障害と精神症状の内容,程度,関連性を評価したうえで,訓練内容や,薬物的介入,非薬物的介入方法を検討する.評価結果と長期的な方針も含めて家族に説明する.
2. 日常生活動作(ADL)や認知機能の改善を阻害する可能性のあるうつ状態は希死念慮と関連し,積極的に発見するよう十分な評価と治療がすすめられる.
3. うつ状態に対しては,早期に三環系抗うつ薬,選択的セロトニン再取込み阻害薬,セロトニン・ノルアドレナリン再取込み阻害薬などの抗うつ薬を開始することがすすめられる.薬物治療はうつ症状や身体機能の改善が期待できるため行うことがすすめられる.
4. 運動療法や気分転換(diversion)は,脳損傷後のうつの発生を減少させるのですすめられる.

グレード B:脳卒中の推奨のグレードに関する脳卒中治療ガイドライン 2015 の分類では「行うようすすめられる(1つ以上のレベル2の結果)」.レベル2:一貫した参照基準と盲検化を適用した個別の横断的研究によるエビデンス.レベル1:特定の地域かつ最新のランダム化サンプル調査による一貫した参照基準と盲検化を適用した横断研究のシステマティックレビューによるエビデンス.

[文献3から引用改変]

i. せん妄

　まずせん妄を引き起こす可能性のある状態(電解質，薬剤など)の治療を行う．せん妄の間に出現する焦燥，幻覚，不安，恐怖などに対しては，副作用の錐体外路症状の少ない非定型抗精神病薬リスペリドン(0.25～2 mg)，オランザピン(2.5～10 mg)，クエチアピン(12.5～50 mg)が推奨されるが，QT延長症候群には禁忌である．アルコールやベンゾジアゼピン系薬剤の離脱の治療の場合や，患者の焦燥が強い場合には，抗精神病薬と併用して少量のベンゾジアゼピン系薬剤を用いる場合がある．

ii. 気分障害

　抗うつ薬や気分安定薬(リチウム，バルプロ酸，カルバマゼピン，クロザゼパム)による治療を行う．少量の抗精神病薬(オランザピン，クエチアピン)が有効な場合がある．

iii. てんかん

　脳損傷による症候性てんかんに伴う精神病には，発作後精神病(辺縁系が関与する側頭葉てんかんまたは前頭葉てんかんの二次性全般化発作，複雑部分発作後に出現する)と，発作間欠期精神病(特発性精神病に近い病像)がある[5]．精神病エピソードは少量のドパミンブロッカー(非定型抗精神病薬など)で陽性症状を抑制できる場合がある．抗てんかん薬は局在関連てんかんであればカルバマゼピン，全般てんかんであればバルプロ酸単剤が望ましい．難治てんかん(薬剤抵抗性てんかん)とは，適切とされる抗てんかん薬の2～3種類以上の単剤または多剤併用で，かつ十分量で2年以上治療しても，発作が1年以上抑制されず日常生活に支障をきたす場合と定義されている[10]．

iv. 物質関連性障害

　原因となる物質(アルコール，薬剤)をとりのぞき，精神病徴候がある場合には少量の抗精神病薬を使う．

v. 他の器質的要因

　水頭症をきたして，精神病徴候を示す場合もある．
　精神病徴候に対しては抗精神病薬による治療が必要となる．非定型抗精神病薬であるリスペリドンは副作用が少ない．0.25～0.5 mg/日より開始，少しずつ増量，2.0～3.0 mgを維持量とする．体重増加が起こるようであればアリピプラゾールに変更，5 mgから15 mgまで増量する．1ヵ月たっても症状が持続するようであれば，他の非定型抗精神病薬に切り替えるか，ハロペリドールを少量加える(0.5 mgから開始し5 mgを超えることはない)．これらの薬剤がすべて無効な場合，クロザピンを12.5 mgから開始，12.5 mg/週ずつ増量する．適切な薬剤が見つかった場合，1年間は維持量で続け，少しずつ(2ヵ月

単位で)減量する．

　患者の環境と生活様式を活用し，幻覚や妄想によって危険な行動や暴力に至らないように安全な環境を作る．薬物が過量にならないような配慮が必要である．

　患者への行動療法や，家族，介護者への心理的支援が必要である．患者がこのような精神徴候を示すことによる家族の心理的苦痛は大きい．薬物的介入に関しては，本人や家族に薬物を用いることの必要性を説明し，家族の理解と協力が治療にもつながる．家族が環境を調整することや対応を工夫することで精神症状も軽快する場合がある．

b. 診断的仮説（精神症状が何に由来するのか）―非薬物的介入またはリハを併用することで精神症状を軽減させる可能性はないか

　非薬物的介入としては1)生活リズムの調整，2)環境調整，3)認知訓練や運動療法の導入などが推奨されている．日中の活動性を上げ，24時間の規則正しい生活リズムを維持することが睡眠―覚醒障害に対する介入にもつながる．

　回復の段階では，しばしば夜間に不安・焦燥・不眠，徘徊をきたし，落ち着かないことがある．しかし，身体抑制が逆に患者の興奮を助長し，過量の抗精神病薬の投与により副作用（眠気や錐体外路症状）が出現する場合がある．静かな環境調整（個室）や家族の付き添い（とくに夜間）に加えて，催眠効果を目標として少量のベンゾジアゼピン薬剤を使用することで精神症状が改善する場合がある．家族への病状の説明は必要であり，患者の安静を図るための協力が得られる．

　うつ状態にも複数の因子が関連しており，その程度も，ストレス要因による一過性の反応から病的な状態までさまざまであり，記憶や注意の障害により状況を適切に判断できずに抑うつ的になっている場合もある．

c. 薬物療法の標的となる精神症状

　脳損傷後に薬物療法の標的となる精神症状は以下のとおりである．適切な薬剤を選択したうえで，2～3週間で薬物療法の効果・副作用の有無を判定する(表3)．

i. うつ

1)症状

　大うつ病が主な症状であり，易疲労感，活動減少，不眠，食欲不振，集中力低下などの症状がみられる．本人が抑うつ気分を的確に言語化できない場合もあり，他覚的な症状からうつ状態を推測することが必要なこともある．神経疾患によってはうつの発生頻度にばらつきがある．

表3 薬物療法の対象となる精神症状

精神症状	効果がある薬物
a)うつ	SSRI(選択的セロトニン再取込み阻害薬)
	三環系抗うつ薬
	セロトニン・ノルアドレナリン再取込み阻害薬
b)躁	バルプロ酸ナトリウム,カルバマゼピン
	リチウム
	クエアチピン,クロニジン
c)強迫性障害	SSRI(選択的セロトニン再取込み阻害薬)
d)心的外傷後ストレス障害	SSRI(選択的セロトニン再取込み阻害薬)
	非定型抗精神病薬(MARTA,オランザピン・クエアチピン)
	ドパミン部分作動薬(アリピプラゾールなど)
e)アルコール関連障害	ベンゾジアゼピン(アルコール離脱に対して)
f)器質性人格障害	
意欲低下	精神刺激薬(メチルフェニデート)
	ドーパミン拮抗薬(アマンタジン)など
情動不安定	三環系抗うつ薬
	SSRI(選択的セロトニン再取込み阻害薬)
	ドーパミン拮抗薬(アマンタジン)など
攻撃性	バルプロ酸ナトリウム,カルバマゼピン
	リチウム
	βブロッカー(プロプラノロール)
	SSRI(選択的セロトニン再取込み阻害薬)
幻覚・妄想	非定型抗精神病薬
	セロトニン・ドパミン遮断薬(SDA,リスペリドン)
	多元受容体作用抗精神病薬(MARTA)
	ドパミン部分作動薬(アリピプラゾールなど)

2)治療

うつの治療としてSSRI(selective serotonin reuptake inhibitors:セロトニン再取込み阻害薬:パロキセチン,セルトラリン,フルボキサミン,エスシタプラム)やSNRI(serotonin noradorenarin reuptake inhibitors:セロトニン・ノルアドレナリン再取込み阻害薬:ミルナシプラン,デュロキセチン,ベンラファキシン)の効果は報告されているが,うつ発症の予防効果は報告されていない.

三環系抗うつ薬の抗コリン作用が認知機能障害を悪化させることがある.衝動的で判断能力が低下した患者にはモノアミン酸化酵素阻害薬の効果がある.

心理社会的要因により脳外傷後にうつ状態を生じている場合には,薬物療法だけではなく,特別な介入,家族や介護者の疲労のサポートや,適応を促すような環境調整が必要となる.

ii. 躁

1)診断

脳外傷後の躁と定義される状態は,脱抑制的症候群の中に含めて考えられる場合もある.注意が転導しやすく,多動で話題が変わりやすい場合も躁状態のようにみえる.脳外傷後の躁状態は他の精神疾患による躁状態と比べてより攻撃的で興奮しやすいが,双

極性障害のような爽快感や多幸感は少ない．

2）治療

気分安定薬（バルプロ酸ナトリウムやリチウム，クエチアピン，カルバマゼピン，クロニジンなど）の効果がある．精神療法に加えて社会的要因や家族に対する介入が効果ある場合が多い．

iii．強迫性障害（obsessive-compulsive disorder）

1）診断

脳損傷後に出現する他の症状が，強迫性障害の診断を複雑にする．これは，記憶障害による反復行動である場合，遂行機能障害による保続，自分の障害に気づいたことによる不安などが原因である．自己意識（self-awareness）に障害がある場合，患者は強迫的行動を，過度であるとか非合理的であるとは感じない．

2）治療

認知機能が保たれている場合は構造的な認知行動療法の効果が期待できる．SSRIや気分安定薬（カルバマゼピンなど）の効果が報告されている．

iv．心的外傷後ストレス障害

1）診断

心的外傷とは，極度の外傷体験（脳損傷）に引き続いて起こり，その出来事に関する悪夢を頻回にみて，驚愕反応が亢進し，あたかもその出来事が再び起きているように突然感じ（flash back），その出来事を思い出させるような対象や刺激を避けるようになる．このような逃避行動や抑うつによりさらに二次的な障害が生じることがある．

脳損傷後に生じる心的外傷後ストレス障害は，脳損傷の重症度や逆行性健忘とも関連し，心的外傷により病的な記憶が形成されることが症状形成の前段階となる．逆行性健忘により忘却されていた事故当時の記憶が回復するにつれて，心的外傷が形成される場合もある．

2）治療

心的外傷によるイメージや記憶に焦点をあてた認知行動療法が有効である．薬物療法は，SSRIなどの抗うつ薬，非定型抗精神病薬やアドレナリン阻害薬が効果あるが，特別な推奨ではない．

v．アルコール関連性障害

1）診断

脳損傷後にアルコール依存を生じる割合は高いため（10.8〜24.1％），過去にアルコー

ル依存の経歴がある患者には十分注意すべきである．

2）治療

急性期にはアルコール離脱（alcohol withdrawal），回復期には再びアルコール依存に陥らないような対応が必要である．

アルコール離脱には，ベンゾジアゼピンが，エタノールからの薬理学的な交差耐性による安全性のため治療の選択薬となる[4]．脳損傷に対するリハビリテーションとアルコール依存に対する治療を並行する．脳損傷による認知機能障害があってもアルコール乱用を変えていくための認知行動療法 motivational interviewing technique などの効果が報告されている[6]．

vi．器質性人格障害

脳損傷後の器質的人格障害のタイプは ICD-10 の中では，主症状となる精神症状によって分類されている（「第 2 章 E．社会的行動障害」参照）．

人格の変化による行動様式は薬物で変えることは難しいが，精神症状に対しては，薬物が有効である場合もある[7]．

1）意欲低下（Apathy）

a）診断

意欲低下は動機づけ（motivation）が消失した状態であり，全般的活動が低下した状態（昏睡，せん妄）や自分自身や将来に対して悲観的な考えをもつ，うつとは別の病態である．意欲低下は自発性の欠如であり，うつは興味の喪失である．意欲低下を定量化する方法として，Apathy Evaluation Scale，やる気スケール（日本脳卒中学会）などがある（「第 3 章 A4．社会的行動障害」参照）．

b）治療

動機づけを改善する薬剤として，精神刺激薬（メチルフェニデート），ドーパミン拮抗薬（アマンタジン）などがある．

2）情動不安定（Affective liability）

a）診断

脳損傷後の情動不安定にはさまざまな側面がある．情動の不安定さ，気分が容易に変わること，環境や刺激に影響されることなく気分と感情に変化が生じ，行動や情動にあらわれることである．通常の情動反応から，情動不安定を経て，病的泣き笑いまでの広いスペクトラムがある．

b）治療

神経伝達機構はさまざまであるが，セロトニン，ドーパミン，グルタミンが薬物療法として効果がある．三環系抗うつ薬，SSRI，ドーパミン拮抗薬（アマンタジン）の効果が知られている．

3）攻撃性（Aggression）
a）診断
　　受傷前の社会的機能不良，物質乱用とも関連するが，脳損傷後の攻撃性は問題行動として認識されている．興奮（agitation），怒り（anger），易刺激性（irritability）という用語がよく使われる．興奮はせん妄状態の症状でもある．攻撃性は，衝動的（無計画で自発的）であり，破壊的，驚異的でおびやかす行動である．エピソード的脱抑制症候群や，反社会的行動がみられる場合がある．

b）治療
　　攻撃性を引き起こす原因や，その行動に関連する心理学的社会的要因にアプローチすることが必要となる．行動療法が有効である．うつ状態を合併する場合，うつの治療が，攻撃性の改善につながる場合がある．薬物では，βブロッカー，三環系抗うつ薬，SSRI，バルプロ酸，リチウム，カルバマゼピン，メチルフェニデートが有効である．

vii. 幻覚，妄想

1）診断
　　幻覚・妄想などの精神病徴候は，基本的には脳損傷の重症度に影響される．慢性期の脳損傷患者の幻覚・妄想は，脳損傷そのものによっても出現するが，もともとの精神疾患による場合があるため，病歴の確認が必要である．被害関係妄想と幻聴が多いが，統合失調症のように，確固とした妄想体系に支配されたものではない．薬物療法に加えて，落ち着いた静かな環境を整備することが必要である[8]．

2）治療
　　抗精神病薬，リチウム，抗うつ薬，βブロッカーなどが有効である．

viii. 睡眠—覚醒障害群

1）診断
　　DSM-5では睡眠—覚醒障害群として，以下の10の障害グループが含まれている[1]．不眠障害，過眠障害，ナルコレプシー，呼吸関連睡眠障害群，概日リズム睡眠—覚醒障害群，ノンレム睡眠からの覚醒障害，悪夢障害（悪夢症），レム睡眠行動障害，レストレスレッグス症候群（むずむず症候群），物質・医薬品誘発性睡眠障害である．呼吸関連睡眠障害群やレストレスレッグス症候群（むずむず症候群）の正確な診断には，終夜脳波（polysomnography）を用いて，1日の睡眠深度の検査が必要になる．脳損傷後には，不眠障害（入眠困難，頻回の覚醒，早朝覚醒があり再入眠できない）や過眠障害（主な睡眠時間帯が7時間以上持続するにもかかわらず，過剰な眠気の訴えがある），概日リズム睡眠—覚醒障害（不規則睡眠—覚醒型：夜間の不眠と日中の過剰な眠気）がしばしば出現する．このような睡眠—覚醒障害によって，うつ気分が悪化し，認知機能も低下する悪循環に至る．本人の自覚的な訴えとともに，1日の生活の注意深い観察が重要である．

2）治療

呼吸関連睡眠障害群である末梢性睡眠時無呼吸症候群に対してはCPAP（持続性陽圧呼吸療法：continuous positive airway pressure）が用いられる．脳損傷による不眠障害に対してはメラトニンや，GABAA受容体に位置するΩ1ベンゾジアゼピン受容体に作用するゾルピデム，ザレプロン（国内未承認）などの睡眠導入薬がすすめられている．不眠症には認知行動療法などのリハビリテーションの導入による効果も報告されている[9]．過眠障害に対しては，覚醒を維持する精神刺激薬であるモダフィニルやメチルフェニデートを用いることがある．入院リハビリテーションの環境では概日リズム睡眠—覚醒障害（不規則睡眠—覚醒型）を示しやすく，光線療法（10,000ルクス）やメラトニンの処方，早期のリハビリテーション介入の効果が報告されている．

d. 拒薬がある場合，リハ病棟で管理困難な場合

興奮や攻撃性が強い場合や患者に病識がないために拒薬があり，薬物療法が優先される場合，家族の了解を得て，一定期間，液状の薬剤を飲用水などと一緒に投与することもある．効果があれば，減量，中止も可能である．効果がない場合はリハビリテーション病棟での管理は困難であり，専門の精神科病院での治療を検討する（「第11章．症例提示」参照）．

e. 定型抗精神病薬と非定型抗精神病薬

定型抗精神病薬であるフェノチアジン系とブチロフェノン系薬剤は急性期の錐体外路症状，慢性期の遅発性ジスキネジア，悪性症候群が問題となっていた．非定型抗精神病薬であるリスペリドンが導入されてから，錐体外路症状の少ない非定型抗精神病薬が治療の第一選択となっている．抗パーキンソン薬併用の必要がなくなるので，認知機能に及ぼす影響も少ない（表1b）．

f. 認知症をきたす可能性のある薬物

①抗てんかん薬（フェノバルビタール），②抗パーキンソン病薬，③抗うつ薬，睡眠薬（ベンゾジアゼピン受容体作動薬）など，治療目的で使う薬物そのものが認知症をきたす可能性がある．治療に必要最低限の薬剤を用いることが望ましい．消化性潰瘍薬（シメチジン），ステロイド，ジギタリス製剤なども認知症をきたす可能性がある．

g. 抗認知症薬

抗認知症薬は，①認知症の中核症状である記憶や失見当識の改善，②抑うつ，攻撃的言動，

幻覚・妄想などの改善，③病変の進行抑制を目的としたものである．

コリンエステラーゼ阻害薬(ドネペジル，ガランタミン，リバスチグミンなど)は，Alzheimer病患者の認知機能，日常生活活動，行動障害の改善，進行抑制作用が報告されている．

NMDA受容体拮抗薬(メマンチン)には，認知機能，日常生活活動，行動障害の改善が報告されている．抗認知症薬による治療の目的は症状の進行遅延である．症状が変わらないことが効いていることを示す．しかし，これらの抗認知症薬の脳損傷後の高次脳機能障害の改善に対する効果としての信頼できるエビデンスの報告は現時点では認められていない．

h. 副作用

i. 抗精神病薬(定型・非定型ともに)

治療早期には，急性ジストニア，筋強剛・振戦などの薬剤性パーキンソニズム，肥満，長期投与で遅発性ジスキネジア，高プロラクチン血症をきたすことがあり，その場合には減量，他剤への変更を試みる．

ii. 抗うつ薬

三環系抗うつ薬(イミプラミン，アミトリプチリン，クロミプラミンなど)は，神経細胞によるノルアドレナリン，セロトニンの再取込みを阻害する．抗コリン作用である口渇，便秘，尿閉，起立性低血圧が強く，心毒性が高い．四環系抗うつ薬(ミアンセリン，セチプチリン，マプロチリンなど)は三環系抗うつ薬より抗コリン作用が少ないため，副作用が少ないが抗うつ作用が弱い．

SSRIやSNRIは，セロトニンやノルアドレナリンの神経終末への再取込みを阻害し，相対的にシナプス間隙の濃度を高める．セロトニン5HT受容体には直接は作用しない．消化器系副作用(悪心，嘔吐，下痢)がみられることがある．SSRIは急に中止すると中断症候群(めまい，四肢の異常感覚，不眠)がみられるため漸減する．SSRIであるエスシタロプラムではQT延長をきたすため，心疾患者への投与には注意が必要である．

iii. 気分安定薬

リチウムや抗てんかん薬のバルプロ酸やカルバマゼピン，ラモトリギンには双極性障害に対する抗躁効果と躁・うつ両病相の予防効果があることが報告されている．脳損傷患者においても抗躁効果を目的として使われることがある．リチウムは中毒症状(悪心，口渇，振戦)に注意し，血中濃度を定期的にモニターする．腎障害には推奨されない．バルプロ酸は肝障害には使用しない．カルバマゼピンは低容量が望ましい．気分安定薬には催奇形性があるため妊娠の可能性があるときには中止する．

iv. ベンゾジアゼピン(BZD)受容体作動薬

　情動と関連する大脳辺縁系を含めて全身に分布するBZD受容体に結合して作用を発現する．常用量であっても依存性が生じやすいため，漫然と投与せず，有効最小量とする．効果がない場合には安易に最高量まで増やすことはせず，環境調整や認知行動療法を組み入れる．生活習慣(行動パターンや睡眠に対する考え方やこだわり)や身体反応(過覚醒)をカウンセリングで修正することで不眠が改善される場合もある．ふらつき，転倒に注意，アルコールとの併用を避ける．過量服用で呼吸抑制となる．しかし，急激な中断は離脱症状(不眠，不安，気分不快，振戦，頭痛，知覚変容，知覚過敏)を生じるため，ゆるやかに漸減(1～2週ごとに服用量の25%ずつ)し，4～8週間かけて減薬・中止とする．

文献

1) American Psychiatric Association (編)：DSM-5 精神疾患の診断・統計マニュアル，日本精神神経学会(日本語版用語監修)，医学書院，東京，2014
2) Webb NE, et al：Traumatic brain injury and neuro-endocrine disruption: Medical and psychosocial rehabilitation. NeuroRehabilitation 34：625-636, 2014
3) 日本脳卒中学会脳卒中ガイドライン委員会(編)：脳卒中治療ガイドライン2015，協和企画，東京，2015
4) Schwarzbold M, et al：Psychiatric disorders and traumatic brain injury. Neuropsychiatr Dis Treat 4：797-816, 2008
5) Kanemoto K：Postictal psychoses, revisited. The Neuropsychiatry of Epilepsy, Trimble MR, et al (eds.)，Cambridge University Press, Cambridgeshire, p117-131, 2002
6) Bombardier CH, et al：Readiness to change alcohol drinking habits after traumatic brain injury. Arch Phys Med Rehabil 78：592-596, 1997
7) Arna GW, et al：Handbook of Psychiatric Drug Therapy Fourth ed, Lippincott Willams & Wilkins, Philadelphia, 2000
8) Coffey CE, et al：Guide to Neuropsychiatric Therapeutics, Lippincott Williams & Wilkins, Philadelphia, 2007
9) Costriotta RJ, et al：Murthy. Sleep Disorders in Patients with Traumatic Brain Injury A Review. CNS Drugs 25：175-185, 2011
10) 三原忠紘ほか：てんかん外科の適応に関するガイドライン．てんかん研 26：114-118, 2008

NATIONAL REHABILITATION CENTER
FOR PERSONS WITH DISABILITIES

第6章

退院にむけて

A 家族指導

01 医師

a. 患者と家族に対する教育的指導

　脳卒中リハビリテーションのエビデンス[1])では,患者・家族に対し,健康増進や再発予防,障害をもってからのライフスタイル,現在の治療,リハビリテーションの内容,介護方法やホームプログラム,利用可能な福祉資源などについて,早期からチームにより,情報提供に加えて,教育を行うことがすすめられている(グレードB).このような家族サポートは患者自身に対する直接的な効果は認められないが,主介護者の社会活動性やQOLを向上させることが知られている.とくにリハビリテーション入院期間に患者・家族へ行われる指導は,その後の1年間において,経済的にも生活の質という点でも有効性が報告されている[2]).

　高次脳機能障害の原因となった疾病の再発予防や合併症の管理,症状の説明,対応の仕方などの教育的指導を入院期間中から行っていくことは,家族や患者本人の障害に対する認識を深めることにつながる.当院では患者や家族に対する指導として,医師による医学的な疾患や症状,予後,今後のリハビリテーション計画の説明,看護師による生活指導,栄養士による栄養指導,リハビリテーション部門による生活指導など,多専門職種の立場から退院指導を行っている.高次脳機能障害によってどのような生活障害が出現するのか,どのように対応すればよいのかを具体的に説明することは,退院後の患者や家族の生活設計を行っていくうえで有益である.

　高次脳機能障害にかかわるパンフレットでの情報提供は知識の整理となり,不安や混乱を軽減するのに役立つ.

　患者が障害をもつことによって,患者が果たしてきた家族の中での役割を,他の家族が分担するという役割交代の必要が生じる.家族の機能を維持しつつ,家族の心理的側面にも配慮しながら,家族内の役割交代が円滑に行われるように助言を行って,必要なサービスを導入することが必要となる.

　家族学習会,保健所などで行われる地域行事への参加などをすすめることは,患者と家族の孤立感を解消することにつながる.当院では入院中の患者の家族を対象として,院内で家族学習会を開催し,リハビリテーションチーム全体で家族支援を行っている(「第6章B.家族学習会」参照).

02 看護部門

a. 看護師の役割

　患者と家族の退院後の生活に対する不安は大きく,退院支援は入院した日から始まってい

る．看護師は患者と24時間をともに過ごしており，退院後に患者の高次脳機能障害によって起こる問題を推測することができる．入院時から患者だけでなく，家族にも寄り添い，訴えや悩みを傾聴し，ともに考え，退院時に少しでも不安が軽減するよう支援することが必要である．必要とされる知識や方法，情報を提供することによって，患者，家族が退院にむけて「何とかできそうだ」と自信をもつまでのプロセスを支援することが重要である．

b．退院支援の実際

i．健康管理

高次脳機能障害者は発動性の低下や，注意障害などにより，自分の体調を的確に他者に伝えることが不十分な場合がある．退院後の生活においても健康管理を継続できるよう家族に説明する．

1) 再発・合併症予防の指導

脳卒中の再発危険因子には，高血圧，糖尿病，脂質異常症(高コレステロール血症)，心房細動などがある．薬物療法，食事療法，適度な運動療法が推奨されるため，食事内容や量，睡眠時間，適正体重，排泄状態など，日常生活の中で観察するポイントを，家族に説明する．

2) 医学的知識の提供

医師による面談に看護師も同席して家族の反応を確認し，終了後に声をかけ疑問がないか確認し，理解の促進にはたらきかける．

3) 服薬管理指導

脳卒中再発予防やてんかんの発現予防のために，服薬は重要である．しかし，高次脳機能障害者は記憶障害などのために，服薬の自己管理が困難な場合がある．そこで病棟では，看護師の管理与薬から始め，確認(服薬したことをノートにつけるなど)することから指導を開始する．服薬が習慣化したら，1日分から自己管理を開始し，飲み忘れがなければ1週間単位と，少しずつ自分で管理できる期間を延ばしていく．外泊においては，内服行動が継続されているか確認し，薬の飲み方を間違えた場合の対処方法についても説明する．

患者と家族が，確実に服薬管理ができるように，薬剤情報提供文書を使用し，薬効・治療の必要性を説明し，ウォールポケットや薬ケースなどで1日分をわかりやすく管理する．

4) 栄養・食事指導について

食事のときに食形態が適切であるかを観察し，窒息を防止する．脳卒中による高次脳機能障害で高血圧・糖尿病などの生活習慣病を合併している場合は，栄養士による栄養

指導を計画する．

　内臓肥満を背景としたメタボリックシンドロームは脳梗塞の危険因子である．その管理としての栄養・食事指導は重要である．そこで毎日の食事摂取方法・量を観察し，適正なカロリーを維持できているか，体重の変化とともに観察するよう説明する．食べ過ぎなど食事量のコントロールができない場合や，食事したことを忘れてしまう場合は，自宅でも間食の量や時間を決めて対応する．また，毎日体重を計り自分で確認できるように記録するよう説明する．

5）排便コントロール

　発動性の低下や運動不足，薬の副作用などから便秘になる場合がある．排便時に怒責しないように，2～3日に1回程度は排便があるように飲水を促し，生活スケジュールに活動時間を設け，適度な運動を取り入れる．入院中からスケジュール表や排便チェック表に排便の有無を記録することを習慣化し退院後も継続すると家族が把握しやすい．

6）排尿に関すること

　高次脳機能障害があると膀胱機能に異常がない場合でも，尿意が伝えられない，排泄場所がわからないなどの機能性尿失禁を生じることがある．日頃の排尿状態を把握し，頻回に尿意を訴える場合は，飲水量を把握し適正な飲水量を指導する．

7）睡眠に関すること

　生活の中に活動時間を設け適度な運動を行い，規則正しい生活リズムを整える．患者が眠れないと訴えても，実際には夜間の睡眠はとれていることがある．睡眠状況と日中の活動状況の観察を行い，日中の活動性をあげ，十分な睡眠時間を確保する．それでも不眠のために日中の生活に支障が生じるようであれば早めに医師に相談する．

8）その他

　体温の調節が不十分なためうつ熱を生じることや，外気温にあわせた衣服の選択ができない場合があること，入浴時に自分で温度調節ができず入浴を嫌がる場合があることを家族に説明し，配慮する必要があることを理解してもらう．退院後に外出を予定する場合には，人混みの多い場所は疲れやすいため避けるようにし，徐々に活動範囲を広げていくよう説明する．

ii．外泊訓練

　外泊訓練の目的は入院中に，退院後の生活を想定し病棟で身につけた生活リズムを自宅でも習慣化できるよう，家庭環境の調整や具体的な生活の再構築を行うことである．
　①患者や家族間で外泊の目的を共有する．
　②外泊中も，病院の生活リズムにあわせた規則正しい生活を送る．
　③病院で訓練したことが自宅でできるかを試みる機会とする．
　④入院中にスケジュール表を使用している場合は，活用方法について説明する．

⑤自宅で生活上の問題点がある場合は，必要に応じて他職種と調整を行う．
⑥家族間での役割を確認し，段階に応じて外泊中の課題を示す．
例)家事：掃除，洗濯，食後の後片付けなど．
料理：安全に火の取り扱いをする，献立を考える，買い物をする，調理など．
留守番：電話の応対や訪問者に対応し用件をメモするなど個別性にあわせた課題とする．これらは，記憶・注意・遂行機能を必要とするため，高次脳機能障害者にとっては苦手な課題である．

iii. 1人外泊訓練

外泊訓練に慣れてきたら，患者によっては主治医の許可を得て，自宅から病院まで安全に移動することができるか，家族の協力を得ながら，単独で外泊ができるように訓練する場合がある．記憶・注意・遂行機能障害を補って単独で交通機関を使って移動ができるようになることは，退院後の外来リハビリテーションなどの次の訓練に移行したり，また復職や復学などの社会参加を考えるうえで，必要不可欠な準備である．

1) 1人外泊訓練を開始できる条件

訓練時間や場所に間違いがなく病棟生活が自立している，主治医の許可がある，長距離の歩行や階段昇降が安全にできる，金銭の取り扱いができる，家族の協力が得られる，などがある．

2) 具体的な方法

家族の付き添いから始め，家族の見守り，1人外泊と段階的に行う．

a) 家族の付き添い，見守り時の観察点
- 交通規範に則り安全な行動ができるかどうか(信号を守る，安全に横断歩道を渡る，電車のホームでの安全確保)．
- 人混みの中で周囲の状況に応じた行動ができるか．
- 目的地に向かうための交通機関を利用できるか．
- 外泊時に持参する物品の忘れ物はないか．

b) 安全を確認できた段階で1人外泊訓練を実施

自宅へ帰るとき
- 病院を出るときに本人が自宅に今から帰ることを電話連絡し，家族には自宅で待機してもらう．
- 自宅に着いたら本人が病院に到着の連絡をする．
- 家族は途中で何か困ったことはなかったかを本人に確認する．

病院に戻るとき
- 自宅を出るときに今から帰棟することを病院に連絡する．
- 病院に着いたら本人が自宅に連絡する．
- 自宅が遠方で乗り継ぎが多い場合などは，事前に連絡を入れる地点を決め移動途中で病院へ電話連絡を入れることで安否確認を行う．

iv. 家族の不安軽減にむけて

退院後，家族にとって精神的な支えになったのは同じ経験をしている他の家族の存在だったという声を聞くことが多い．入院中に医療者が提供する障害についての知識，対応技術・方法，社会資源の情報提供などのほかに，同じ経験をもつ他の家族との交流で，思いを語り合い情報交換することは，退院後のネットーワーク作りにつながる．仲間の存在は孤立感を緩和し，家庭外へ踏み出す機会にもなる（「第6章B．家族学習会」を参考）．

03　リハビリテーション部　作業療法部門

訓練の介入効果を日常生活に汎化させることが必要であるが，実際には訓練場面で行えても生活場面では適切に行動できないことがある．退院後の生活での妨げをできるだけ少なくするために，とくに遂行機能と関連する以下の行動過程を患者・家族とともに確認する．

1) 実際の生活場面で日常生活に起きやすい誤りと障害の存在について対象者と確認し，認識を高める．
2) 実際の行動に移る前に，何を意識すべきかを理解しているか確認する．
3) 遂行すべき行動を，必要な手順からいくつかの具体的な段階に分け，各段階ごとに正しく遂行できるかを確認する．

また，実生活で頻繁に起こしやすい行動上の誤りについては，事前に問題解決の仕方や手順をマニュアルにしておき，問題が起きそうになったときに参照するように指導する[3]．

04　リハビリテーション部　理学療法部門

入院中は練習スケジュールにより運動量が確保されているが，自宅に帰ると活動量が低下することが予想される．とくに自発性に乏しい患者や注意・記憶障害を負った患者の機能を維持するためには家族の協力を要することが多い．そのため，入院中からご家族に対して介入方法を指導する．

a. 運動の習慣化（体力維持増進）

今後，復職や通学など社会復帰する場合もさらなる体力が必要となってくるため，自宅でのホームエクササイズ，散歩などの積極的な外出，公共交通機関の利用など患者の能力にあわせたメニューを提示する必要がある．肥満，高血圧，糖尿病などの病気の予防，健康管理のうえでも食事と運動も1日のスケジュールで枠を作り習慣化につなげることが望ましい．また，退院後は患者自身でスケジュール管理できるようにメモリーノートの活用方法や生活のリズムを作るよう，家族に指導する．

b. 自動車・自転車の利用についての留意点

　理学療法場面で自動車や自転車の運転の話になることがある．本人，家族ともに運動機能に問題がないため，単に運転操作や自転車に乗るという動作だけを心配している場合，高次脳機能障害である半側空間無視，注意力，判断力といった問題が事故につながる危険が高く，運転の可否に影響を与えることを理解してもらうようにはたらきかける．

05 リハビリテーション部　言語聴覚療法部門

　発症日まで日常生活の中で当り前に行っていたこと（口頭でのやりとり・文字使用など）に制限が生じ，麻痺などの運動制限が生じ，利き手交換が必要になることもある．生活環境の変化にも即座に対応できず，できていたことが突然に奪われてしまっていることで，患者本人や家族に多くの不安や，いらだちが生じてしまう．そのような心理状態へ配慮をしながら，病状やコミュニケーション方法の説明を行うが，内容説明を行うときは，できるだけ専門用語を使用せずに，日常生活にたとえた表現を心がけ，以下の事項を中心に家族指導を行う．

①１度に伝える情報量を少なくする
②１つのことが終了してから次のことに移る．
③情報伝達では，「言葉」のみの伝達ではなく，実際の事物も利用して患者がわかりやすい状態で対応する．
④患者からの返答に対し，話すことだけでコミュニケーションをとろうとせずに，文字・ジェスチャー・指さしを交えた表出方法を促す．
⑤正反応が得られたときの強化は，大切であることを家族にも理解していただく必要がある．
⑥日常的に必要なことは，「メモ書き」にして，決められた場所に貼っておく．家族は，「メモ書き」を見るように声かけ誘導や促しを行う．

　退院後は病院生活に比し，コミュニケーション場面が拡大するために，不安や混乱を生じることも多くみられる．逆に家に閉じこもってしまう患者もいるので，家族で共通の趣味をもつことも促している．患者と家族の程よい距離間を保っていただくことが大切だと思われる．

06 リハビリテーション部　臨床心理部門

a. 症状理解と代償手段の活用

　高次脳機能障害者の家族は，症状や対応の仕方のわかりにくさ，人格の喪失感，家族関係の変化などの困難さを抱え，長期にわたり心理的葛藤やストレスにさらされていることが報告されている[4〜6]．また，患者の円滑な在宅生活への移行を促進するうえで重要な役割を果たしていることから，家族が患者の障害を理解し，受け入れ，適切な対応方法を学習していくことは重要となる．臨床心理部門では，症状理解のためのサポートや対処方法に関する助言などの教

育的支援と，入院中に獲得した記憶障害に対する代償手段が退院後の実際の生活の中で汎化されるように指導を継続している．

b. 家族への心理支援

家族への心理支援においては，主に個別面接での対応を行い，家族自身の心理的混乱や不安・葛藤がとくに強い場合には，継続して面接を行う．臨床心理部門では，教育的な支援と家族の抱える葛藤やストレスに対する心理的支援の両面を包括するはたらきかけを行う．当院で実施している家族学習会も，このような心理教育的な視点に基づいたプログラムから構成されている．

07 リハビリテーション部　リハビリテーション体育部門

日常生活や将来目標の再構築にむけたリハビリテーションを終えるといよいよ退院にむけた準備が始まる．リハビリテーション体育からみた退院にむけた準備は，リハビリテーションで培った体力を維持させ，安定した生活を継続して送ることである．脳卒中障害後の半数が社会的，経済的に不安定な立場を経験し，脳卒中後うつ状態（post-stroke depression：PSD）に陥ることが報告されている[7]．高次脳機能障害者においても，退院後の不安定な立場を予測し，同様な状況に陥ることが懸念される．また，日常生活は入院時の機能的な生活パターンから自己選択となり，選択によってはさまざまな疲労状態を引き起こす．これらは急速な身体活動量の低下を助長する．この身体活動量の急速な減少は，過体重の要因となり，メタボリックシンドロームや生活習慣病などの二次障害罹患の要因となりうる．退院後の生活を安定させ，さらに継続するためには，専門的スポーツ施設と連携し，生活基盤となる地域の社会資源を必要な項目にあわせて活用することも有効である．リハビリテーション体育の側面から退院後に活用できる施設は，心身状況にあわせたスポーツ種目の実践が可能な専門的スポーツ施設，たとえば障害者スポーツセンターなどである．リハビリテーション体育では，退院後も実践可能なプログラム提供を行うが，継続した取り組みを行う場合には，このようなスポーツ施設の利用を推進している．専門的スポーツ施設では，障害者スポーツ指導員などの専門家がリハビリテーション体育で行った内容を加味し，現状での負担とならない範囲で体力維持などのプログラムを提供してくれる．継続した運動やスポーツの実践は，PSDや活動量の低下が引き起こす日常生活活動の急速な減少を予防し，ストレス軽減の一助となりうる．また，これらを実践することによって，共通の身体活動を通したコミュニケーションの拡大を図れる可能性もあり，社会生活の充実につながることも考えられる．

文献

1) 日本脳卒中学会脳卒中ガイドライン委員会(編)：脳卒中治療ガイドライン2015，協和企画，東京，2015
2) Kalra L, et al : Training carers of stroke patients:randomized controlled trial. BMJ 328 : 1099, 2004
3) 坂爪一幸：遂行機能障害．高次脳機能障害のリハビリテーション　第2版，本田哲三(編)，p113-124，医学書院，東京，2010
4) 栢森良二：頭部外傷患者家族の障害受容，総合リハ 23：665-670，1995
5) Jenni Ponsford：外傷性脳損傷後のリハビリテーション－毎日の適応生活のために，藤井正子(訳)，西村書店，新潟，2000
6) 四ノ宮美惠子ほか：高次脳機能障害のある患者の家族支援－家族学習会の実践報告とその課題－，国立障害者リハセ研紀 28：9-17，2007
7) 山川百合子ほか：回復期リハビリテーション病棟における脳卒中後うつ状態の予備的研究．茨城医療大紀 9：189-196，2004

B 家族学習会

01 概要

　当院では，平成13年の高次脳機能障害モデル事業の開始時より，高次脳機能障害の家族のための学習会を開催している．年数が経つごとに，参加された家族からの意見を取り入れ，グループ討議の学習会を開催するようになるなど変遷があったが，現在は，医師が医学的知識，医療ソーシャルワーカー（MSW）が地域で利用可能な社会資源の講義を行い，家族が高次脳機能障害の知識を深めることと，地域で利用可能な福祉サービスの制度内容や申請窓口を知ることで，在宅生活や就学・就労などの社会復帰にむけた一助となる支援を行っている．また講義のほかに，家族がもつ悩みを相談したり，家族同士の交流を目的にグループ討議の形式の学習会も開催している．参加回数を重ねた家族が先輩家族としてアドバイスを行ったり，入院中の患者をもつ家族が，在宅復帰で生活している方や復学，復職などの社会復帰をされた方の家族から情報を得たり，悩みを相談したりして交流の輪を広げている．

02 目的

　高次脳機能障害がある患者の家族に対して，以下のことを目的とし，家族学習会を実施している．
①高次脳機能障害に関する障害の理解と対応方法の習得を図り，日常生活で想定される課題への適切な対応ができるようにする．
②地域生活の社会資源および支援体制についての知識を習得し，円滑なサービス利用と必要な支援体制が構築できるようにする．
③グループワークで他の家族との情報共有を図り，心理的なストレスの軽減（心理的支援），対処技能の向上，家族間で相互に相談できる関係作りを支援する．

03 内容

a. 対象者

　高次脳機能障害がある入院および外来患者の家族のうち，主治医から高次脳機能障害の診断および評価結果について説明を受けた者．

b. 開催方法

以下の2パターンの形式を開催している.

i. タイプA：講義形式（約2時間）

医　師…高次脳機能障害の医学的知識（約40分）
MSW…社会資源の利用に関する知識（約20分）
質疑応答…自己紹介，講義に関する質問など（約40分）

ii. タイプB：グループ討議（約2時間）

　　当院では基本的に，配偶者グループ，親・兄弟グループに分かれて，グループ討議を行っている．家族といっても立場によってその悩みや課題が変わるためである．しかし，その開催ごとの参加者の内容により，グループ人数のバランスがとれない場合などは，対象者の年齢や原因疾患・受傷原因，障害の重症度に応じた目標（在宅，復職，復学など）などを勘案しながら，グループ分けを行っている．1グループはなるべく10名以内に収まるようにし，参加された家族が必ず発言できるような人数構成としている．

　　グループ討議の際は，ファシリテーターとして職員も討議の輪の中に入り，話題がテーマからそれないようにしたり，討議内容をまとめて家族へフィードバックする作業を行う．1グループにつき，ファシリテーター1名（司会進行），コファシリテーター2名（補佐，記録）を選定しており，記録担当は家族から出た意見を付箋紙に記録し，見えるところへ貼り込む作業を行う．記録担当の作業により，発言内容を確認しながら，会を進行することができる．

　　ファシリテーターを担当する職員は，年度の前半に研修を受け，グループ討議の目的や会の進行方法を学ぶ．また，ロールプレイでイメージをつかみ，実際に開催されている家族学習会を見学したうえで，自分がファシリテーターとしてグループ討議に参加する．

　　タイプBは，タイプAに参加した家族の方のみが参加できる．また，タイプAの参加は原則1回とし，タイプBには5回までの参加制限を設けている．

c. 開催頻度

当院では，以下の年間スケジュールで家族学習会を実施している（表1）.

表 1　年間スケジュール

4月	-	10月	タイプA
5月	タイプA	11月	タイプB
6月	タイプA	12月	-
7月	タイプB	1月	タイプA
8月	-	2月	タイプA
9月	タイプA	3月	タイプB

04　留意点

　家族学習会の開催にあたり，その場で得た個人情報は第3者などの外部に広がらないように，参加家族および職員に注意喚起する必要がある．近年はインターネットが普及し，ブログなどで日常が公開されることが多くなったため，個人情報の取り扱いについては気をつけねばならない．

C 環境調整

01 地域生活

　退院後の地域(在宅)生活にスムーズにつなげていくためには，入院当初から，退院後にどこでどのような生活をするのかという目標を明確にして，それに向けた調整を早期に開始することが求められる．

　当院では，高次脳機能障害のある患者の多くが，退院後は自宅へ戻っている．その方に必要な介護などを同居している家族が全面的に行っている場合もあるが，適切に福祉サービスなどを利用しながら在宅での生活を組み立てていくことが，高次脳機能障害者自身の活動の幅を広げるとともに，家族の介護疲れを軽減するためにも，重要である．

　利用可能なサービスについては，高次脳機能障害の原因およびその方の年齢などにより異なるので，病院の医療ソーシャルワーカー(MSW)や市区町村担当窓口などに相談しながら，制度を上手に利用していくことが大切である．

　主な制度として介護保険と障害福祉サービス(障害者総合支援法)があるが，原則として，40歳以上65歳未満で介護保険の特定疾患(脳血管障害など)に該当，もしくは65歳以上の方で「要介護」，「要支援」と認定された場合は介護保険のサービスが優先される．

　また，高次脳機能障害者が障害福祉サービスを利用する際には，従前は原則として身体障害者手帳または精神障害者保健福祉手帳の取得が必要とされていたところであるが，平成18年4月の障害者自立支援法施行以降は，通知で「医師の診断書等で精神に障害のあることが確認されればサービスの利用が可能」とされている(現行は，平成25年4月より障害者自立支援法から障害者総合支援法に移行している)．

　以下に，高次脳機能障害者が地域で生活していく際に利用することが想定されるサービスについて，その主なものを示す．

a. 居宅で訪問や通所により利用可能なサービス

　高次脳機能障害者が，自宅で利用可能なサービスとしては，介護保険では訪問介護など，障害者総合支援法では居宅介護などがある．これらは，自宅を訪問したヘルパーが，入浴，食事，排泄などの身体介護や調理，洗濯，掃除などの家事援助などを行うものである．高次脳機能障害者の場合，ADLはほぼ自立しているという方が比較的多いので，直接的な身体介護よりも，買い物や調理，掃除といった家事支援を必要とする場面が多い．

　また，自宅から通って利用できるサービスとしては，介護保険では通所介護(デイサービス)や通所リハ(デイケア)など，障害者総合支援法では生活介護や自立訓練(生活訓練)，さらには就労に必要な知識や技能の向上のための訓練を実施する就労移行支援などがある．これらは，そのサービスを提供している事業所に通所して，日中のサービスを利用することとなる．高次脳機能障害者の場合は，これらの施設に通いながら個々の方の障害に応じて，スケジュール帳

などの代償手段の利用や手順書の活用訓練，作業環境の調整などをしながら，その能力の改善と向上を図っていくものである．

さらに，介護保険の短期入所生活介護などと障害者総合支援法の短期入所，いわゆるショートステイについては，自宅で介護する方が病気の場合などに短期間，夜間を含めて入浴，食事，排泄の介護などを行うもので，家族の介護負担を軽減する効果もある．

b. 入所施設を利用するサービス

介護保険では介護老人福祉施設や介護老人保健施設などに入所し，必要な援助を受けることが可能である．

障害者総合支援法では，施設入所については，生活介護や自立訓練（生活訓練）などの日中活動に組み合わせて，障害者支援施設での施設入所支援など（入所施設）の利用が可能となっている．施設入所支援の利用に際しては，地域生活を一層支援するという考え方から，その利用可能な対象者は，障害が一定以上に重度である方や，定められた日中活動の利用に際して地域の社会資源の状況などから通所による利用が困難な方に限られている．

c. その他の制度活用などの支援

認知症，知的障害，精神障害などのために判断能力が不十分な方の権利を擁護するものとして，成年後見制度と日常生活自立支援事業がある．

成年後見制度は，法定後見制度と任意後見制度からなる．このうち，法定後見制度には，本人の判断能力の状況に応じて「後見」，「保佐」，「補助」の3類型があり，家庭裁判所によって選任された成年後見人，保佐人，補助人が，本人の自己決定を尊重しながら，本人を代理して契約などの法律行為をしたり，本人が自分で法律行為をするときに同意を与えたり，本人の同意を得ないでした不利益な法律行為を後から取り消したりすることによって，本人を保護・支援するものである．また，任意後見制度は，本人に十分な判断能力があるうちに，あらかじめ後見の範囲と後見人を定めておくものである．

日常生活自立支援事業は，認知症高齢者，知的障害者，精神障害などのうち，判断能力が不十分な方が地域において自立した生活が送れるよう，利用者との契約に基づき，福祉サービスの利用援助を行うものである．この事業は，各地域の社会福祉協議会が実施しており，福祉サービス利用申請・契約手続き，日常的金銭管理などの支援を行う．

d. 通院医療費の軽減

通院医療費の負担軽減を図るための自立支援医療（精神通院医療）がある．精神通院医療は，精神保健福祉法第5条に規定する精神疾患を有する者で，通院による精神医療を継続的に要する病状にある者に対し，その通院医療に係る自立支援医療費の支給を行うものである．所得状

況に応じて負担上限額が定められており，その額に満たない場合は，1割を負担する．なお，通常は一定所得以上の方は対象外となるが，重度かつ継続の必要性が認められた場合は上限額が設定される．

02 復　職

　復職の場合，当院退院時にあわせて復職する患者もいるが，外来に移行して一定期間のリハビリを受けた後，復職に至るという例が多い．これは，単独で安定して外来へ通うことができるようになってから職場への通勤に移行したほうが，定着が図られやすいためである．

　また，他の障害よりも疲れやすい，集中力の持続時間が短いなどの理由により，出勤当初は休憩が必要となる場合には，リハビリ出勤も考慮すべきである．リハビリ出勤では，初めは職場への行き帰りが単独で行えるかどうかの確認を行うとともに，必要に応じて通勤ラッシュ時を避けるなど，出勤時間の調整も行う．その後，徐々に業務時間や日数を増やし，慣らしていく．

　リハビリ出勤の前後，職場担当者が病院へ来院し，医師，MSWなどの医療スタッフと相談を行い，段階的なリハビリ出勤プログラム（スケジュールなど）を作成していくことがある．本人への業務に関する負荷量などについては，職場の確認があれば，医療機関から助言することもある．リハビリ出勤中，疲労時は休憩をとれるように職場の配慮も必要となる．さらに，公共交通機関を利用し，運転を伴わず通勤できるよう，一緒に通勤経路を考えることもある．

　なお，会社ごとに休職可能期間が異なるため，その期間にあわせて復帰にむけた計画を設定することが重要である．

　しかし，社内規定により，リハビリ出勤が難しい職場もある．その場合，職場と密に連絡をとりながら，復職当初は数時間欠勤しつつも，本人のペースにあわせて徐々にフルタイムに移行していくよう，調整していく．

　本人が従事したことがない職種への配置転換となるなど，訓練が必要と判断される場合には，期間限定で職業訓練を行うことは有効である．当院の患者では，自立支援局の就労移行支援や国立障害者リハビリテーションセンターなどの就労支援施設などを利用中，または利用後に障害者手帳を取得し，同職場内の障害者枠での配置転換を行い復職する方もいる．

　ただし，職場へ復帰するまでの期間が長期となることにより，その間にかかわっていた上司や同僚が異動してしまい，復職が難しくなることもあるので，注意が必要である．

　一律に復職時期，モデルがあるわけではなく，一人ひとりの状況に応じ，オーダーメイドの支援が必要となるのである．

03 復　学

　高次脳機能障害者の復学といっても，復学先は小学校や中学校などの義務教育，高等学校や大学，専門学校などと幅広い．できるだけ，元の学校への復学をめざすことが理想であるが，受傷原因や本人の病態の重症度，学校側の支援体制などによっては，他校や特別支援学校への転校を選択するほうがよい場合もある．

また，高次脳機能障害の症状は一人ひとり異なるため，本人の症状や特性をしっかりと把握し，学校と連携をとりながら調整をすすめることが重要である．

以下，復学調整の際に主に配慮すべき点をあげる．

a. 復学先の選択

まずは，元の学校への復学が可能かどうか確認をする．窓口となる担当職員を確認し，本人の障害状況から必要となる支援をあらいだし，学校側でどの程度の支援を受けられるかなどの確認をすすめる．また，どの学年からの復帰が可能かの確認が必要である．とくに高等教育については，これまで取得した単位やその他の単位取得方法により進級が可能かどうかも確認しておく．

元の学校への復学が難しい場合には，障害状況に関してより理解を得やすく，支援の手厚い学校を選択することも有効である．特別支援学校もその1つと考えられる．しかし，高次脳機能障害者ばかりが在籍しているわけではないため，本人の障害状況をきちんと学校側へ伝えることが重要である．

b. 復学の時期

リハビリ入院の時期が終了し，在宅へ移行する際に復学する例が多い．ただし，本人の状況によっては短時間から開始し，徐々に学校生活に慣れるという配慮も検討すべきである．復学に際しては，元の同級生と一緒の学年で復帰できたほうが，支援が得られやすいであろう．やむをえず学年がずれてしまう場合も，受傷・発症前の交友関係も維持されるよう支援できることが望ましい．

c. 支援者，支援機関

支援者として，まず第一にあげられるのは家族（親など）であろう．しかし，家族だけが支援や介助を背負い込むような状況は避けるべきであり，利用できる支援やサービスを十分に活用できるように，関係者や関係機関へ相談することが重要である．

学校には，担任の先生や学年担当の先生，保健室の先生や養護教諭，校長先生や教頭先生もいる．教育委員会への相談が有効な場合もある．大学などの場合には，ゼミの先生や学生課の職員，医務室や保健室の職員も支援してくれることが多い．また，学生ボランティアが在籍している学校もある．まずは，在籍する学校にどのような支援があるかをよく確認するとよいであろう．

各自治体によって設置されている相談支援事業所にも相談してみるとよい．利用できるサービスの幅が広がる可能性もある．自治体によっては独自に通学支援のサービスを提供しているところもあるので，確認が必要である．また，児童相談所や保健センターなどにも支援に関す

る情報がないか，相談してみるとよいだろう．

　しかしながら，高次脳機能障害者と接した経験がない支援者・支援機関があったり，サービスが少ない場合もあるため，そのような場合には医療機関や高次脳機能障害支援拠点機関と相談しながら，高次脳機能障害についての理解を深められるようなはたらきかけを行ったり，代替となるサービスがないかを模索することも重要である．

d. 具体的な確認事項

　参考までに，確認が必要と思われる項目を列挙する．以下の項目以外にも本人の状況にあわせて支援が必要となる事項があれば，調整を行う．

i. 本人の自立度

　本人は何ができて，何ができないのか．何の支援が必要なのかを把握する．

ii. 体力面・耐久性

　毎日の通学や授業を受けることが可能かどうか．短時間の授業参加が有効か，短時間の場合には単位取得はどのようになるかを確認しておく．

iii. 医学的管理

　合併症はないかどうか．てんかん発作はないか．緊急時の対応方法はどのようにしておくかを決めておく．

iv. 物理的環境整備

　半側空間無視により衝突の危険があるものはないか，本人が混乱しないようにわかりやすい配置になっているか，廊下で迷わないようにわかりやすい掲示がされているか，目印などの配慮，休憩場所の確保など，物理的環境を整備する．

v. 授業での配慮

　ノートテイクが可能かどうか．人員配置が必要かどうか．ICレコーダーなどの使用が可能かどうか．身体麻痺のある場合は体育などの運動機能の配慮はどの程度必要か，などの確認を行う．

vi. 学校生活での配慮

　学校の先生および学生・生徒・児童の障害の理解はどの程度か，障害を学ぶ機会をどのように設定するか，障害に対する配慮事項や支援方法を学ぶ機会をどのように設定するか，休み時間をどのように過ごすか，などについて確認する．

vii. 通学手段・方法

　本人の障害状況にあわせた通学手段・方法を検討する．自家用車での送迎がよいか，通学バスを利用するか，公共交通機関の利用が可能かどうかなど，確認を行う．単独での通学の場合，道に迷ってしまったり，ほかのことに注意がそれてしまって時間どおりに行動できないということも起こりうる．最初はできるだけ家族や支援者が付き添って移動できることが望ましい．徐々に単独で移動できるようになる方もいるので，支援の必要がなくなったら，本人の自立を阻害しないためにも外していく．

D 車の運転

01 運転免許制度

　障害者が運転免許を取得する場合や，運転免許取得後に病気やけがで心身に障害が生じた場合には，直接自動車教習所へ入所したり運転を再開したりする前に，病院や障害者支援施設などで必要に応じたリハビリテーションを受けた後，各都道府県に設置された運転免許試験場で適性相談や臨時適性検査を受ける．そこで，病気については表1に示す免許の拒否，保留に該当するか否かの確認が行われる．この際に，「一定の病気等に係る運転免許関係事務に関する運用上の留意事項に

表1　免許の拒否又は保留の事由となる病気等

1. 道路交通法第90条第1項第1号イの政令で定める精神病は，統合失調症（自動車等の安全な運転に必要な認知，予測，判断又は操作のいずれかに係る能力を欠くこととなるおそれがある症状を呈しないものを除く．）とする．
2. 道路交通法第90条第1項第1号ロの政令で定める病気は，次に掲げるとおりとする．
   - 一　てんかん（発作が再発するおそれがないもの，発作が再発しても意識障害及び運動障害がもたらされないもの並びに発作が睡眠中に限り再発するものを除く．）
   - 二　再発性の失神（脳全体の虚血により一過性の意識障害をもたらす病気であって，発作が再発するおそれがあるものをいう．）
   - 三　無自覚性の低血糖症（人為的に血糖を調節することができるものを除く．）
3. 道路交通法第90条第1項第1号ハの政令で定める病気は，次に掲げるとおりとする．
   - 一　そううつ病（そう病及びうつ病を含み，自動車等の安全な運転に必要な認知，予測，判断又は操作のいずれかに係る能力を欠くこととなるおそれがある症状を呈しないものを除く．）
   - 二　重度の眠気の症状を呈する睡眠障害
   - 三　前二号に掲げるもののほか，自動車等の安全な運転に必要な認知，予測，判断又は操作のいずれかに係る能力を欠くこととなるおそれがある症状を呈する病気

［道路交通法施行令第33条の2の3より引用］

表2　一定の病気に係る免許の可否等の運用基準

1. 統合失調症
2. てんかん
3. 再発性の失神
   - 反射性（神経調節性）失神
   - 不整脈を原因とする失神
   - その他特定の原因による失神（起立性低血圧等）
4. 無自覚性の低血糖症
   - 薬剤性低血糖症
   - その他の低血糖症（腫瘍性疾患，内分泌疾患，肝疾患，インスリン自己免疫症候群等）
5. そううつ病
6. 重度の眠気の症状を呈する睡眠障害
7. その他の精神障害（急性一過性精神病性障害，持続性妄想性障害等）
8. 脳卒中（脳梗塞，脳出血，くも膜下出血，一過性脳虚血発作等）
9. 認知症
   - アルツハイマー型認知症，血管性認知症，前頭側頭型認知症（ピック病）及びレビー小体型認知症
   - その他の認知症（甲状腺機能低下症，脳腫瘍，慢性硬膜下血腫，正常圧水頭症，頭部外傷後遺症等）
10. アルコールの中毒者

［警察庁運転免許課通達より引用］

表3　脳卒中

8　脳卒中（脳梗塞，脳出血，くも膜下出血，一過性脳虚血発作等）（令第33条の2の3第3項第3号関係）
(1)慢性化した症状
　　見当識障害，記憶障害，判断障害，注意障害等は「認知症」，運動障害（麻痺），視覚障害（視力障害等）及び聴覚障害については「身体の障害」に係る規定等に従うこととする．
(2)発作により生ずるおそれがある症状
　ア　脳梗塞等の発作により次の障害のいずれかが繰り返し生じている場合については，拒否又は取消しとする．
　　(ア)意識障害，見当識障害，記憶障害，判断障害，注意障害等（認知症に相当する程度の障害に限る．）
　　(イ)運動障害（免許の取消事由に相当する程度の障害に限る．）
　　(ウ)視覚障害等（免許の取消事由に相当する程度の障害に限る．）
　イ　アを除き，過去に脳梗塞等の発作でアに掲げる障害のいずれかが生じたことがある場合については，以下のとおりとする．
　　(ア)医師が「「発作おおそれの観点から，運転を控えるべきとはいえない」（以下8において「免許取得可能」という．）とまではいえない」旨の診断を行った場合には拒否又は取消しとする．
　　(イ)以下のいずれかの場合には6月の保留又は停止とする．（医師の診断を踏まえて，6月より短期間の保留・停止期間で足りると認められる場合には，当該期間を保留・停止期間として設定する．）
　　　a　医師が「6月以内に，免許取得可能と診断できることが見込まれる」旨の診断を行った場合
　　　b　医師が「6月以内に，今後x年程度であれば，免許取得可能と診断できることが見込まれる」旨の診断を行った場合
　　　　上記a及びbの場合には，保留・停止期間中に適性検査の受検又は診断書の提出の命令を発出し，
　　　①適性検査結果又は診断結果が上記ア及びイ(ア)の内容である場合には拒否又は取消しとする．
　　　②以下のいずれかの場合にはさらに6月の保留又は停止とする．（医師の診断を踏まえて，6月より短期間の保留・停止期間で足りると認められる場合には，当該期間を保留・停止期間として設定する．）
　　　　i　「結果的にいまだ免許取得可能と診断することはできないが，それは期間中に○○といった特殊な事情があったためで，さらに6月以内に免許取得可能と診断できることが見込まれる」旨の内容である場合
　　　　ii　「結果的にいまだ，今後x年程度であれば免許取得可能と診断することはできないが，それは期間中に○○といった特殊な事情があったためで，さらに6月以内に，今後x年程度であれば免許取得可能と診断できることが見込まれる」旨の内容である場合
　　　③その他の場合には拒否等は行わない．
　　(ウ)その他の場合には拒否等は行わない．
　　(エ)「今後x年程度であれば，免許取得可能」旨の診断を行った場合（上記イ(ウ)に該当）については，一定期間(x年)後に臨時適性検査を行うこととする．
(3)本基準については，脳動脈瘤破裂，脳腫瘍等についても準用する．

ついて」で可否などの運用基準（表2）が定められている．脳卒中の場合は表3，頭部外傷後遺症の場合には表4に示された運用基準に従って病気の症状の確認が行われ，必要に応じて主治医の診断書の作成を求められる．また，免許の種類や障害内容に応じて視力，運動能力などの適性試験（表5）が行われ，運転免許の拒否や保留，可のときには免許の条件の有無が決定される．免許行政を所管する警察庁[1]によると，運転免許の拒否，取り消しなどを受ける要件に該当しているか否かは，あくまでもそれぞれの方について個別に都道府県公安委員会が判断すべきこととされている．

たとえば，免許取得後に外傷性脳損傷となった方が，管轄の運転免許試験場で免許の拒否などに該当する症状が伴わないと判断されると，シミュレータを使い検査が行われる．検査は，視覚性注意と運動障害の両方について行われ，前方の画面に道路を走行している場面が映し出され，その中で点灯するランプに気づいたら反応する課題や，ハンドルを操作する課題，アクセルペダルからブレーキペダルへの踏み替え操作の課題などが行われる．

検査に問題がなければ，免許の種類や条件の変更をすることなく，従前と同様の方法で運転が許

表4 認知症

9 認知症（法第90条第1項第1号の2及法第103条第1項第1号の2関係）
(1)省略
(2)その他の認知症（甲状腺機能低下症，脳腫瘍，慢性硬膜下血腫，正常圧水頭症，頭部外傷後後遺症等）
　ア　医師が「認知症について回復の見込みがない」又は「認知症について6月以内に回復する見込みがない」旨の診断を行った場合には，拒否又は取消しとする．
　イ　医師が「認知症について6月以内に回復する見込みがある」旨の診断を行った場合には，6月の保留又は停止とする．（医師の診断を踏まえ6月より短期間の保留・停止期間で足りると認められる場合には，当該期間を保留・停止期間として設定する．）
　　保留・停止期間中に適性検査の受検又は診断書の提出の命令を発出し，
　　①適性検査結果又は診断結果が「認知症について回復した」旨の内容である場合には拒否等を行わない．
　　②「結果的にいまだ回復した旨の診断はできないが，それは期間中に〇〇といった特殊な事情があったためで，さらに6月以内にその診断を行う見込みがある」旨の内容である場合にはさらに6月以内の保留又は停止とする．
　　③その他の場合には拒否又は取消しとする．
(3)省略

[警察庁運転免許課通達より引用]

表5 適性試験

科目	合格基準
視力	1　大型免許，中型免許，牽引免許，第二種免許は，視力が両眼で0.8以上，かつ，一眼でそれぞれ0.5以上（矯正視力を含む） 2　原付免許，小型特殊免許は，視力が両眼で0.5以上，一眼が見えない者は他眼の視野が左右150度以上で，視力が0.5以上（矯正視力を含む） 3　その他の免許は，視力が両眼で0.7以上，かつ，一眼でそれぞれ0.3以上（矯正視力を含む），一眼の視力が0.3に満たない者もしくは一眼が見えない者は他眼の視野が左右150度以上で，視力が0.7以上（矯正視力を含む）
色彩識別能力	赤色，青色及び黄色の識別ができること
深視力	大型免許，中型免許，牽引免許，第二種免許は，三桿法の奥行知覚検査器により2.5mの距離で3回検査し，その平均の誤差が2cm以下
聴力	1　大型免許，中型免許，普通免許，大型特殊免許，牽引免許，第二種免許は，両耳の聴力（補聴器により補われた聴力を含む）が10mの距離で，90デシベルの警音器の音が聞こえるもの（平成28年4月1日施行） 2　1に定めるもののほか，普通免許は，両耳の聴力が10mの距離で，90デシベルの警音器の音が聞こえるものではないが，特定後写鏡を使用すべき条件を付すことにより当該普通自動車の安全な運転に支障を及ぼすおそれがないと認められること
運動能力	1　体幹の機能に障害があって腰をかけていることができないもの．四肢の全部を失ったもの，または，四肢の用を全廃したもの 2　自動車等の安全な運転に必要な認知または操作のいずれかに係る能力を欠くこととなる四肢または体幹の障害があるが，免許の条件を付すことにより安全運転に支障を及ぼすおそれがないと認められること

[道路交通法施行規則第23条より抜粋]

可される．右片麻痺者は，既存のアクセルペダルの操作が困難なため「AT車に限る．左アクセルに限る」の条件が，左片麻痺者は，クラッチペダルの操作が困難なため「AT車に限る」の条件が，それぞれ免許証へ記載され再び運転することが許可される．

なお，入院などで運転免許証の有効期限内に更新をしなかったときは，その効力を失う（表6）．
重要な点は，病気やけがを理由に失効した場合で更新を希望する場合には，退院後1ヵ月を経過し

表6 免許証の失効に関する事項

ア 失効日から6か月を経過しない場合
　失効日から6か月を経過しない期間内であれば，免許試験のうち，技能試験及び学科試験が免除されます．
　なお，やむを得ない理由により免許証の更新を受けなかった方が，失効後6か月を経過しない期間内に免許を再取得した場合には，失効した免許を受けていた期間を，継続して免許を受けている期間に含むこととなります．これにより，過去の運転経歴が基準に適合したものであれば，優良運転者又は一般運転者とされます．
　やむを得ない理由として認められるもの
　1. 海外旅行，災害.
　2. 病気にかかり，又は負傷したこと.
　3. 法令の規定により身体の自由を拘束されていたこと.
　4. 社会の習慣上又は業務の遂行上やむを得ない用務が生じたこと.
イ 失効日から6か月を経過し，3年を経過しない場合
　海外旅行，災害等一定のやむを得ない理由のため，上記アの期間内に試験を受けることができなかった場合には，当該事情がやんでから1か月を経過しない期間内であれば，免許試験のうち，技能試験及び学科試験が免除されます．
　なお，その場合には，失効した免許を受けていた期間を，継続して免許を受けている期間に含むこととなります．これにより，過去の運転経歴が基準に適合したものであれば，優良運転者又は一般運転者とされます．
ウ 失効日から6か月を経過し，1年を経過しない場合　　省略
エ 失効日から3年を経過した場合　　省略

　更新期間内に免許証の更新をしなかった場合，免許は失効しますので，新たに免許を取得する必要があります．免許を取得する際は，申請者の住所地公安委員会に申請してください．
　失効してからの期間によっては，免許の取得の際，免許試験の一部が免除されます（道路交通法第97条の2第1項第3号又は第4号）．
［警察庁：有効期間満了により免許が失効した場合〈http://www.npa.go.jp/annai/license_renewal/japan.html〉（2016年7月参照）より抜粋］

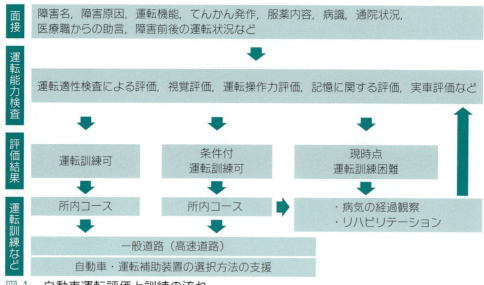

図1　自動車運転評価と訓練の流れ

ない期間内に運転免許試験場へ行き，更新手続きを行う必要があるということである．もし，諸事情によって1ヵ月を経過しない期間に手続きができないときは，試験場に電話をしてその理由を説明し，免許更新について相談することが賢明である．無条件で3年間は学科試験，技能試験を免除で更新できるわけではない．

過去に，病院を退院して更新手続きへ行ける状況にもかかわらず，障害者支援施設や病院へ通っていることを理由に，自分の判断で失効してから2年後に更新手続きを行ったところ，新たに免許を取得しなければならなくなった例がある．

02 運転評価と運転訓練の流れ

当センターの運転再開にむけた支援は，主に自立支援局(障害者支援施設)の利用者を対象に実施しており，定員に空きがある場合には，当センター病院の入院患者，在宅の肢体不自由者も対象としている．運転評価と訓練の流れは，図1に示すとおり，初めに面接を行い，障害名，障害原因，運動機能の状態，てんかん発作の有無(最終発作日)，服薬の内容，病識，入院や通院をしている医療職から運転再開に関する助言などについて確認する．次に運転能力の的確な把握を目的に，運転能力検査という呼称を使い，運転評価を行う．内容としては，運転免許試験場や教習所で行われている一般的な運転適性検査機器を使った評価，当センター独自に障害特有の事象を評価する目的で視覚の評価，運転操作力測定器を使った操作力と操作の円滑さの評価，検査の内容・道順・助言事項の振り返りによる運転に必要な記憶に関する評価，実車を使った所内コースでの運転基礎感覚の評価を実施して総合的に運転能力を判断している．この結果をもとに個人ごとの支援計画を策定し，その内容を本人に説明し，同意を得たうえで支援を行っている．

支援としては，「運転訓練が可能」，「条件付で運転訓練が可能」，「現時点は運転訓練が困難」に区分する．運転訓練が可能な方は，運転再開にむけて所内コースの課題から一般道路の課題を行い，自動車と運転補助装置の選択方法の支援を行う．条件付で運転訓練が可能な方は，所内コースの課題が一定の時限内に安定した場合は一般道路の訓練を行うが，安定しない場合は，訓練を中断して現時点では運転を控えるように助言する．運転訓練が困難な方も，高次脳機能障害程度の改善や，てんかん発作の状態などが安定するまでは運転を控えるように助言している．訓練可否の判断は実車による評価が主となるが，その他の評価から訓練の見通し，留意点などを明らかにする．

平成22年4月から平成27年3月までの5年間に脳卒中，外傷性脳損傷，その他の脳疾患障害によって運転訓練を希望した434名のうち，実車による評価から「訓練が可能，条件付訓練が可能」は341名(78.6％)，「訓練が困難」は93名(21.4％)であった．

なお，平成26年1月から医療機関で行われているTMT-A，TMT-B検査を行っている．検査を受けた脳卒中患者142名について「訓練が可能，条件付訓練が可能」(1群)と「訓練が困難」(2群)で所要時間の関連性を調べた．1群は125名，平均年齢54.3±10.6歳，TMT-Aの平均時間119±43.4秒，TMT-Bの平均時間170±86.1秒であり，2群は17名，平均年齢48.9歳±12.8，TMT-Aの平均時間233±71.3秒，TMT-Bの平均時間367±193.7秒であった．1群と2群間の所要時間の差が統計的に有意かを確かめるためにt検定を行った結果，TMT-Aは$t(18)=6.01$，$p<0.01$，TMT-Bは$t(11)=4.01$，$p<0.01$でありA，Bともに所要時間の差に有意差がみられた．

03 運転評価の内容

a. 運転適性検査機器による評価

i. 警察庁方式運転適性検査 K-2

教習所で運転者教育に用いられるペーパー検査の1つで,基本的能力,素質をみる目的で状況判断力,行動の内容,精神安定度を評価して運転適性を5段階で判定する.

ii. 警察庁方式 CRT 運転適性検査

応用的動作能力をみる反応検査で,コンピュータの画面に表示される課題への反応時間や正確さを見ることで,反応動作の速さ,精神緊張の維持,注意の配分などを評価して運転適性を5段階で判定する.

b. 視覚の評価

視力や色覚以外に,視野検査器を使い左眼,右眼それぞれ水平方向,垂直方向,左斜め方向,右斜め方向の8方向を0〜100度の間で測定し視野の状態を評価する.損傷部位によっては視野障害が起こることがあるため視野評価は必須である.

過去の事例から,結果として運転中に注意の範囲が狭く,他の自動車や障害物を見落としやすい原因は,①同名半盲がある,②半側空間無視がある,③①と②の両方がある場合の3つであり,原因によって見落とす頻度が異なるものの,見落としが起きやすい症状は同様であるため,できるだけ運転は控えたほうがよい.

当センターで運転を控えたほうがよい場合の助言として,次の3つの方法を行っている.①ペーパー検査(警察庁方式運転適性検査 K-2)終了後に,課題に気づかず飛ばした箇所があるときには具体的にその場所を示して,B5サイズの検査用紙を使った検査の範囲で見落としがある現状を説明する.②自動車の運転席に乗車後,正面に止まっている他の自動車や信号機を注視した状態で,自動車の前を左または右側から職員が横断してきたときに,目を左右へ動かさずにどの時点で視認できるか,実際に見える範囲を確認して現状を説明する.③障害後,混雑した街中を歩いているときや自転車に乗車しているときに,他の人や物と接触した経験や頻度を聞いて,見落としがある現状を説明する.なお,注意の範囲が狭い方には,あわせて自転車の運転もできるだけ控えるように助言している.

c. 運転操作力測定器による評価

測定器を取りつけた模擬運転装置を使って,アクセルペダルとブレーキペダルの操作力や円滑さを評価する(表7).

表7 アクセル，ブレーキ操作力などの評価表

検査項目	測定値等	判定	判定の目安
ブレーキの最大踏力	N	良・否	300N以上で良(Nの単位はニュートン)
ブレーキの持続踏力	N	良・否	約100Nを目標として30秒間踏み続け安定して100Nの値を保つことができれば良
アクセルペダルからブレーキペダルへの踏み替え反応時間	秒	良・否	アクセルペダルを操作した状態からブレーキペダルへ踏み替えた時の反応時間を10回測定し，平均時間0.6秒以下で良
ブレーキペダルの踏む位置	一定の位置を安定して踏める	良・否	踏み替え反応時間を測定中に，次の①～④の行為がなければ良 ①ブレーキペダルを踏み外す ②ブレーキペダルに足部が引っかかる ③ブレーキペダルとアクセルペダルを同時に踏む ④ブレーキペダルを踏む位置が不安定
アクセルペダルの踏む位置	一定の位置を安定して踏める	良・否	踏み替え反応時間を測定中に，次の①～④の行為がなければ良 ①アクセルペダルを踏み外す ②アクセルペダルを踏み直す ③アクセルペダルとブレーキペダルを同時に踏む ④アクセルペダルを踏む位置が不安定

※判定に「否」の項目がある場合は，①機能回復訓練を受ける．②自動車や運転補助装置の選択を適切に行う．③義肢や装具を使用する．④運転方法を変更するなど解決策の検討が必要．

　最終的には運転免許試験場で行う適性相談で運転操作方法は決定されるが，実際に運転をしたときにもっとも安全な操作方法を見極める目的で実施している．過去の事例では，右下肢に不全麻痺のある方が右下肢操作の運転を許可されたが，測定器による評価で踏力と持続力に問題はないものの，踏み替え反応時間が遅く，踏む位置の不安定がみられた．また，所内コースの運転場面でもアクセルとブレーキペダルを踏み外したり，ペダルの踏む位置を確認しようと何度も足元を見て脇見運転になったりするなど危険なため，再度，適性相談を受けて「左アクセル」の免許条件に変更した例がある．

d. 記憶に関する評価

　運転適性検査や実車を使った評価を実施中に，1つ前に行った検査の内容を覚えているか，一度に2つ先のコース指示をして2つ目の曲がる方向を覚えているか，通過した道順や助言事項を覚えているかを質問して運転に必要な記憶の状態を評価する．

e. 実車による評価

　所内コースで自動車を運転したときの運転内容について運転基礎感覚評価表(表8)[2]に基づいて評価し，今後，運転訓練の実施が可能な状態であるかの見極めを行う．評価項目は，運転免許取得者なら誰でもできる基礎的な課題として構成され，①発進と駐車，②合図，③安全確

表 8　運転基礎感覚評価表

	評価項目	評価の課題（観察事項）	年　　　月　　　日		
			得点	合計	判定
1	発進・駐車	①前進・後退及び駐車のための操作は安全，円滑にできるか（操作の仕方は分かるか，ブレーキペダルを操作してからチェンジレバーを操作しているか，駐車ブレーキ，チェンジレバーの操作を忘れていないかを観察する）	0 1	点	0点　不合格 1点　合　格
2	合図	②発進・駐車時に合図を出しているか（発進や駐車をする前に合図を出すかを観察する）	0 1		1点以下　不合格 2点以上　合　格
		③右左折時に合図を出しているか（合図時機の良否ではなく，合図の出し忘れはないかを観察する）	0 1		
		④進路変更時に合図を出しているか（合図時機の良否ではなく，合図の出し忘れはないかを観察する）	0 1	点	
3	安全確認・範囲	⑤発進時，目視またはミラーで安全確認をしているか（安全確認を忘れないか，発進直前に確認しているかを観察する）	0 1		1点以下　不合格 2点以上　合　格
		⑥交差点で左右の安全確認をしているか（左右の安全確認を忘れないか，見通しの悪い交差点で確認しているか，右折・右カーブ時に右方を，左折・左カーブ時に左方を目視で見ているかを観察する）	0 1		
		⑦前方を注視の状態で左横，右横を注意することができるか（前方注視の状態で左側及び右側にある標識ポール等と，運転している自動車の前端，または，運転席と合わせることができるかを観察する）	0 1	点	
4	走行位置感覚	⑧常時，左側通行ができるか（特に，右左折や狭路通過後に右側通行をしないか観察する）	0 1		3点以下　不合格 4点以上　合　格
		⑨道路左端に駐車することができるか（ミラーは使用せず前方注視の状態で，脱・接輪をしないで寄れるかを観察する）	0 1		
		⑩道路の左端を約30 km/h以上の速度で直進走行することができるか（ミラーは使用せず前方注視の状態で，車が左右へふらつかず，脱・接輪をしないで左端を直進できるかを観察する）	0 1		
		⑪左側及び右側の障害物と間隔を保つことができるか（前方注視の状態で立体障害物の横を通過する時に，直近，1 m，2 mの間隔が保てるかを観察する）	0 1		
		⑫右左折，カーブの走行位置は安定しているか（大回り・小回りをしないか，同じ場所の曲進路で走行位置が大きく乱れないかを観察する）	0 1		
		⑬右左折時に進路変更をしているか（進路変更することを忘れていないか，合図をする前に進路を変えていないかを観察する）	0 1		
		⑭進路変更後に安定した進路を保つことができるか（寄り幅は安定しているか，走行位置を保てるか，ふらつかないかを観察する）	0 1	点	

次ページへ続く　　　　　　　　　　　　　　　　　　　　　　　　　　　［文献2より引用］

表8 運転基礎感覚評価表(続き)

5	走行速度	⑮走行場所に応じてメリハリのある速度で走行することができるか (低速走行をしてないか,直線路で加速するか,右左折・カーブ・狭路へ進入するときに減速の遅れはないか,速度を保てるかを観察する)	0 1	点	0点 不合格 1点 合格

総合判定
各評価項目について,「はい」は1点,「いいえ」は0点として加算する.
合格した評価項目の合計個数によって5段階に判定する.
1項目以下:最重度　　2項目:重度　　3項目:中等度　　4項目:軽　度　　5項目:問題なし

運転基礎感覚評価を行うにあたっての注意事項
1. 評価の対象者
(1)著しい高次脳機能障害がない者
(2)日常生活動作がおおむね自立している者
(3)評価課題の説明が理解できる者
2. 得点について
(1)評価項目に問題があって,指導や助言を行ったが1時限以内に改善されなかった場合は0点とする.
(2)評価項目に問題がない場合,または,評価項目に問題があっても指導や助言により1時限以内に改善された場合は1点とする.
3. 注意事項
評価は所内コースで行い,運転の上手さ,または技能試験の採点基準に基づいて観察するのではなく,その行為ができるか,できないかを客観的に評価する.

[文献2より引用]

認と範囲,④走行位置感覚,⑤走行速度の5項目である.各課題が履行できるか否かを評価し,総合判定を1〜5段階で判定する.過去の事例から運転訓練可や条件付運転訓練可となった方は,3項目(中等度)以上の判定を受けた方で,2項目以下(重度)の場合には,訓練を行っても運転者として自立できるまで効果がみられず訓練中止や運転訓練が困難な方が多い.

i. 発進・駐車

　　発進と駐車を自主的に円滑に行えるかを評価する.「発進してください」とだけ指示をしたときに,エンジンをかけた後にブレーキペダルを踏み,チェンジレバーを操作し,駐車ブレーキを解除する一連の操作が円滑に行えるかを確認する.
　　障害によっては,操作の手順に一貫性がなくその都度異なる,エンジンをかけたりブレーキペダルを踏んだりせずにチェンジレバーを操作する,駐車ブレーキを解除せずに発進しようとすることなどがある.同様に「駐車してください」とだけ指示をしたときに,チェンジレバー,駐車ブレーキを操作してエンジンを停止し,キーをOFFの位置まで戻すかを確認する.障害によっては,エンジンを先に止める,駐車ブレーキの操作をしない,キーをOFFの位置まで戻さないことなどがある.

ii. 合　図

　　発進や駐車時,右左折や進路変更時に必要な合図について,正しい方向へ方向指示器を操作し合図を出しているかを評価する.留意点としては,免許取得者の多くは道路交通法

に定められた合図の時機よりも遅く出す傾向があるため，合図時機の評価は行わず，各行為を行う前に合図を出しているかを確認する．

障害によっては，発進や駐車時，右左折時，進路変更時に合図を出さない，右左折時に指示した方向と反対方向へ合図を出して，そのまま反対方向へ曲がったり，反対方向へ合図を出して指示した方向へ曲がったりすることなどがある．

右手に障害がある方の合図を評価するときは，左手操作用の方向指示器を使用して行うが，操作方法は既存の方向指示器と同様に，これからハンドルを回す方向へレバーを操作する簡単な構造ですぐに習熟することが可能なため，仮に合図を出さずに右左折したときは操作上の問題ではなく，障害によって起こる問題と判断すべきである．

iii. 安全確認・範囲

発進時，交差点の通過時，曲がり角やカーブを走行時，前方を注視した状態で左右の障害物を認知する課題を通して安全確認と範囲を評価する．具体的には発進する直前に目視またはドアミラーで後方を確認する，交差点で適切な時機に左右確認する，曲がり角やカーブの手前で進行する方向を確認する，正面の目標物を注視した状態で道路の左側および右側に設置された標識ポールと運転席の位置を誤差なくそろえることができるか否かで注意の範囲を確認する．

障害によっては，後方確認をせずに発進する，発進してから後方確認をする，交差点で特定の方向を確認しない，曲がり角やカーブで進行方向をまったく見ない，見通しの悪い交差点に気づかず左右を確認しない，一度に2つ先のコースを指示したときに，その途中にある見通しの悪い交差点に気づかず左右を確認しない，道路脇に設置された標識ポールと運転席をそろえる課題で，同名半盲がないのに大きく通り過ぎることなどがある．

iv. 走行位置感覚

直進路や曲進路の走行位置，駐車時の停止位置，センターラインまたは道路の左端に寄せたときの走行位置，自転車に見立てた立体障害物との側方距離，進路変更の課題などを通して走行位置感覚を評価する．具体的には，あらかじめ左車線の中央を走行するように指示しておき直進路や曲進路で中央を走行する，常に道路の左側を走行する，センターラインや左側の縁石に接触することなく位置を保って走行する，右左折時に必要な進路変更ができるかを確認する．

障害によっては，右左折後の右側通行に気づかない，直進路や曲進路で著しい右寄りを走行する，曲進路で左車線から左右へはみだす，駐車時に脱輪する，駐車時に自動車が右向きになる，立体障害物との側方距離が指示した距離よりも狭くなる，走行位置に一貫性がない，進路変更後に走行位置を保てなくなることなどがある．

v. 走行速度

コース内で走行場所に応じた速度の選択を自主的に行えるかを評価する．具体的には，

直進路と曲進路の速度のメリハリ，速度の安定性，狭路通過や後退誘導時の速度選択，曲がり角やカーブの手前で曲進路に応じた減速ができるかを確認する．

障害によっては，常に低速で走行する，直線路で速度を保てない，速度に一貫性がない，狭路や後退の速度に速過ぎや遅過ぎがある，カーブへの進入速度が速くカーブの途中で制動することなどがある．

なお，運転基礎感覚の評価は，障害によって運転の基礎となる行動と感覚に問題点が生じていないかを重点としている．しかし，運転訓練の最終的な目的は，道路で運転する際に交通事故や違反がなく安全に運転する習慣を体得することにあるため，基礎感覚とあわせて運転内容の評価も行っている．評価は，道路交通法に従った運転方法ができているかで判断し，止まれの標識がある場所の停止と確認の仕方，右左折や進路変更の合図時機と確認の仕方，見通しの悪い場所の確認の仕方，狭路と後退誘導の円滑さを見る．また，障害によって運転方法が変わった場合，運動失調がある場合には操作の円滑さも評価して訓練時限数の見通しを立てる．

04 運転評価の例

a. 運転訓練が可能な例

i. 年齢，性別など

40歳代，男性，1年7ヵ月前にくも膜下出血を発症，高次脳機能障害（記憶障害，注意障害），麻痺はなし，障害等級3級，臨時適性検査は受検済み，復職にむけて就労支援センターを利用中である．

ii. 運転評価結果

1) trail making test

TMT-A 86秒，TMT-B 105秒

2) 運転適性検査器による評価

a) 警察庁方式運転適性検査 K-2（ペーパー検査）

同一年代と比較したときの総合判定値は5段階判定の「3」の値で，「自動車の運転作業につくことは支障ない」．評価項目別では，動作の速さ，感情高揚性，攻撃性，非協調性にやや問題がみられる．

b) 警察庁方式CRT運転適性検査（画面表示に反応する機械検査）

同一年代と比較したときの総合判定値は5段階判定の「4」の値で，「行動機能は優れている」．評価項目別では，状況処理の巧みさにやや問題がみられる．

3) 視覚の評価

視野，視力，色覚は問題なし．

4) 運転操作力測定器による評価

ハンドルは両手で操作，アクセルペダルとブレーキペダルは右足で操作した．各操作は円滑で，操作力，反応時間，持続力は問題なし．

5) 記憶に関する評価

少し前に行った検査課題を覚えていない．一度に2つ先までのコース指示を行うと，2つ目の曲がる方向を覚えていないことがあり，やや問題あり．

6) 実車による評価（所内コース）

運転基礎感覚は，「安全確認・範囲」の評価項目が不合格，その他の4項目は合格で軽度の問題あり．

運転内容は，左折や左カーブで大回りをする．障害物との側方間隔について指示した距離を正確に保てない．走行コースの道順に気をとられると，見通しの悪い交差点に気づかず左右の安全確認をしない．「止まれ」の標識に気づかない．

iii. 総合所見

視覚と運転操作力は問題なし．運転適性検査器による評価では，動作の速さ，感情高揚性，攻撃性，非協調性，状況処理の巧みさの項目にやや問題がみられるものの，全体的にはおおむね良好な結果である．

しかし，実車による評価では，交通状況に正しく対応しようとすると，コース指示を忘れることがあり，反対にコース指示を間違えないようにすると，見通しの悪い交差点に気づかない，止まれの標識に気づかないことがある．1つのことに注意すると，もう1つのことに対する注意が不足する傾向がみられる．また，左折や左カーブが大回りで，障害物との側方距離の感覚にやや誤差がみられる．

したがって，道順を覚えておく負荷などを減らすことで一般道路を安全に運転すること（運転の範囲を既知の道路に限定することを想定），車両感覚の改善することを目標に運転訓練を行う．

b. 条件付で運転訓練が可能な例

i. 年齢，性別など

40歳代，男性，1年3ヵ月前にくも膜下出血を発症，高次脳機能障害（記憶障害，注意障害，遂行機能障害，社会的行動障害），四肢体幹失調あり，障害等級2級，臨時適性検査は受検済み，復職にむけて就労支援センターを利用中である．

ii. 運転評価結果

1) trail making test
TMT-A 146秒，TMT-B 166秒

2) 運転適性検査器による評価
a) 警察庁方式運転適性検査 K-2(ペーパー検査)
同一年代と比較したときの総合判定値は5段階判定の「3」の値で，「自動車の運転作業につくことは支障ない」．評価項目別では，状況判断力，動作の速さにやや問題がみられる．

b) 警察庁方式 CRT 運転適性検査(画面表示に反応する機械検査)
同一年代と比較したときの総合判定値は5段階判定の「2」の値で，「行動機能はやや劣る」．評価項目別では，反応動作の速さ，適度な精神緊張の維持，注意配分，状況処理の巧みさに問題がみられる．

3) 視覚の評価
視野，視力，色覚は問題なし．

4) 運転操作力測定器による評価
ハンドルは両手で操作，アクセルペダルとブレーキペダルは右足で操作した．各操作について操作力，持続力は問題なし．ただし，アクセルペダルからブレーキペダルへの踏み替え反応時間がやや遅く(0.75秒)，足元を確認することがある．

5) 記憶に関する評価
少し前に行った検査課題を覚えていない．一度に2つ先までのコース指示を行うと，2つ目の曲がる方向を覚えていないことがあり，やや問題あり．

6) 実車による評価(所内コース)
運転基礎感覚は，「合図」，「走行速度」の評価項目が不合格，その他の3項目は合格で中等度の問題あり．
運転内容は，右左折時に進路変更をしない，進路変更の合図を出さない，合図時機が遅い，直進路を時速15km以下で走行する，右左折後にハンドルを戻し遅れてふらつく，加減速が不円滑で，ペダルを踏むときに足元を見て脇見運転になる．

iii. 総合所見

視覚は問題なし．運転適性検査による評価では，状況判断力，動作の速さ，適度な精神緊張の維持，注意配分，状況処理の巧みさにやや問題があって注意力の低下がみられる．運転操作力測定器による評価では，四肢体幹失調が原因でアクセルからブレーキへの踏み替え反応時間の遅れと，足元を確認する行為がみられる．実車による評価では，注意力と

遂行機能の低下，失調などによって速度選択の不良，合図や進路変更の忘れ，コース指示の忘れ，右左折後のふらつき，脇見運転があって不安全な運転内容である．

　したがって，所内コースで高次脳機能障害と四肢体幹失調に伴う問題点の減少を目標に10時限の訓練を行う．この間に改善がみられない場合は訓練を中断し，改善がみられたときは，引き続き一般道路での訓練を行い運転内容の確認と危険を予測した運転方法の体得を目標に訓練を行う．

c. 現時点は運転訓練が困難な例

i. 年齢，性別など

　50歳代，男性，2年前に脳梗塞を発症，左片麻痺，高次脳機能障害(左半側空間無視，注意障害，作動記憶障害)，障害等級2級，臨時適性検査は未受検，復職にむけて就労支援センターを利用中である．

ii. 運転評価結果

1) trail making test

　TMT-A 167秒，TMT-B 197秒

2) 運転適性検査器による評価

a) 警察庁方式運転適性検査 K-2(ペーパー検査)

　同一年代と比較したときの総合判定値は5段階判定の「3」の値で，「自動車の運転作業につくことは支障ない」．評価項目別では，状況判断力，動作の正確さ，衝動抑止性にやや問題がみられる．特筆すべき事項として，用紙の左側の課題に記入漏れがある．

b) 警察庁方式 CRT 運転適性検査(画面表示に反応する機械検査)

　同一年代と比較したときの総合判定値は5段階判定の「2」の値で，「行動機能はやや劣る」．評価項目別では，反応動作の速さ，注意配分，状況処理の巧みさに問題がみられる．特筆すべき事項として，画面上の不特定の位置に表示される刺激に反応する課題で，左側の刺激に対して反応の遅れがある．

3) 視覚の評価

　視野，視力，色覚は問題なし．

4) 運転操作力測定器による評価

　ハンドルはノブ型旋回装置を使用し右手で操作，アクセルペダルとブレーキペダルは右足で操作した．各操作は円滑で，操作力，反応時間，持続力は問題なし．

5）記憶に関する評価

問題なし．一度に 2 つ先までのコース指示を行うと，2 つ目の曲がる方向を忘れることが時々ある．

6）実車による評価（所内コース）

運転基礎感覚は，「発進・駐車」，「安全確認・範囲」，「走行位置感覚」の評価項目が不合格，その他の 2 項目は合格で重度の問題あり（表 9）．

運転内容は，左折が大回りでセンターラインを超過，狭路内で左後輪を脱輪，平行に駐車する課題ですべて右向き，左後方へ後退で駐車する課題で左後輪を脱輪する．

iii. 総合所見

視覚，運転操作力，記憶に関する評価は問題なし．運転適性検査による評価では，左半側空間無視の傾向が顕著にみられる．具体的には，ペーパー検査で左側の見落とし，画面の左側へ表示される刺激に反応が遅れる現象がある．実車評価でも，発進と駐車の不円滑，安全確認と範囲の不適切，走行位置の不良があって著しく不安全な運転内容である．

したがって，現時点で運転訓練を行うことは困難なため，機能回復訓練や社会生活の中で高次脳機能障害の程度を改善することを優先したほうがよいと判断される．

05 運転訓練の内容

訓練に使用する自動車は，障害に応じた運転補助装置の取りつけられた訓練車を使用し，安全確保のための補助ブレーキ，補助ミラーと，訓練後に運転内容を映像で確認できるようにドライブレコーダが装備されている．

初めに閉鎖された所内コースの模擬道路を使い，カリキュラムに従って直線路，曲線路，交差

表 9　運転基礎感覚の評価結果

	評価項目	判定	問題点
1	発進 駐車	不合格	・発進，駐車時にチェンジレバー，駐車ブレーキの操作をしない ・エンジンを始動しないで，ギアを D レンジに入れようとする
2	合図	合格	
3	安全確認 範囲	不合格	・交差点で左方の安全確認をしない ・見通しの悪い交差点に気づかず確認をしない ・前方注視の状態で左側へ設置されたポールとあわせて停止することができない
4	走行位置感覚	不合格	・駐車時に縁石へ左前輪を接輪 ・道路の左端を走行する課題で縁石に接触 ・左側の障害物と 1 m の間隔を空ける課題で 0.1 m ・直進路，曲進路ともに著しい右寄り走行
5	走行速度	合格	
	総合判定		合格した評価項目の個数は 2 個で重度の問題あり

表10 自動車運転訓練中の特徴的な問題点

所内コース	記憶障害	課題の場所が覚えられない．通ってきた道順を覚えていない．連続で切り返しをすると次の操作が分からない．脱輪・接触を覚えていない．助言を覚えていない．
	注意障害	脱輪・接触が多い．突然，進路が保てなくなる．発進時や交差点で安全確認をしない．先急ぎの運転になる．直進路，曲進路で著しい右寄り走行．左側の障害物と接触する．
	遂行機能障害	場所に応じた速度選択をしない．同じミスを繰り返す．右左折の合図を出さない．右左折，進路変更の合図時機の早遅がある．後退の課題で切り返しが多い．
一般道路	記憶障害	どこへ行ったのか覚えていない．助言を覚えていないため同じミスを繰り返す．新しい道を覚えられない．事故に遭いそうになったことを覚えていない．
	注意障害	前車の発進，減速，青信号に変わったことに気づかない．信号，標識，標示を見落としやすい．直進路，曲進路で走行位置が安定しない．車間距離が保てない．
	遂行機能障害	走行場面が変わったときに速度対応が遅れる．駐車車両を避けるときに他車に迷惑をかける．信号機のない道幅の同じような交差点を直進時，止まれの標識の有無，見通しの良し悪しなどの状況に関係なくすべて徐行する．

［文献3より引用］

点，狭路，障害物通過，後退の課題を繰り返し行う．障害特有の脱輪，接輪，合図と安全確認の忘れ，同一課題で一貫性がないなどの失敗が減少し，かつ自己流の運転ではなく，道路交通法に従った安全な運転行動を体得できた場合，一般道路で訓練を行う．免許所持者の所内コースの訓練時限数は5時限（1時限50分単位）を目安に行い，10時限を超過する場合は一般道路の運転訓練に移行できず，単独での安全運転は困難なことがある．

次に一般道路の市街地，住宅地，郊外，山坂道，また高速道路を使い，所内コースと同様にカリキュラムに従って障害特有の信号や標識の見落とし，走行位置の不適切，交差点の通過速度の不適切などの失敗が減少し，安全な運転行動が体得できたら訓練を終了する．免許所持者の一般道路の訓練時限数は10時限を目安に行い，15時限を超過する場合は単独運転時に運転内容が安定しないことがある．

高次脳機能障害が原因で起こる訓練中の問題点の例は[3]表10に示すとおりであるが，訓練の成否は本人が自分の障害の状態を正しく自覚し，失敗を次回に活かせるかが重要となる．訓練の特徴としては，自省を促すために走行位置が不適切なときは車を止めてドアミラーを使ったり下車したりして自動車の位置を確認させる．失敗した場面をドライブレコーダで記録し確認させる．ロビーに設置した模型コースを使って運転行動を再現し確認させることに重点を置いて支援している．ただし，訓練を行っても効果が得られない障害としては，視野障害のある方，病識欠落のある方，言葉の理解が困難な方，高次脳機能障害の程度が重度な方があげられる．

身体の半身に障害がある方に運転訓練を行うときに注意すべき事項としては，乗降時にバランスを崩して転倒しやすくなるため，運転席側に立って，いつでも転倒防止ができる態勢で見守りをする必要がある．乗車時は座席に腰かけた後に両足を乗せる，降車時は両足（とくに麻痺側）をしっかりと地面に接地させてから立ち上がるように助言する．

また，半身に障害があると，麻痺側の手に触覚，痛覚などがないことが原因で，麻痺した手の上からシートベルトを装着した状態のままで気づかないことがある．事故時には手を巻き込む恐れがあるため，装着後はベルトの上に手が位置するように助言する．

a. 注意障害

　注意障害があると運転中にぼんやりとした状態になりやすく，1時限の中で課題の良否の差が著しい，突然進路を保てなくなる，反応が緩慢になるなどのミスがみられる．また，1時限目は問題なくても2時限目になると走行位置が保てなくなる，赤信号から青信号の変化に気づかない，止まれの標識を見落とすなど，注意の持続力が低下することがあるので，2時限の連続運転を行い注意の持続力を確認する．問題があるときは運転時間の制限が必要である．

　また，主に左半身に障害がある方の中には，身体の左側にある空間の認識が不十分で，著しい右寄り走行，駐車時の脱輪(実際は歩道と左タイヤの空間に隙間がない状態で，本人は1mくらい空いていると認識したための失敗)，車庫入れや道路上で左端に寄って駐車時に右向きに駐車していることに気づかない，左側の駐車車両や自転車との間隔を適切に保てない，後退時に誘導する方向と反対方向へハンドルを回すなどのミスがみられる．このような現象があるときは，縁石や立体障害物を使い具体的にどの程度の間隔が空いているか，真っ直ぐに駐車しているかを確認して，間違っているときは下車して実際の位置を確認させる．いずれの注意障害も訓練によって改善されることもあるが，頻繁に問題がみられるときは現時点では運転は控えて機能回復を優先させる．

b. 遂行機能障害

　遂行機能障害があると右左折や進路変更の合図時機に一貫性がない，カーブの走行位置に一貫性がない，カーブの直前に来てからあわてて急制動気味のブレーキ操作をする，発進や駐車の操作に手間取る，信号機のない交差点で優先の判断ができない，狭路や後退の課題で脱輪や接触が多い，脱輪や接輪した原因について即答できないことなどがある．訓練は，道路環境の変化が少ない所内コースの課題を繰り返して行う．失敗したときには，その都度自動車を停止させて原因を確認し，どのように行動すればよかったかを考えさせ，結果として運転内容に良否の差が少なくなることを目標に行う．繰り返し訓練を行っても差が大きいときは，現時点では運転は控えて機能回復を優先させる．

c. 記憶障害

　記憶障害があると，新しいこと，少し前に行ったことを覚えていることが困難なため，学科教習では標識や約束ごとが覚えられない，技能教習では脱輪や接触，助言を覚えられないなどの問題があり，何度も同じ失敗を繰り返し訓練効果があらわれないことがある．運転でとくに問題となるのは，少し前に行った行為を覚えていられない点である．過去に臨時適性検査は受検済みで記憶障害だけがある方に対して，一般道路での運転にどのような影響があるかを確認する目的で訓練を行った．運転内容に危険性はないものの，自転車が飛び出してあわてて急ブレーキをかけた状況をまったく覚えていなかったため，交通事故時の対応力に疑問を感じ，記憶障害が改善するまでは運転を控えるように助言した．

d. 失語症

　失語症の程度によっては，学科教習に困難を伴うことがあるので教程ごとに効果測定を行い，理解が不十分なときには個別に対応する必要がある．技能教習では，右左折の指示に対して左右を間違えて逆の方向へ曲がろうとすることがあるので，頻繁に間違える方には指さしで指示をする．失語症が重度な方に対しては，説明を正しく理解できるように図，単語，模範走行など色々な手法で訓練を行うが，最終的には交通事故が起きたときに本人の不利益にならないように，その状況についてどのような方法でもよいので説明できる能力があるかを見極める必要があると思われる．

文献
1) 警察庁：運転適性相談窓口等について〈http://www.npa.go.jp/annai/license_renewal/conferennce_out_line.htm〉（2016年7月参照）
2) 熊倉良雄ほか：脳疾患を有する者の自動車運転状況と交通事故状況－国立身体障害者リハビリテーションセンター自動車訓練終了者について．国際交通安全学会誌 **29**：60-68, 2004
3) 熊倉良雄：脳損傷者に対する自動車運転再開に向けた支援の試み．MED REHABLL **153**：65-72, 2013

E 生活訓練・就労支援への移行

　訓練プログラムには，発症・受傷からの相対的な期間と目標によって，医学的リハビリテーション，生活訓練プログラム，職能訓練プログラムと分けられている．医学的リハビリテーションには，認知リハビリテーション以外に，カウンセリングや薬物療法，環境調整なども含まれる．一方，生活訓練や職能訓練などの社会的リハビリテーションでは認知障害をもちながら，日常生活や職業で必要と考えられる技能を獲得することに主眼がおかれている．医学的リハビリテーションから社会的リハビリテーションへの移行にあたっては，双方が患者の生活状況や能力に関して情報交換をしながら，円滑にすすめることが必要である．

　医学的リハビリテーションから社会的リハビリテーションに移行する段階は，回復期のリハビリテーションが終わって自宅退院，または就労や復学にむけた準備を行う時期でもある．この段階では，高次脳機能障害に由来する問題が多く残存している（記憶障害の代償手段が定着しない，障害の自己認識が深まらず，対処方法を獲得できない，意欲・発動性が低下している）．具体的には，拡大日常生活活動（公共交通機関の利用，服薬管理，金銭管理など）を獲得できずに次の福祉機関を単独で利用できない，地図やメモリーノートなどを活用して，約束の時間に目的地まで行けない，1日中自宅でぼんやりしているなどといった生活障害である．

　拡大日常生活活動の評価尺度として functional assessment measure（FAM）があげられ，認知，行動，コミュニュケーション，社会参加の12項目があり（表1）[1]，functional independence measure（FIM）の18項目と同様に7段階で評価する．

表1　FAM

7段階評価

7	完全自立（動作を時間内に，安全にできる）
6	修正自立（動作に時間がかかったり，道具の使用が必要なことがある）
5	監視・監督（きっかけ・うながし，誘いなどが必要）
4	最小の介助（自分で75%，あるいはそれ以上行う）
3	中等度の介助（自分で50〜74%行う）
2	最大の介助（自分で25〜49%行う）
1	全介助（自分で25%以下を行う）

嚥下	（嚥下に際して介助や食形態の配慮が必要）
自動車移乗	（車への乗り移りの際に介助が必要）
輸送機関利用	（外出に際して介助なしに自分で管理ができる）
読解	（新聞記事などの複雑な文章が読める）
文章作成	（短い文章を書くのに介助が必要である）
会話明瞭性	（会話の明瞭度をあげるために代償方法が必要である）
感情	（問題行動，抑うつ不安，興奮，攻撃的）
障害適応	（障害の受容が困難であり，それが日常生活を送る上で問題となる）
雇用・家事・学業	（労働者，主婦，学生としての義務を果たすために監視が必要である）
見当識	（介助なしに見当識が保たれている）
注意	（1時間の課題に参加するために介助が必要）
安全確認	（安全に行動するために介助が必要）

生活訓練においては，拡大日常生活活動を獲得しながら社会参加を目標とする．一番の問題は，患者本人に障害の自己認識がないこと，本人と家族との間の障害の受け止め方が異なることである．とくに「就労」に関する問題が大きく，患者が仕事に戻りたいという気持ちは，リハビリテーションを続ける原動力にはなるが，現在の自分の能力を正確に認識できずに「原職復帰」を望む場合が多い．復職が困難であるにもかかわらず，すぐにでも仕事ができると主張し自己認識に乏しい場合には，生活訓練に移行する段階において，医師・本人・家族・会社の上司・生活訓練職員との間で，共通して現状の能力を理解する機会をもつことも重要である．障害を認めないことは，患者が復職への動機づけを失わないための防衛機制である場合もあるため，否定せず，自分の障害をどのようにとらえているのかを患者自らの言葉で語る場面を作り，現実的な適応的な考えに変えていけるように修正を行うことによっても就労につながる可能性が高まる．

　本人や家族の希望と現実との間に大きなギャップがある場合，長期的な目標（たとえば原職復帰）とともに短期目標（作業の持続時間を延ばす，ミスがないように対応する）を設定する．その訓練の結果を本人にフィードバックし，新たな目標設定を行う中で，現実的な目標へと近づけていくことである．短期目標としては，日常生活の中で達成しやすいことをあげ，具体的に本人にわかりやすく提示していく．

　障害の自己認識がないと，訓練適応があるにもかかわらず必要がないと考えて社会に出てしまい，失敗する場合がある．このような場合には，医学的な再評価や神経心理学的検査を行って，必要な支援につなげることが必要となる．

　当院における過去7年間の「復学」を目標とした医学的リハビリテーションの帰結は，80％以上と高かったが，復学後の追跡調査では，学校生活での適応障害や，卒業後の就労や社会生活を継続するうえで，残存する注意や作動記憶などの障害によって問題が生じる場合が多かった[2]．復学した後に問題が生じた場合には，評価入院などで医学的リハビリテーションの立場から再評価を行い，生活訓練への移行や就労支援・職業リハビリテーションへの移行を図ることが重要である．

01 生活訓練の実施

　高次脳機能障害者は，記憶や発動性の障害から自ら日常生活のスケジュールを組み立てて生活することや，社会的行動障害から対人技能を維持することが困難となる．そこで以下の5つの側面に焦点をあてて，病院では声かけ，モデリング，介添えなど系統的な介入を行ない，生活訓練への移行を図る．生活訓練施設では，模擬職場体験など実際の体験場面を多く作る[2]．

a. 生活リズムの確立

　記憶や発動性に障害があると，自ら日課どおりに生活することが困難となり，引きこもりや昼夜逆転という生活時間の乱れが生じる．規則正しい生活習慣を身につけることによって，日中の活動性が高まり，1日の予定や1週間のスケジュールがあることで本人の不安や混乱も減少する．訓練と訓練の間の空き時間をできるだけ少なくし，連続した訓練スケジュールを作ることで本人も行動しやすくなる．その結果，感情・欲求のコントロールができない場合でも安

定した生活を送ることができるようになる．日課に沿って行動できるように，その都度，声かけ，誘導，確認を行う．通所の場合は本人の状況に応じて，週1回から週5回の利用へと段階的に回数を調整していく．

b. 生活管理能力の向上

　日課の管理：スケジュール表・手帳の活用の定着化を図る．訓練開始前，開始後などで1日の振り返りを行い，記憶の呼び起こしや代償手段の必要性の認識を図る．
　服薬管理：毎回渡しから1日渡し，1週間渡しと段階的に自己管理の幅を広げる．
　金銭管理：あるだけ使ってしまう場合もあり，計画的な使用ができるように，本人・家族と小遣い帳と残高を定期的に確認し，管理に対する意識化，習慣化を図る．

c. 社会生活技能の向上

　地域生活にむけた，買い物，市街地移動，交通機関の利用などの外出訓練，調理訓練，建物を利用した生活体験実習などを行う．単身生活を想定する場合もあり，実際の場面で評価し，その問題点を本人にフィードバックして積み重ねる．

d. 対人技能の向上

　集団生活は「擬似社会」としての生活体験の場であり，日課の遂行や対人交流の中で問題が起きた場合その場で事実を説明し行動の修正や望ましい行動を指示する（リアルフィードバック）．対人技能の獲得を目的に，グループ訓練（グループワーク）を行い，課題に対しメンバー間の意見交換や役割分担，計画・実行・反省といった過程をとおして対人技能の向上を図る．

e. 障害の自己認識や現実検討力を高める

　障害の自己認識のためには，できるだけ実際の体験をとおして，そこで出された結果を本人にフィードバックすることで現実検討ができるように支援する．リアルフィードバックや，グループメンバー間のやりとりから自らの課題を考える機会を作る．模擬職場体験や試験出社など実践場面での体験からの気づきを深め，地域活動への参加，当事者の会への参加などもすすめる．

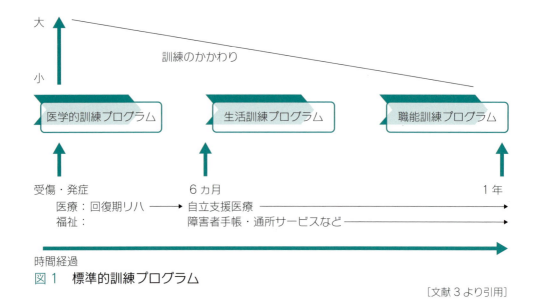

図1 標準的訓練プログラム

[文献3より引用]

表2 就労に至るまでの低酸素脳症者の発症からの経過

	開始時	1年後	1年後帰結	3年後	3年後帰結
低血糖脳症 41歳男	WAIS-III VIQ 65, PIQ 51, IQ 56 言語理解 73, 知覚統合 55, 作動記憶 62, 処理速度 60 RBMT：標準 4 スクリーニング 2 FAB 16/18 （発症から5ヵ月）	WAIS-III VIQ 71, PIQ 69, IQ 68 言語理解 92, 知覚統合 77, 作動記憶 69, 処理速度 78 RBMT：標準 8 スクリーニング 3 FAB 18/18 病院入院・外来リハ	心障者福祉センター入所	地域生活支援センターでの作業を経て, 現職の障害枠軽作業から試験出社～就労	就労 （障害枠）
一酸化炭素中毒 27歳女	WAIS-III VIQ 71, PIQ 59, IQ 63 言語理解 78, 知覚統合 61, 作動記憶 62, 処理速度 54 RBMT：標準 2, スクリーニング 0 FAB 16/18 （発症から7ヵ月）	病院入院リハからグループ訓練を利用して外来通院リハへ, 1年6ヵ月で自立支援局生活訓練へ, 2年6ヵ月で就労準備を生活訓練部で行った	外来リハ	WAIS-III VIQ 80, PIQ 71, IQ 73 言語理解 86, 知覚統合 72, 作動記憶 69, 処理速度 92 RBMT：標準 2, スクリーニング 0 FAB 18/18 （発症から3年）	就労 （障害枠）

[文献4より引用]

02 標準的訓練プログラム

　標準的訓練プログラムでは，医学的リハビリテーション～職能訓練までの期間は1年間と定義されていた（図1）[3]．しかし，低酸素脳症や一酸化炭素中毒などのように，頭部外傷と比べて認知機能の回復がゆるやかな場合，社会参加を目標とするためには，社会的リハビリテーションを含めて

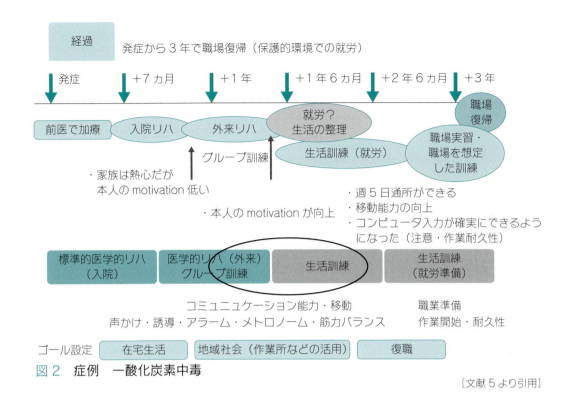

図2 症例 一酸化炭素中毒

[文献5より引用]

3年間程度を必要とする場合が多い．低血糖脳症と一酸化炭素中毒の患者が障害者枠で就労に至るまでの経過を示す(表2)[4]．一酸化炭素中毒の患者では，発症から1年後には，外来リハビリテーションのグループ訓練でコミュニュケーション能力や移動能力の向上を図っていた．病院の外来リハビリテーションから生活訓練へ移行する段階に，上記5つの側面(生活リズム・生活管理能力・社会生活技能・対人技能・障害の自己認識)に焦点をあてて訓練を行った．就労を目標とすることで本人の意欲が高まり，生活訓練へ移行とし，週5日通所，移動能力の向上，コンピュータ入力が確実にできるようになった(注意・作業耐久性の向上)段階で試験出社を開始し，3年後には障害者雇用枠で就労となった．発症から1年の段階で医学的リハビリテーションと生活訓練とが，復職という共通の長期的目標をもって就労準備訓練を継続したことが社会参加の促進につながった可能性がある(図2)．

われわれは「高次脳機能評価入院」の中で，受傷・発症から1年以上経過した高次脳機能障害者を対象に診断・リハビリテーション・社会参加支援を行ってきた(2009～2016年までの間に101名に実施した)．慢性期であっても適切に診断・介入することで社会参加が期待できる．この中には，左被殻出血による失語症の診断・リハビリテーションによって社会生活に支障をきたしていたと考えられていたが，病院の評価で併存する記憶や注意の障害とそれらに基づく遂行機能障害が大きく影響していることが判明した例もある．病院で高次脳機能障害に対する再指導を行ったうえで，生活訓練へと移行し，就労支援へとつなげた(「第7章」参照)．

慢性期において適応障害をきたした場合，残存する高次脳機能障害の程度を評価し，対処方法や代償手段の確認を行い，問題が起こっている場面(自宅・職場・学校)における環境調整を行うことが重要となる．

文献

1) Hall KM, et al : Characteristics and comparisons of functional assessment indices : Disability Rating Scale, Functional Independence Measure and Functional Assessment Measure. J Head Trauma Rehabil **8** : 60-74, 1993
2) 浦上裕子ほか：就学者の高次脳機能障害に対するリハビリテーションの帰結．第31回国立障害者リハビリテーションセンター業績発表会資料（予稿集）p32．平成26年度．所沢
3) 国立身体障害者リハビリテーションセンター：高次脳機能障害者支援の手引き（改訂第2版）〈http://www.rehab.go.jp/brain_fukyu/data/〉（2016年7月参照）
4) 浦上裕子：低酸素脳症者の実態，生活支援，社会支援についての多施設共同研究　分担研究報告書．文部科学省科学研究課題番号 No.23530748　2015
5) 浦上裕子：医学的リハビリテーションの役割．J Clin Rehabil **22** : 693-699, 2013

F 職業リハビリテーションへの移行

　復職を目標としたリハビリテーションは，受傷・発症から急性期医療後に医学的リハビリテーションとしての訓練（認知評価や訓練，職能訓練前の訓練）を受け，生活訓練から職能訓練（職業準備訓練，職業訓練）を経て就労支援（就労支援，定着支援）という流れになる．職業に就くために必要な訓練全般を職能訓練と呼び，就労支援も含む全体が職業リハビリテーションである[1]．

　はたらくためには，日常生活活動が自立していることが前提であり，毎日時間どおりに遅れずに通勤できるという「勤務能力」，職場で適切な人間関係を築くことができる「適応能力」，実際にできる仕事としての「作業遂行能力」が積み重なっていることが求められる．

　高次脳機能障害者は，外見では機能的な障害が少ないが，仕事においてはミスが多く，「外見」と「実際にできる仕事」のギャップが多い．そのため高次脳機能障害者の職業リハビリテーションにおいては，以下の3段階を踏まえてサービスを提供することが提唱されている．この視点は，医学的リハビリテーションや生活訓練の場面において復職を検討する場合においても必要な評価である．

1）可能な業務，適応面など職業上の課題を明らかにする．

　可能な作業は何か，本人の処理能力はどの程度か，職場の環境要因はどうか（上司の理解があるか，勤務時間や業務内容の軽減を検討してくれるか，周囲が協力してくれるかなど）

2）職業を遂行するうえでの障害認識をすすめ，補償行動の獲得を図る．

　実際の訓練課題を遂行する中で，できることとできないことを明確にし，現状の課題を整理する．障害の自己認識や，職業に関する自己の意識（思考）についても確認することが必要となる．

3）そのうえで，本人にとって適切な職務を選択し，職場の環境調整などを行い，安定した就労が実現できるように支援する．

　擬似職場体験や職業生活のシュミレーション，試験出社などにより，現実に直面し，適切な助言を行い，必要な支援（障害者枠での雇用，ジョブコーチの利用）の導入を検討する．

01 就労の場面でしばしばみられる問題と対処法

　日常生活では問題がなく，神経心理学的検査では軽度の低下しか示さない場合であっても，受傷・発症前にできていたことができず，就労の場面では適応できない場合が多い．

　注意やワーキングメモリー，遂行機能の障害による情報処理の問題（とくに複数の事象の同時処理困難が多い）と，記憶の問題（新しい環境や業務に慣れることが困難）があげられる．

a. 情報処理

i. 注意障害（容量・配分の低下）による問題

1）照合の課題でのミスが減らない
定規で確認，1行ずつチェックを入れる．

2）速度と正確さの両方を要求されるとミスが増える
両方が必要であるという意識化，繰り返し作業をすることでの改善や，見直すことでの改善を図る．

3）複数のことの同時処理ができない
複数の同時処理が困難であるということの自覚をもつ，事前に確認事項を書き出して1つずつチェックしながら作業をすすめる．本人から指示者に，1つずつ言ってもらうよう言えるようにする．指示者は1人だけにする．

ii. 遂行機能障害による問題

1）効率や判断が悪い
工夫や判断を自ら行うことは困難が多いため，適切な解決法が見つからない場合にはその業務は避ける．

2）優先順位や段取りがつけられない
手順の決まった作業を中心に行う，手順書の作成や確認を行う．

b. 記憶

i. 代償手段の活用ができない
スケジュール用の手帳と業務用の手帳を分ける．業務内容ごとにインデックスを貼って記載場所を明確にするなどの工夫をする．

ii. 思い込んで違うことをする
本人は，「中途半端な記憶で行動しない」ことを意識づけて「指示はしっかり最後まで聞く」，「メモをとる」ことを徹底する．これに対しては職場側の配慮が必要で，指示は簡潔，明瞭に，具体的に与えることが原則である．職員がメモを渡し，ノートに記載するなどの対応をする．

iii. 指示書を確認しない

記憶障害の認識を促して指示書の活用を習慣化する．作業手順を明確化しプレートにする，壁に貼り付ける．

iv. 途中で作業手順や内容が変わる

手順が確立するまで，フィードバックを続けて認識を高める．作業内容が複雑である場合は簡潔にする．

v. 休憩などで時間があくとどこから再開していいのかわからなくなる

メモを見て開始しやすいように訓練し，メモ確認が定着しない場合には「ここまで終了」という付箋紙を貼る．課題を忘れないように「午後からコンピュータ開始」など明記した紙を貼る．

02 就労支援

障害者の雇用形態には「一般雇用」，「在宅就労」，「保護雇用」，「福祉的就労」がある．形態にこだわらず，はたらきたいというニーズに対して支援を行うことが就労支援である．医学的リハビリテーションにおいては外来で就労支援を行うことが多い．

a. 職場に籍がある場合

①職能評価は，身体機能，高次脳機能障害（神経心理学的所見），作業耐久性，作業遂行力，移動能力（身体的，高次脳的側面から）などを評価する．
②本人の意向を確認する．原職復帰は配置転換を望むのか．
③職場情報の収集を行う．産業医との調整，休職期間，休業補償（傷病手当金，有給休暇），配置換えや本人にあわせた復職プログラムを作ってもらえるか，職場環境を確認する．
④職場への情報提供を行う．上司に対して本人の高次脳機能障害に関する説明，職場側での配慮や代償手段，環境調整の必要性について，アフターフォローについて説明する．
⑤試験出社は，外来リハビリテーションなどと平行して行い，週1～2日程度短時間から開始し，職場での適応状況を確認しながら，出社日数を増やし，外来リハビリテーションの日を減らしていく．

b. 新規就労をめざす場合

就労に対する意向を確認する．職能評価や情報整理を行い，できる作業能力から，仕事の内容を検討する．ハローワークでの登録を行う．

c. 一般就労が難しい場合

福祉的就労を経て一般就労をめざす．

高次脳機能障害者は，障害の自己認識が欠如するために，就労準備が不十分であることを認識できず，復職を希望する場合が多い．とくに身体障害が軽度な場合は，リハビリテーションの必要性を認識しないことが多い．急性期後の入院や外来のリハビリテーションが終了し，就労したものの，適応障害を起こして就労継続が困難となる場合がある．医学的リハビリテーションの場面で再評価や必要な指導を行い，職業リハビリテーションにつなげる必要が生じる．高次脳機能障害者の就労の目標が現実とかけはなれている場合でも否定せず，「長期目標」としてとらえ，実現可能な「短期目標」を実施していく．

医学的リハビリテーションから就労にむけた社会的リハビリテーションへの移行を検討する場合は，神経心理学的検査に加えて，就労準備性を評価する．評価尺度として，厚生労働省編一般職業適性検査(GATB)や「就労移行支援のためのチェックリスト」などがあげられる．

当院で就労にむけたリハビリテーションを行った100名の3年後の追跡調査を行ったところ，1年後には30名(30%)が就労となり，そのうち21名(70%)が3年後も就労を継続していた[2]．残りの9名は，現職復帰に至ったものの職場内支援の継続が困難となり，退職となっている．職場復帰後，言語・コミュニケーション能力やとっさに判断を求められる業務が必要とされ，「危険への対応，作業環境への変化の対応」ができず就労継続ができなくなった症例では，退職後，就労移行支援を利用し，3年後には障害者雇用枠で就労となった．危険への対応が求められず，就労を継続することができている．高次脳機能障害者においては，認知機能とともに職業準備性を評価することが必要で，継続するための支援や，職場内で適応障害を起こした場合の介入が重要である．

03 評価尺度

a. 厚生労働省編一般職業適性検査(general aptitude test battery：GATB)

職業における9つの「適性能(知的能力，言語能力，数理能力，書記的知覚，空間判断力，形態知覚，運動供応，指先の器用さ，手腕の器用さ)」を測定するツールである．中学生から成人(45歳程度)を対象としており，紙筆検査(45〜50分)と器具検査(12〜15分)からなり，制限時間内にできるだけ早く正確に回答する最大能力検査である．適性のうち，能力に関係する特徴を把握することが可能となる．GATBで測定される9つの適性能とその内容を示す(表1)．

表1 GATBで測定される9つの適性能とその内容

適性能	内容
G- 知的能力	一般的学習能力.
V- 言語能力	言語の意味およびそれに関連した概念を理解し，それを有効に使いこなす能力. 言語相互の関係および文章や句の意味を理解する能力.
N- 数理能力	計算を正確に速く行うとともに，応用問題を推理し，解く能力.
Q- 書記的知覚	言葉や印刷物，伝票などを細部まで正しく知覚する能力．文字や数字を直観的に比較弁別し，違いを見つけ， あるいは校正する能力．文字や数字に限らず，対象を素早く知覚する能力.
S- 空間判断力	立体形を理解したり，平面図から立体形を想像したり，考えたりする能力. 物体の間の位置関係とその変化を正しく理解する能力．青写真を読んだり，幾何学の問題を解いたりする能力.
P- 形態知覚	実物あるいは図解されたものを細部まで正しく知覚する能力. 図形の形，陰影，線の太さ，長さなどの差異を弁別する能力.
K- 運動能力	眼と手または指を共応させて，迅速かつ正確に作業を遂行する能力. 眼で見て手の迅速な運動を正しくコントロールする.
F- 指先の器用さ	速く，しかも正確に指を動かし，小さいものを巧みに取り扱う能力.
M- 手腕の器用さ	手腕を思うままに巧みに動かす能力．物をとりあげたり，置いたり，持ち替えたり，裏返したりする手腕や手首を巧みに動かす能力.

b. 厚生労働省の「就労移行支援のためのチェックリスト」(表2)

医療者・介護者が，行動観察により患者の職業準備性を評価するもので，34項目(日常生活の11項目，はたらく場での対人関係の8項目，はたらく場での行動・態度の15項目)から構成されている．各項目を5段階チェックとし，70%以上達成できている場合を「達成」，70%未満を「非達成」とする．「非達成」を，支援が必要な者と判断した．

当院でリハを受けた高次脳機能障害者を対象にこのチェックリストを用いて職業準備性を評価した(表2)．受傷・発症から1年後に就労または復学に至った35名では，「自分の障害や症状の理解」に支援を必要とする者が8名，「作業に取り組む態度」：3名，「非言語的コミュニケーション」：6名，「意思表示」：8名，「持続力」：7名，「作業速度」：8名，「作業能力の向上」：7名，「指示内容の理解」：11名，「作業の正確性」：18名，「危険への対処」：26名，「作業環境の変化への対応」：27名であった．これに対して就労にむけた訓練群では，「日常生活」の項目から支援を必要とした．支援を必要とした項目は，「生活リズム」：3名，「服薬管理」：2名，「外来通院」：5名，「体調不良時の対処」：14名，「身だしなみ」：3名，「金銭管理」：11名であった．「自分の障害や症状の理解」には31名が，「援助の要請」には23名が，「社会性」には11名が援助を必要としていた．「はたらく場での対人関係」，「はたらく場での行動・態度」では全項目で多くの支援を必要とした．

職業準備に必要な支援を分析することは，職業リハビリテーションに移行する場合，重要である．

表 2 受傷・発症から 1 年で支援が必要な項目（必須チェック項目）

イ）日常生活（11 項目）
・起床
・生活リズム
・食事
・服薬管理
・外来通院
・体調不良時の対処
・身だしなみ
・金銭管理
・自分の障害や症状の理解
・援助の要請
・社会性

ロ）働く場での対人関係（8 項目）
・あいさつ
・会話
・言葉づかい
・非言語的コミュニュケーション
・協調性
・感情のコントロール
・意思表示
・共同作業

ハ）働く場での行動・態度（15 項目）
・一般就労への意欲
・作業意欲
・就労能力の自覚
・働く場のルールの理解
・仕事の報告
・欠勤などの連絡
・出勤状況
・作業に取り組む態度
・持続力
・作業速度
・作業能力の向上
・指示内容の理解
・作業の正確性
・危険への対処
・作業環境の変化への対応

各項目を 5 段階チェックとし，70％以上達成できている場合を「達成」；70％以下を「非達成」とする．
[厚生労働省：就労移行支援のためのチェックリストより引用]

文献

1) 国立身体障害者リハビリテーションセンター：高次脳機能障害者支援の手引き（改訂第 2 版）〈http://www.rehab.go.jp/brain_hukyu/data/〉（2016 年 7 月参照）
2) 浦上裕子ほか：高次脳機能障害者の就労にむけた医学的リハビリテーション―就労準備に対する介入について．高次脳研 35：9～18，2015

NATIONAL REHABILITATION CENTER
FOR PERSONS WITH DISABILITIES

第7章

慢性期の生活障害の支援・社会生活への介入

A 高次脳機能評価入院の実績から

01 高次脳機能評価入院とは

　高次脳機能障害支援事業の普及に伴って，支援拠点病院を中心に，全国で高次脳機能障害の診断・治療・リハビリテーション体制が確立された．国立障害者リハビリテーションセンター病院においても高次脳機能障害診断基準に基づいた診断・リハビリテーションを行っている．

　回復期からの標準的医学的リハビリテーションのみでは対応が困難な症例に多く遭遇したことから，「高次脳機能障害を適切に診断し，リハビリテーションや社会福祉情報を提供し，地域社会で円滑に生活できるように支援すること」を目標として，2009年より高次脳機能評価入院（評価入院）を開始した．

　急性期に「高次脳機能障害」という診断やリハビリテーションがなされていても，①回復や時間経過とともに症状が変化する，②退院後に入院中のリハビリテーションでは明らかにならなかった問題が生じる場合がある，③日常生活活動は自立していても社会生活の場面で適応障害を生じる場合がある，④家族や患者本人が障害を認識し，受容するには時間がかかることなどから，発症から1年以上経過した高次脳機能障害者を対象に，介入・支援を行ってきた[1, 2]．

　評価入院の流れを図1に示す．高次脳機能専門外来で診断を行い，患者・家族の問題点を明らかにして，評価入院の指示を出す．月曜に入院し，翌週の水曜日にケース会議で評価結果の討論を行い，対応や支援の方法を検討する．その後，評価結果を本人・家族・関係者に説明し，家族指導を行って退院という2週間の流れである．関連する職種は，医師・看護師・作業療法士・言語聴覚士・心理療法士であり，必要に応じて医療ソーシャルワーカーが地域と連携を行う．図2に示すように，まず医師が画像所見と神経学的所見から「高次脳機能障害診断基準」に基づいた診断を行う．評価は，多専門職種で行うが，神経心理学的検査結果と同様に，病棟や訓練室での行動（服薬自己管理，訓練室までの単独移動が可能か，訓練時間どおりに行動ができるか，課題遂行を制限時間内に正確にできるかなど）を観察する．評価入院の利点は，障害に対する気づきや対処（コーピン

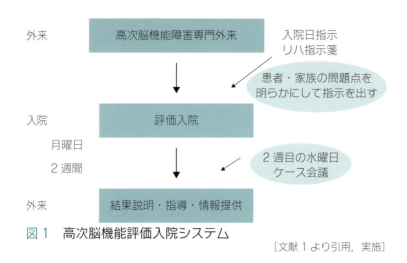

図1　高次脳機能評価入院システム

［文献1より引用，実施］

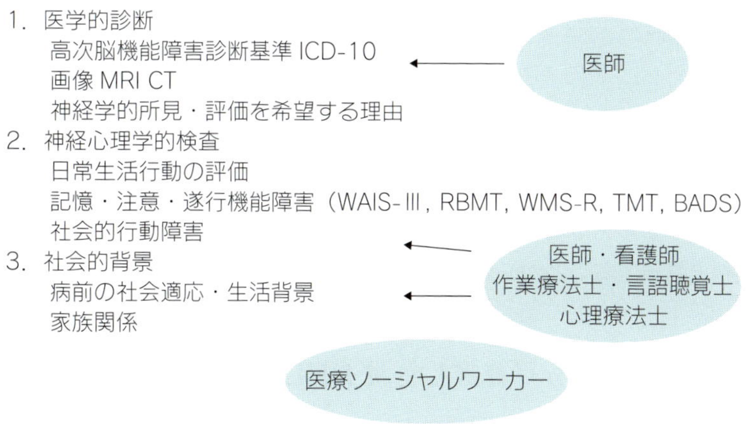

1. 医学的診断
    高次脳機能障害診断基準 ICD-10
    画像 MRI CT
    神経学的所見・評価を希望する理由 ← 医師
2. 神経心理学的検査
    日常生活行動の評価
    記憶・注意・遂行機能障害（WAIS-Ⅲ, RBMT, WMS-R, TMT, BADS）
    社会的行動障害 ← 医師・看護師
3. 社会的背景　　　　　　　　　　作業療法士・言語聴覚士
    病前の社会適応・生活背景 ← 心理療法士
    家族関係

医療ソーシャルワーカー

図2　評価

表1　高次脳機能評価入院対象の内訳

性別	男　74名	女　27名					
年齢	10代	20代	30代	40代	50代	60代	70代以上
	5名	17名	18名	21名	22名	8名	10名
疾患	外傷性脳損傷	55名	脳腫瘍	8名			
	脳血管障害	33名	脳炎・脳症	5名			
発症からの期間	3年未満	59名					
	3〜6年	16名					
	6年以上	26名					

グ）がどの程度かを，実際の病棟生活の場面で確認できることである．具体的な支援計画をたてることができるところも利点である．しかし，病棟では就労とまったく同じ職場環境を作ることができないため，軽度の注意や作動記憶の障害，対人技能の問題によって適応障害をきたしている場合には，完全にその問題を明らかにできない可能性もある．

　2016年3月末現在まで101名（男74名、女27名）にこの高次脳機能評価入院を実施した．その内訳を表1に示す．受診に至る原因は，①在宅生活の問題，②就労や就学の場面の問題，③福祉施設での対応が主なものであり，本人と家族が受診，または保健所や生活支援センターの職員が生活の問題解決のために本人とともに受診される場合もあった．問題が生じる活動の場は，在宅生活，職場，学校，福祉施設であり，評価後は，まず，生活枠組みの見直しやサービス利用に関する情報提供，残存する記憶や注意障害などの程度によって生活の送り方の指導や提案をし，適した社会資源やサービスの利用に関する情報提供を行った．適応障害をきたしている原因の調整を行った．慢性期においても，再評価後，短期間，代償的・環境調整的なリハビリテーションを行うことによって，生活訓練や就労移行支援などに移行できる場合がある．このような慢性期における介入は高次脳機能障害者の社会参加を促進するうえで重要である．

02 症例提示

a. 回復や時間経過とともに症状が変化する

　低酸素脳症や脳炎は，頭部外傷や脳血管障害などと比べて認知機能の回復が緩慢である．長い経過で症状をとらえることが必要であり，再評価によって，できる能力を引き出し，就労にむけた支援を継続することが必要である．

i．発症から14ヵ月経過した抗NMDA受容体脳炎に対する就労支援

　発症から8ヵ月目に，臨床経過と抗NMDA受容体抗体陽性から診断され，ステロイドパルス療法が施行された．9ヵ月目にリハ介入（作業療法，デイケアなど），その後アルバイト（ホテルなどの受付）の仕事ができず退職となったため，14ヵ月後に当院で評価入院を行った．知的機能は保たれていたが，記銘力や注意，作動記憶，展望記憶に障害が残存し，そのために生活や職場で支障をきたしていたことが明らかになった．代償手段や対処の方法の再指導を行い，障害者手帳を取得し障害者雇用枠での就労となった．

b. 入院リハでは明らかにならなかった生活障害を再評価する

i．記憶障害に加えて全般性知的機能低下を併存し日常生活全般に援助が必要であった例

　前頭葉に血腫を伴う右MCA動脈瘤破裂によるくも膜下出血，発動性が低下し，こだわりが強く，在宅サービス計画をたてるために発症から10ヵ月後に評価入院を行った．その結果，根底に全般性知的機能低下（WAIS-IIIでは「特に低い」水準）があり，理解や判断全般に支障をきたしていた．記憶障害も重度で，記銘，保持，再生は困難，反復しても学習効果が得られなかった．数字，絵，メモなど視覚的手がかりから再認・再生が一部可能な場合もある．日常生活の行動にも障害あり，単独での行動は不可能であった．介護保険，精神障害者手帳，自立支援医療を申請し，デイサービス，ヘルパー，ショートステイを最大限利用して生活の枠組みを作った．集中できる作業を取り入れ日中の活動性をあげる一方，すべての活動に誘導が必要であり，徘徊回避の工夫（鍵をかけるなど）も必要であった．地域包括支援センター職員にこれらの情報提供を行った．

ii．前脳基底部損傷による自発性作話に対する対応を検討した例

　前交通動脈瘤破裂によるくも膜下出血による前脳基底部健忘と自発性作話を生じた高齢期（68歳時）発症の女性の4年間の経過では，重度の失見当識・記銘力低下が残存した．知的機能は保たれており，展望記憶や遂行機能が改善傾向にあり，認知機能全般に緩徐な回復が認められた．しかし，前脳基底部損傷による記憶の錯誤によって生じる自発性作話

とそれによる行動（「これから旅行に行く」と早朝から荷物をまとめ出す）のために，家族が疲弊したため，代償手段としてのスケジュール表を導入した．誘導によって行動は修正可能であり，ショートステイや病院のような構造化された環境では夜間の行動は問題とはならなかった．デイサービスやショートステイを積極的に利用する環境調整を慢性期においても複数回必要とした．

c. 日常生活活動は自立していても就労の場面で適応障害を生じる場合がある

知的機能は保たれていても，記銘力低下や注意障害（持続・容量・配分の低下）やワーキングメモリーの低下などが軽度であっても残存する場合，病前の業務を遂行することが困難な場合がある．残存する障害を診断・評価し，本人の気づきや周囲の理解を深め，職場内の環境調整（業務内容の見直し，配置転換など）を行い，職業リハビリテーションの利用や，障害者雇用枠での就労へ移行する場合もある．

i．評価入院後に障害者雇用枠で就労に至った例

びまん性軸索損傷で記憶・注意・遂行機能障害をきたした大学生が，入院と外来のリハビリテーション後に復学し，卒業して一般企業に就労となった．しかし職場で換語困難（思ったように言葉がでてこないなど）による適応障害をきたし，うつ状態となった．受傷から3年後に評価入院を行ったところ，全般的な知的機能は改善していたが，注意や作動記憶の障害が残存し，聴覚的情報が増えると，一部しか記銘できなかった．そのために適応障害をきたしていたため，職場の環境整備を行い，周囲に理解を求めたが，就労を継続することが困難となった．そこで職業リハビリテーションをへて障害者雇用枠で就労となった．

ii．失語が前景にあったが，記憶や注意障害が適応障害の原因であった例

左被殻出血後に中等度の失語（SLTA 80.6％）を認め，聴覚的理解は比較的良好であったが，統語の理解や聴覚的把持力に低下がみられ，情報量の多い文を理解することが困難であった．自発書字も単語レベルは可能だが文レベルでは困難であった．復職となったが就労継続が困難となったため，評価入院を行ったところ，記憶障害（WMS-R ですべての指標で 2SD 以下，RBMT 標準プロフィルはカットオフを下回り，物語の記銘，展望記憶，絵カードの再認で失点）や注意障害（容量・配分の低下），遂行機能障害が認められ，これらが適応障害の原因と考えられた．記憶障害などへの指導を行い，生活訓練へ移行して就労支援へとつなげた．

d. 家族や患者が障害を認識し，受容し，適切に対応できるようになるのに時間がかかる

i. 脳腫瘍後の保護的環境における就労状況の確認

　発症前の状態に戻って同じ仕事をしたいという患者や家族の願いは強い．脳腫瘍発症から8年経過し，再発はなく治療を継続しながら障害者雇用枠で保護的な環境で銀行の事務で就労を継続している患者が，順調に仕事をこなしていることから，一般枠で仕事に復帰したいと，再評価を希望された．評価結果では知的機能は保たれ，注意の持続は改善していたが，注意の容量・配分や，作動記憶の障害が残存し，情報処理速度が遅く，ミスも残存することから，一般枠での就労には困難が予想された．このような場合には，再評価結果を提示し，ゆるやかではあるが改善が起こっていることを伝え，現在の保護的環境の中で安定した就労を継続することが，発症前の状態に近づくための方法であると説明するなど，就労を継続するための動機づけを失わないようにフィードバックすることが必要となる．患者本人にとっても結果が示されることによって，現状を再認識でき就労を継続する動機づけを維持することができる．

文献
1) 浦上裕子ほか：高次脳機能障害者の地域社会参加に対する支援—高次脳機能評価入院システムを通して．Jpn J Rehabil Med 47：s233，2010
2) 山本正浩ほか：高次脳機能障害評価入院5年間のまとめ．第31回国立障害者リハビリテーションセンター業績発表会資料（予稿集），p27，所沢，2014

B 高次脳機能専門外来の役割・地域との連携

当院では，診療部精神科部門の中に高次脳機能専門外来があり，リハビリテーション科専門医と精神科専門医の知識を活用して，高次脳機能障害の診断・リハビリテーションを行っている．

リハビリテーション科専門医として，入院と外来で「高次脳機能障害のリハビリテーション」を行なっている．就労や職業リハビリテーションを目標として，回復期のリハビリテーションを退院したあと，外来でリハビリテーションを継続することが多い（「第 6 章 E. 生活訓練・就労支援への移行」，「第 6 章 F. 職業リハビリテーションへの移行」を参照）．慢性期の高次脳機能障害者の適応障害に対しては，評価入院を行い，通院が可能な症例に対しては外来で再評価・指導を行ない，地域の保健センター，就労支援センターとも連携し，市役所障害福祉（生活保護）や，サービス（介護保険・精神障害福祉など）を利用して高次脳機能障害者の社会参加支援を行っている（「第 7 章 A. 高次脳機能評価入院の実績から」を参照）．

精神科専門医として，薬物療法や他の精神疾患との鑑別を行っている．当院には精神科病棟を併設していないため，社会的行動障害が重度となり，一般病棟での管理が困難になった場合には，精神科病院への転院を依頼している．精神科医療機関への入院は精神保健福祉法に基づいて行われ，医療保護入院の入院届や，措置入院，医療保護入院の定期病状報告書は都道府県知事（指定都市の市長）に提出される．平成 25 年精神保健福祉法の改正により，保護者制度が廃止され，医療保護入院における保護者の同意要件を外し，家族など（配偶者，親権者，扶養義務者，後見人または保佐人，該当者がいない場合などは市町村長など）のうちのいずれかの者の同意を要件とすることで入院が成立することとなった（表 1）[1]．

視覚障害，脊髄損傷，切断など重複する疾患をもつ高次脳機能障害者の診断を行い，その程度に応じた対応やリハビリテーションのゴール設定を行うこともある．

年金診断書や精神障害福祉手帳（高次脳機能障害）診断書，自立支援医療（通院精神医療）の作成・

表 1 精神保健福祉法に基づく入院形態

任意入院	精神保健指定医が治療のために入院が必要と診断した場合に，本人の同意のもとに行うもの．ただし，72 時間にかぎり，精神保健指定医の判断により退院を制限することもできる．
医療保護入院	患者本人の同意が得られなくても，指定医が入院の必要性を認め，家族などのうちのいずれかの者の同意が必要である（配偶者，親権者，扶養義務者，後見人または保佐人，該当者がいなければ市町村長）
応急入院	患者本人または，家族等の同意がなくても，精神保健指定医が緊急の入院が必要と判断した場合に 72 時間を限度として行われる．
措置入院	自傷他害の恐れがある場合で，知事の診察命令により 2 名の精神保健指定医の診察結果が，入院が必要と判断された場合に知事の命令で行われる．
緊急措置入院	正規の措置入院の手続きがとれず，しかも急速を要する場合，72 時間をかぎって 1 人の精神保健指定医の診察結果によって知事の決定で行われる．

更新も重要な業務である(「第8章B. 意見書の書き方」参照). 精神科医でなくても，高次脳機能障害の診療に携わる医師であればどの科の医師であっても診断書の作成は可能である.

　自動車損害賠償責任保険の意見書，成年後見人制度診断書や鑑定書の作成も必要となる．多くの診断書作成の業務は臨床や研究に多忙な医師にとっては，大きな負担であるが，その診断書を通して，手帳交付や年金の支給の可否や障害等級が決定される．高次脳機能障害者の自立や社会参加を促進するためにも，生活能力を適正に評価して記載することが望ましい．

文献
1)「医療保護入院における家族等の同意に関する運用について」(平成26年1月24日障精発0124第1号厚生労働省社会・援護局障害保健福祉部精神・障害保健課長通知)〈http://wwwhourei.mhlw.go.jp/hourei/doc/tsuchi/T140127Q0100.pdf〉(2016年7月参照)

第8章

生活を支える社会資源・法制度

A 関連する法令と障害認定

1 障害者基本法

　障害者施策の基本原則や，国・地方公共団体などの責務などを定めた法律が障害者基本法である．法律の第1条では，「すべての国民が，障害の有無によつて分け隔てられることなく，相互に人格と個性を尊重し合いながら共生する社会を実現」するため，「基本原則を定め，及び国，地方公共団体等の責務を明らかにする」とともに，「施策の基本となる事項を定めること等により，障害者の自立及び社会参加の支援等のための施策を総合的かつ計画的に推進すること」を目的とすることが掲げられている．この法律において，障害者は「身体障害，知的障害，精神障害（発達障害を含む．）その他の心身の機能の障害があるものであつて，障害及び社会的障壁により日常生活又は社会生活に相当な制限を受ける状態にあるものをいう」とされている（第2条第1号）．第1条の目的に掲げられている社会を実現するための基本原則としては，地域社会における共生，差別の禁

I　障害者基本計画（第3次）について
位置付け：障害者基本法に基づき策定される，政府が講ずる障害者の自立及び社会参加の支援等のための施策の最も基本的な計画
計画期間：平成25（2013）年度から29（2017）年度までの概ね5年間

II　基本的な考え方

1. 基本理念
全ての国民が，障害の有無にかかわらず，等しく基本的人権を享有するかけがえのない個人として尊重されるという理念にのっとり，全ての国民が，障害の有無によつて分け隔てられることなく，相互に人格と個性を尊重し合いながら共生する社会の実現（基本法1条）

2. 基本原則
①地域社会における共生等（3条）
②差別の禁止（4条）
③国際的協調（5条）

3. 各分野に共通する横断的視点
①障害者の自己決定の尊重及び意思決定の支援
②当事者本位の総合的な支援
③障害特性等に配慮した支援
④アクセシビリティの向上
⑤総合的かつ計画的な取組の推進

III　分野別施策の基本的方向

1. 生活支援
　障害児・者のニーズに応じた福祉サービスの充実　等
2. 保健・医療
　精神障害者の地域移行の推進，難病に関する施策の推進　等
3. 教育，文化芸術活動・スポーツ等
　新たな就学決定の仕組みの構築，文化芸術活動等の振興　等
4. 雇用・就業，経済的自立の支援
　障害者雇用の促進及び就労支援の充実，福祉的就労の底上げ　等
5. 生活環境
　住宅の確保，バリアフリー化の推進，障害者に配慮したまちづくり　等
6. 情報アクセシビリティ
　放送・通信等のアクセシビリティの向上，意思疎通支援の充実　等
*7. 安全・安心
　防災，東日本大震災からの復興，防犯，消費者保護　等
*8. 差別の解消及び権利擁護の推進
　障害を理由とする差別の解消の推進，障害者虐待の防止　等
*9. 行政サービス等における配慮
　選挙等及び司法手続等における配慮　等
10. 国際協力
　権利条約の早期締結に向けた取組，国際的な情報発信　等

*第3次計画における新規分野

IV　推進体制
1. 連携・協力の確保
2. 広報・啓発活動の推進
3. 進捗状況の管理及び評価（成果目標）
　障害者政策委員会による計画の実施状況の評価・監視
4. 法制的整備
5. 調査研究及び情報提供

図1　第3次障害者基本計画の概要

［文献3より引用］

止，国際的協調が定められている(第3～5条)．また，この法律では障害者に関する基本的な施策として，医療，介護等，年金等，教育，療育，職業相談等，雇用の促進等，住宅の確保，公共的施設のバリアフリー化，情報の利用におけるバリアフリー化等，障害者に関する相談等，経済的負担の軽減，文化的諸条件の整備等，防災及び防犯，消費者としての障害者の保護，選挙等における配慮，司法手続における配慮等，国際協力について定めている．

この法律に基づいて，国は障害者基本計画を定めている．現在は，平成25～29年度までのおおむね5年間を対象とした障害者基本計画(第3次)が策定されており，この計画に沿って関係省庁などが施策を推進している(図1)．また，都道府県や市町村も国の計画を踏まえてそれぞれの計画を定めている．さらに，この法律に基づいて，内閣府に障害者政策委員会が置かれている．

文献
1) 内閣府：障害者白書 平成27年版，2015
2) 厚生労働省：厚生労働白書 平成27年版，2015
3) 内閣府ホームページ〈http://www.cao.go.jp/〉(2016年7月参照)
4) 厚生労働省ホームページ〈http://www.mhlw.go.jp/〉(2016年7月参照)
5) 法務省ホームページ〈http://www.moj.go.jp/〉(2016年7月参照)

A　関連する法令と障害認定

2　精神保健福祉法

　法律の正式な名称は，「精神保健及び精神障害者福祉に関する法律」である．この法律は，精神障害者の医療および保護を行うこと，後述の障害者総合支援法とともに，精神障害者の社会復帰の促進，自立と社会経済活動への参加の促進のために必要な援助を行うこと，精神疾患の発生予防や国民の精神的健康の保持・増進に努めることによって，精神障害者の福祉の増進および国民の精神保健の向上を図ることを目的としている（第1条）．

　法律の対象となる精神障害者は，統合失調症，精神作用物質による急性中毒またはその依存症，知的障害，精神病質その他の精神疾患を有する者である（第5条）．

　法律には，都道府県が精神保健福祉センターを設置すること，厚生労働大臣が指定する精神保健指定医に関すること，都道府県での精神科病院の設置などが定められている．また，医療および保護に関する規定として，「任意入院」（第21条），「措置入院」（第29条），「医療保護入院」（第33条）などの入院形態が定められている．このうち「医療保護入院」については，精神科病院から退院して地域における生活への移行を促進するための措置（入院者の退院後の生活環境に関する相談などを行う者の設置など）が定められている．

　精神障害者保健福祉手帳については，精神障害者（知的障害を除く）は居住地の都道府県知事に交付の申請をすることができる（第45条）．手帳は，一定程度の精神障害の状態にあることを認定（高次脳機能障害者については，後述の「第8章A5．障害認定」を参照．）するものであり，1～3級までの等級がある．手帳を持っている方は，たとえば，所得税，住民税の控除が受けられる．

文献
1) 内閣府：障害者白書　平成27年版, 2015
2) 厚生労働省：厚生労働白書　平成27年版, 2015
3) 内閣府ホームページ〈http://www.cao.go.jp/〉（2016年7月参照）
4) 厚生労働省ホームページ〈http://www.mhlw.go.jp/〉（2016年7月参照）
5) 法務省ホームページ〈http://www.moj.go.jp/〉（2016年7月参照）

A 関連する法令と障害認定

3 障害者総合支援法

　法律の正式な名称は,「障害者の日常生活を総合的に支援するための法律」である．上述のように, 障害者基本法は障害者施策に関する「基本的事項」を定めた法律であるのに対し, 障害者総合支援法は,「具体的な障害福祉サービス等の給付の仕組み」を定めた法律であり, 身体障害・知的障害・精神障害の三障害一元化などの観点から, 障害の種別にかかわりのない共通の自立支援のための障害福祉サービス等について規定している．なお, この法律において障害者の範囲には, 難病などが含まれている(平成27年7月現在, 332疾病が障害者総合支援法の対象疾病として指定されている)．

　この法律におけるサービスの給付・事業の概要は, 図1のとおりである．障害福祉サービス等の実施主体は基本的に市町村であり, 給付としては, 介護給付, 訓練等給付, 相談支援, 自立支援医療, 補装具の支給がある(障害福祉サービス等の内容については図2)．また, 市町村の創意工夫により利用者の状況に柔軟に対応できる地域生活支援事業もある．具体的には, たとえば, 居宅介護や重度訪問介護などの介護給付の場合は, 都道府県知事が指定する障害福祉サービス事業者から, 後述の支給決定を受けた人が介護給付を受けたときに, 市町村が介護給付費を支払う仕組みとなっている．

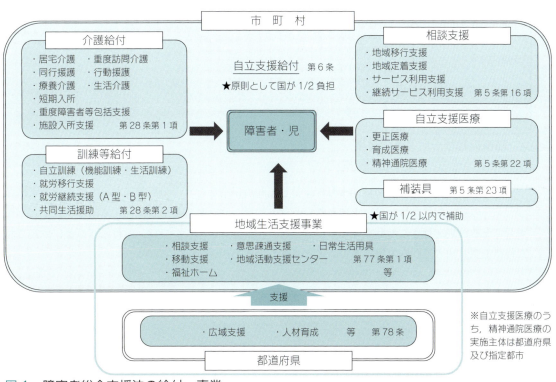

図1　障害者総合支援法の給付・事業

［文献4より引用］

	サービス名		利用者数	施設・事業所数
訪問系	居宅介護（ホームヘルプ）者児	自宅で，入浴，排せつ，食事の介護等を行う	155,787	18,719
	重度訪問介護 者	重度の肢体不自由者又は重度の知的障害若しくは精神障害により行動上著しい困難を有する者であって常に介護を必要とする人に，自宅で，入浴，排せつ，食事の介護，外出時における移動支援等を総合的に行う	9,960	6,629
	同行援護 者児	視覚障害により，移動に著しい困難を有する人が外出する時，必要な情報提供や介護を行う	22,512	5,736
	行動援護 者児	自己判断能力が制限されている人が行動するときに，危険を回避するために必要な支援，外出支援を行う	8,519	1,439
	重度障害者等包括支援 者児	介護の必要性がとても高い人に，居宅介護等複数のサービスを包括的に行う	29	9
日中活動系	短期入所（ショートステイ）者児	自宅で介護する人が病気の場合などに，短期間，夜間も含め施設で，入浴，排せつ，食事の介護等を行う	43,119	3,977
	療養介護 者	医療と常時介護を必要とする人に，医療機関で機能訓練，療養上の管理，看護，介護及び日常生活の世話を行う	19,457	241
	生活介護 者	常に介護を必要とする人に，昼間，入浴，排せつ，食事の介護等を行うとともに，創作的活動又は生産活動の機会を提供する	260,169	8,801
施設系	施設入所支援 者	施設に入所する人に，夜間や休日，入浴，排せつ，食事の介護等を行う	132,296	2,626
居住系	共同生活援助（グループホーム）者	夜間や休日，共同生活を行う住居で，相談，入浴，排せつ，食事の介護，日常生活上の援助を行う	96,012	6,637
訓練系・就労系	自立訓練（機能訓練）者	自立した日常生活又は社会生活ができるよう，一定期間，身体機能の維持，向上のために必要な訓練を行う	2,435	187
	自立訓練（生活訓練）者	自立した日常生活又は社会生活ができるよう，一定期間，生活能力の維持，向上のために必要な支援，訓練を行う	12,254	1,184
	就労移行支援 者	一般企業等への就労を希望する人に，一定期間，就労に必要な知識及び能力の向上のために必要な訓練を行う	29,626	2,985
	就労継続支援（A型＝雇用型）者	一般企業等での就労が困難な人に，雇用して就労する機会を提供するとともに，能力等の向上のために必要な訓練を行う	47,733	2,668
	就労継続支援（B型）者	一般企業等での就労が困難な人に，就労する機会を提供するとともに，能力等の向上のために必要な訓練を行う	196,019	9,223

図2a　障害福祉サービス等の体系

　サービスの利用にあたっては，市町村に対して利用申請を行う．市町村においては，障害支援区分（図3）の認定などを行い，一人ひとりの心身の状況，サービス利用の意向，家族の状況などを勘案して支給決定を行うこととなっている．また，利用者負担については，所得階層ごとに設定された負担上限月額の範囲内で負担することとされている．

	サービス名		利用者数	施設・事業所数
障害児通所系	児童発達支援 児	日常生活における基本的な動作の指導，知識技術の付与，集団生活への適応訓練などの支援を行う．	75,011	3,198
	医療型児童発達支援 児	日常生活における基本的な動作の指導，知識技術の付与，集団生活への適応訓練などの支援及び治療を行う．	2,623	101
	放課後等デイサービス 児	授業の終了後又は休校日に，児童発達支援センター等の施設に通わせ，生活能力向上のための必要な訓練，社会との交流促進などの支援を行う	94,978	5,815
	保育所等訪問支援 児	保育所等を訪問し，障害児に対して，障害児以外の児童との集団生活への適応のための専門的な支援などを行う．	1,670	312
障害児入所系	福祉型障害児入所施設 児	施設に入所している障害児に対して，保護，日常生活の指導及び知識技術の付与を行う．	1,844	192
	医療型障害児入所施設 児	施設に入所又は指定医療機関に入院している障害児に対して，保護，日常生活の指導及び知識技能の付与並びに治療を行う．	2,148	186
相談支援系	計画相談支援 者児	【サービス利用支援】 ・サービス申請に係る支給決定前にサービス等利用計画案を作成 ・支給決定後，事業者等と連絡調整等を行い，サービス等利用計画を作成 【継続利用支援】 ・サービス等の利用状況等の検証（モニタリング） ・事業所等と連絡調整，必要に応じて新たな支給決定等に係る申請の勧奨	117,411	5,995
	障害児相談支援 児	【障害児利用援助】 ・障害児通所支援の申請に係る給付決定の前に利用計画案を作成 ・給付決定後，事業者等と連絡調整等を行うとともに利用計画を作成 【継続障害児支援利用援助】	26,739	2,513
	地域移行支援 者	住居の確保等，地域での生活に移行するための活動に関する相談，各障害福祉サービス事業所への同行支援等を行う．	500	278
	地域定着支援 者	常時，連絡体制を確保し障害の特性に起因して生じた緊急事態等における相談，障害福祉サービス事業所等と連絡調整など，緊急時の各種支援を行う．	2,167	414

図 2b 障害福祉サービス等の体系
(注) 1. 表中の「者」は「障害者」，「児」は「障害児」であり，利用できるサービスにマークをしている．
2. 利用者数及び施設・事業所数は平成 27 年 3 月現在の国保連データ．

［文献 4 より引用］

①障害支援区分の定義（法第4条第4項）

○障害の多様な特性その他の心身の状態に応じて必要とされる標準的な支援の度合を総合的に示すもの．

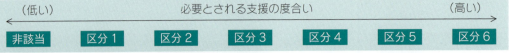

②障害支援区分の認定手続き

○市町村は，障害者等から介護給付費等の支給に係る申請を受理した場合，以下の手続きによる「障害支援区分の認定」を行う．

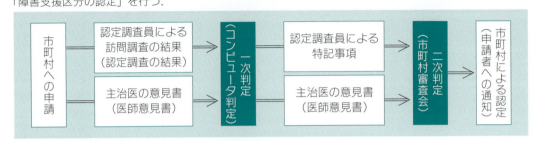

③市町村審査会による二次判定結果（平成26年4月〜9月）

非該当	区分1	区分2	区分3	区分4	区分5	区分6	合計
18 件	1,896 件	14,287 件	15,884 件	13,973 件	11,508 件	16,908 件	74,474 件
0.0%	2.5%	19.2%	21.3%	18.8%	15.5%	22.7%	100.0%

図3 障害総合支援法における「障害支援区分」の概要

[文献4より引用]

文献

1) 内閣府：障害者白書　平成27年版，2015
2) 厚生労働省：厚生労働白書　平成27年版，2015
3) 内閣府ホームページ〈http://www.cao.go.jp/〉（2016年7月参照）
4) 厚生労働省ホームページ〈http://www.mhlw.go.jp/〉（2016年7月参照）
5) 法務省ホームページ〈http://www.moj.go.jp/〉（2016年7月参照）

A 関連する法令と障害認定

4　介護保険法

　介護保険制度は 2000 年に導入された．背景としては，高齢化の進展に伴い，要介護高齢者の増加，介護期間の長期化など，介護ニーズが増大する一方で，核家族化の進行，介護する家族の高齢化など，要介護高齢者を支えてきた家族をめぐる状況も変化する中で，高齢者の介護を社会全体で支え合う仕組みとして，介護保険制度が創設された．制度の仕組みの概要は図 1 のとおりである．制度の加入者(被保険者)は，65 歳以上の者(第 1 号被保険者)と 40～64 歳の者(第 2 号被保険者)である．双方ともに保険料を支払うことになっている．介護保険制度では，寝たきりや認知症などで常時介護を必要とする状態(要介護状態)や，家事や身支度などの日常生活に支援が必要であり，とくに介護予防サービスが効果的な状態(要支援状態)になった場合に，介護サービスを受けることができる．この要介護状態や要支援状態にあるかどうか，その中でどの程度にあるかについては，利用者の申請に基づいて，市町村に設置されている介護認定審査会において判定される．これを要介護認定という．要介護状態については，要介護 1～5 まで，要支援状態については，要支援 1 と 2 の区分がある(介護サービスの利用の手続きは図 2 参照)．介護サービスには，訪問介護などの居

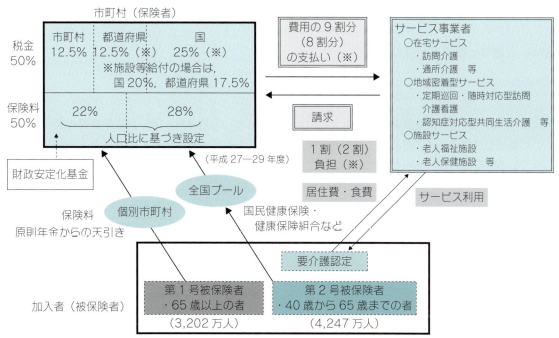

図 1　介護保険制度の仕組み
(注)第 1 号被保険者の数は，「平成 25 年度介護保険事業状況報告年報」によるものであり，平成 25 年度末現在の数である．
　　第 2 号被保険者の数は，社会保険診療報酬支払基金が介護給付費納付金額を確定するための医療保険者からの報告によるものであり，平成 25 年度内の月平均値である．
(※)平成 27 年 8 月以降，一定以上所得者については費用の 8 割分の支払い及び 2 割負担．

[文献 4 より引用]

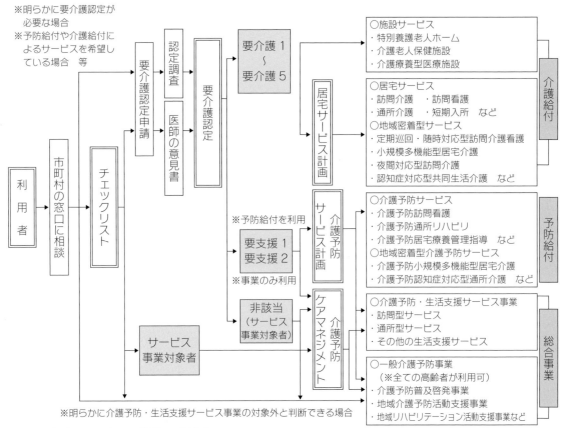

図2 介護サービスの利用の手続き

[文献4より引用]

宅サービスや，特別養護老人ホームなどの施設サービス，定期巡回・随時対応型訪問介護看護などの地域密着型サービスがある．利用者の費用負担は基本的に受けたサービス費用の1割負担となっている．なお，施設サービスにおいては，この定率負担に加えて，居住費や食費の負担が別途必要である．

　介護サービスは，65歳以上の者は原因を問わず要支援・要介護状態となったときに受けることができる．40～64歳の者は末期がんや関節リウマチなどの老化による病気（特定疾病）が原因で要支援・要介護状態になった場合にのみ受けることができる．この特定疾病については，個別疾病名が政令で列記されている（図3）．

```
                              （平成十年十二月二十四日）
                              （政令第四百十二号）
      介護保険法施行令をここに公布する．
    （特定疾病）
   第二条　法第七条第三項第二号に規定する法令で定める疾病は，次のとおりとする．
  一　がん（医師が一般に認められている医学的知見に基づき回復の見込みがない状態に
     至ったと判断したものに限る．）
  二　関節リウマチ
  三　筋萎縮性側索硬化症
  四　後縦靱帯骨化症
  五　骨折を伴う骨粗鬆症
  六　初老期における認知症（法第五条の二に規定する認知症をいう．以下同じ．）
  七　進行性核上性麻痺，大脳皮質基底核変性症及びパーキンソン病
  八　脊髄小脳変性症
  九　脊柱管狭窄症
  十　早老症
  十一　多系統萎縮症
  十二　糖尿病性神経障害，糖尿病性腎症及び糖尿病性網膜症
  十三　脳血管疾患
  十四　閉塞性動脈硬化症
  十五　慢性閉塞性肺疾患
  十六　両側の膝関節又は股関節に著しい変形を伴う変形性関節症
  （平一七政二三一・平一八政一五四・平二三政三七六・一部改正）
```

図3　介護保険法施行令

文献

1) 内閣府：障害者白書　平成 27 年版，2015
2) 厚生労働省：厚生労働白書　平成 27 年版，2015
3) 内閣府ホームページ〈http://www.cao.go.jp/〉（2016 年 7 月参照）
4) 厚生労働省ホームページ〈http://www.mhlw.go.jp/〉（2016 年 7 月参照）
5) 法務省ホームページ〈http://www.moj.go.jp/〉（2016 年 7 月参照）

A 関連する法令と障害認定

5 障害認定

　本項では，精神保健福祉法との関係について触れる．高次脳機能障害によって日常生活や社会生活に制約があると診断されれば「器質性精神障害」として，精神障害者保健福祉手帳の申請対象になる．申請は居住地の都道府県知事宛に行う．申請時に必要な診断書を記載するのは，必ずしも精神科医である必要はなく，リハビリテーション医や神経内科医，脳神経外科医なども作成可能となっている．

文献
1) 内閣府：障害者白書　平成27年版，2015
2) 厚生労働省：厚生労働白書　平成27年版，2015
3) 内閣府ホームページ〈http://www.cao.go.jp/〉（2016年7月参照）
4) 厚生労働省ホームページ〈http://www.mhlw.go.jp/〉（2016年7月参照）
5) 法務省ホームページ〈http://www.moj.go.jp/〉（2016年7月参照）

A 関連する法令と障害認定

6 成年後見制度

　認知症，知的障害，精神障害などの理由で物事を判断する能力が十分でない方について，本人の権利を守る援助者（成年後見人等）を選ぶことで，本人を法律的に支援する制度が成年後見制度である．

　成年後見制度には，大きく分けて，法定後見制度と任意後見制度がある．

　法定後見制度は，「後見」，「保佐」，「補助」の3つの類型があり，判断能力の程度など本人の事情に応じた制度を利用できるようになっている．手続きとしては，家庭裁判所に審判の申立てを行い，家庭裁判所によって，援助者として成年後見人等（成年後見人・保佐人・補助人）が選ばれる．この成年後見人等が，本人の利益を考えながら，本人を代理して契約などの法律行為をしたり，本人が自分で法律行為をするときに同意を与えたり，本人が同意を得ないで行った不利益な法律行為を取り消したりすることによって，本人を保護・支援する（法定後見制度の概要は，表1を参照）．

　任意後見制度は，本人が契約の締結に必要な判断能力を有している間に，将来，判断能力が不十分となった場合に備えて，「誰に」，「どのように支援してもらうか」をあらかじめ契約によって決

表1　法定後見制度の概要

	後見	保佐	補助
対象となる方	判断能力が欠けているのが通常の状態の方	判断能力が著しく不十分な方	判断能力が不十分な方
申立てをすることができる人	本人，配偶者，四親等内の親族，検察官，市町村長など（注1）		
成年後見人等（成年後見人・保佐人・補助人）の同意が必要な行為		民法13条1項所定の行為 （注2）（注3）（注4）	申立ての範囲内で家庭裁判所が審判で定める「特定の法律行為」（民法13条1項所定の行為の一部）（注1）（注2）（注4）
取消しが可能な行為	日常生活に関する行為以外の行為	同上 （注2）（注3）（注4）	同上 （注2）（注4）
成年後見人等に与えられる代理権の範囲	財産に関するすべての法律行為	申立ての範囲内で家庭裁判所が審判で定める「特定の法律行為」（注1）	同左 （注1）
制度を利用した場合の資格などの制限	医師，税理士等の資格や会社役員，公務員等の地位を失うなど（注5）	医師，税理士等の資格や会社役員，公務員等の地位を失うなど	

（注1）本人以外の者の申立てにより，保佐人に代理権を与える審判をする場合，本人の同意が必要になります．補助開始の審判や補助人の同意見・代理権を与える審判をする場合も同じです．
（注2）民法13条1項では，借金，訴訟行為，相続の承認・放棄，新築・改築・増築などの行為が挙げられています．
（注3）家庭裁判所の審判により，民法13条1項所定の行為以外についても，同意権・取消権の範囲とすることができます．
（注4）日用品の購入など日常生活に関する行為は除かれます．
（注5）公職選挙法の改正により，選挙権の制限はなくなりました．

［文献5より引用］

めておく制度である．この契約は，任意後見契約というもので，公証人の作成する公正証書で契約する．

文献
1) 内閣府：障害者白書　平成 27 年版，2015
2) 厚生労働省：厚生労働白書　平成 27 年版，2015
3) 内閣府ホームページ〈http://www.cao.go.jp/〉（2016 年 7 月参照）
4) 厚生労働省ホームページ〈http://www.mhlw.go.jp/〉（2016 年 7 月参照）
5) 法務省ホームページ〈http://www.moj.go.jp/〉（2016 年 7 月参照）

B 意見書の書き方—精神障害者保健福祉手帳

01 診断書(図1)作成の時期

精神障害者保健福祉手帳は，障害福祉サービスの利用のために手帳交付を望む場合であっても，

図1 精神障害者保健福祉手帳用診断書
次頁に続く

6　生活能力の状態（保護的環境ではない場合を想定して判断してください。児童の場合は、年齢相応の能力と比較の上で判断してください。）

（1）　現在の生活環境

入院・入所（施設名　　　　　　　　　）・在宅（ア 単身 イ 家族等と同居）・その他（　　　　　　　　）

（2）　日常生活能力の判定（各項目ごとに該当するもの一つを○で囲んでください。）

ア 適切な食事摂取

自発的にできる ・ 自発的にできるが援助が必要 ・ 援助があればできる ・ できない

イ 身辺の清潔保持、規則正しい生活

自発的にできる ・ 自発的にできるが援助が必要 ・ 援助があればできる ・ できない

ウ 金銭管理と買物

適切にできる ・ おおむねできるが援助が必要 ・ 援助があればできる ・ できない

エ 通院と服薬　（ 要 ・ 不要 ）

適切にできる ・ おおむねできるが援助が必要 ・ 援助があればできる ・ できない

オ 他人との意思伝達、対人関係

適切にできる ・ おおむねできるが援助が必要 ・ 援助があればできる ・ できない

カ 身辺の安全保持、危機対応

適切にできる、 ・ おおむねできるが援助が必要 ・ 援助があればできる ・ できない

キ 社会的手続や公共施設の利用

適切にできる ・ おおむねできるが援助が必要 ・ 援助があればできる ・ できない

ク 趣味・娯楽への関心、文化的社会的活動への参加

適切にできる ・ おおむねできるが援助が必要 ・ 援助があればできる ・ できない

（3）日常生活能力の程度（該当するもの一つを○で囲んでください。）

ア　精神障害を認めるが、日常生活及び社会生活に制限を受けない。

イ　精神障害を認め、日常生活又は社会生活に一定の制限を受ける。

ウ　精神障害を認め、日常生活に著しい制限を受けており、時に応じて援助を必要とする。

エ　精神障害を認め、日常生活に著しい制限を受けており、常時援助を必要とする。

オ　精神障害を認め、身の回りのことはほとんどできない。

7　6の生活能力の具体的程度、状態等

8　現在の障害福祉等のサービスの利用状況（利用がある場合は、該当項目を○で囲んでください。）

・自立訓練（生活訓練） ・共同生活援助（グループホーム） ・共同生活介護（ケアホーム） ・居宅介護（ホームヘルプ）

・地域活動支援センター ・訪問指導 ・生活保護 ・その他の障害福祉サービス等（　　　　　　　　）

※　自立支援医療(精神通院医療)を同時申請する場合は、9～11を記載してください。

9　現在の治療内容

（1）投薬内容（薬剤名等）

（2）精神療法等（該当項目を○で囲んでください。）

・通院精神療法 ・精神分析療法 ・精神科作業療法

・精神科デイケア ・認知行動療法 ・てんかん指導料

・その他（　　　　　　　） ・なし

（3）訪問看護の指示（ 有・無 ）（どちらかを○で囲んでください。）

10　今後の治療方針（治療目標を踏まえて、継続的に行っていく治療法を記載してください。）

11　自立支援医療における「重度かつ継続」（主たる精神障害のICDコードがF00～F39又はG40の場合は、記載不要です。）

（1）　（2）を判定するのは、精神保健指定医又は3年以上精神医療に従事した経験を有する医師に限っています。次の該当する項目に「レ」を記載してください。

□精神保健指定医（精神保健指定医の証　第＿＿＿＿＿＿号）　□ 精神医療に従事した経験　3年以上）

（2）　「1　病名」の「（1）主たる精神障害」のICDコードがF40～F99であって、情動及び行動の障害又は不安及び不穏状態に該当し計画的・集中的な治療を要する場合は、次の該当する項目に「レ」を記載してください。

□症状等が持続している　□ 症状等が消長を繰り返している　□ 症状等の持続又は消長の繰り返しはしていない

12　備考

（診断日は、「2　初診年月日」から6箇月以上経過していることが必要です。）

上記のとおり、診断します。

医療機関の名称　国立障害者リハビリテーションセンター病院　　診療担当科名

所在地・電話番号　埼玉県所沢市並木4丁目1番地　04-2995-3100　　医師氏名　　印（自署又は記名捺印）

図1　精神障害者保健福祉手帳用診断書（続き）

高次脳機能障害と診断される疾患において受傷・発症から6ヵ月未満では症状にまだ回復の変化が見込まれるため，6ヵ月以上経過することが必要である．

精神障害者年金は受傷・発症から1年6ヵ月経過した時点で作成する．

障害等級の判定は，(1)精神疾患の存在，(2)精神疾患（機能障害）の状態，(3)能力障害の状態，(4)精神障害の程度の総合判定によってなされる．1級は精神障害であって日常生活の用を弁ずることができない，2級は日常生活が著しい制限を受ける，3級は日常生活または社会生活が制限を受けるものとされている[1]．

02 診断書の記載内容

a. 病名

i. 主たる精神障害

　　器質性精神障害または高次脳機能障害と記載する．
　　ICDコードは，器質性精神障害はF0のコードであり，記憶障害が中心の場合はF04，注意や遂行機能障害などが中心の場合はF06，社会的行動障害が中心の場合はF07コードを記載する．

ii. 従たる精神障害

　　「てんかん」(G40)の場合，発作のタイプ，頻度，転倒の有無などが手帳の等級判定に影響があるため，症候性てんかんを併発している場合は，従たる精神障害として記載する．

b. 初診年月日

　交付を申請する精神疾患について初めて医師の診療を受けた日（前医による治療経過がある場合には前医の初診日）と，診断書作成医療機関の初診年月日を記入する．前医を含めた初診年月日が不明な場合は，「主たる精神障害の初診年月日欄」には不明と記入する．この場合は，診断書作成日が診断書作成医療機関の初診年月日から6ヵ月以上経過していることが必要となる．

c. 発病から現在までの病歴並びに治療の経過及び内容

　　病歴，発症からの経過を記載する．
　　高次脳機能障害の場合は，発症の原因となった疾患名（頭部外傷，脳梗塞など）とその発症日を同欄下段に記入する．

d. 現在の病状，状態像等

　　高次脳機能障害は「(10)知能・記憶・学習・注意の障害」の中の「ウ　その他の記憶障害」，「オ　遂行機能障害」，「カ　注意障害」の該当する項目に，抑うつ気分，不安，情動制御の障害，てんかん発作がある場合には該当する項目に○をつける．

e. 病状，状態像などの具体的程度

　画像所見，脳波所見，記憶・注意・遂行機能障害の神経心理学的検査結果(WAIS-III, RBMT, BADS, TMT など)社会的行動障害の程度を記載する．てんかん発作を併発する場合には，発作型と頻度も記載する．

f. 「生活能力の状態」[1]

i. 現在の生活環境

　保護的な環境(たとえば，病院に入院しているような状態)でなく，たとえばアパートなどで単身生活を行った場合，または入所や在宅で家族と同居であっても支援者や家族がいない状況での状態を想定し，そのような場合での生活能力について，年齢相応の能力で判断する．また，現時点のみでなく，これまでおおむね2年間に認められ(高次脳機能障害の場合は現疾患発症以降に生活能力の低下が生じたことを確認する)，また，おおむね今後2年間に予想される生活能力の状態も含めて判定する．

ii. 日常生活能力の判定

　(ア)～(ク)の各項目について，自らすすんでできるかどうか，あるいは適切にできるかどうかについて判定する．

「(ア)適切な食事摂取」，「(イ)身辺の清潔保持，規則正しい生活」

　洗面，洗髪，排泄後の衛生，入浴などの身体の衛生の保持，更衣(清潔な身なりをする)清掃などの清潔の保持について，あるいは，食物摂取(栄養のバランスを考え，自ら準備して食べる)の判断などについて自発的に適切に行うことができるかどうか，助言，指導，介助などの援助が必要であるかどうか判断する．身体障害に起因する能力障害(活動制限)を評価するものや，調理，洗濯，掃除などの家事の能力や，子どもや配偶者の世話をするなどの社会的役割の能力を評価するものではない．

「(ウ)金銭管理と買い物」

　金銭を独力で適切に管理(必ずしも金銭が計画的に使用できることを意味しない)し，自発的に適切な買い物ができるか，援助が必要であるかどうか判断する(金銭の認知，買い物への意欲，買い物に伴う対人関係処理能力を評価する)．

「(エ)通院と服薬」

　自発的に規則的に通院・服薬を行い，病状や副作用などについてうまく主治医に伝えることができるか，援助が必要であるか判断する．

「(オ)他人との意思伝達・対人関係」

　1対1の場面や集団の場面で，他人の話を聞きとり，自分の意思を相手に伝えるコミュニケーション能力，他人と適切につきあう能力を評価する．

「(カ)身辺の安全保持・危機対応」

自傷や危険から身を守る能力があるか，危機的状況でパニックにならずに他人に援助を求める等適切に対応ができるかどうか判断する．

「(キ)社会的手続や公共施設の利用」

行政機関(保健所，市町村など)，障害福祉サービス事業，その他各種相談申請などの社会的手続を行ったり，公共交通機関や公共施設を適切に利用できるかどうか判断する．

「(ク)趣味・娯楽への関心，文化的社会的活動への参加」

新聞，テレビ，趣味，娯楽，余暇活動に関心をもち，地域の講演会やイベントなどに自発的に参加しているか，これらが適切であって援助を必要としないかどうか判断する．

iii. 日常生活能力の程度

「3 日常生活能力の程度」欄では，日常生活能力について該当する番号を選んで○で囲む．

「(ア)精神障害を認めるが，日常生活及び社会生活に制限を受けない．」

精神障害をもたない人と同じように日常生活および社会生活を送ることができる．

「(イ)精神障害を認め，日常生活又は社会生活に一定の制限を受ける．」

たとえば，1人で外出できるが，やや大きい(非日常的な)ストレスがかかる状況が生じた場合に対処が困難である．デイケアや障害福祉サービス事業などを利用する者，あるいは保護的配慮のある事業所で，雇用契約による一般就労をしている者も含まれる．日常的な金銭管理はおおむねできる．社会生活の中で不適切な行動をとってしまうことは少ない．

「(ウ)精神障害を認め，日常生活に著しい制限を受けており，時に応じて援助を必要とする．」

たとえば，付き添われなくても自ら外出できるものの，日常的なストレスがかかる状況が生じた場合にあっても対処することが困難である．医療機関などに行くなどの習慣化された外出はできる．また，デイケアや障害福祉サービス事業などを利用することができる．食事をバランスよく用意する(必ずしも調理が上手にできることを意味しない)などの本人自身のための家事を行うことに助言や援助を必要とする．身辺の清潔保持が自発的かつ適切にはできない．社会的な対人交流は乏しいが引きこもりは顕著ではない．自発的な行動に困難があり，金銭管理ができない場合がある．社会生活の中でその場に適さない行動をとってしまうことがあり，生活環境などに変化があると病状の悪化をきたす．

「(エ)精神障害を認め，日常生活に著しい制限を受けており，常時援助を必要とする．」

たとえば，親しい人との交流も乏しく引きこもりがちである．自発性が著しく乏しい．自発的な発言が少なく，発言内容がほとんど常に不適切であったり不明瞭であったりする．日常生活において行動のテンポが他の人のペースと大きく隔たってしまう．些細な出来事で，病状の再燃や悪化をきたしやすい．金銭管理は困難であることから，自ら行えない．日常生活の中でその場に適さない行動をとってしまいがちであることから，日常生活全般にわたり常時援助を必要とする．

「(オ)精神障害を認め，身の回りのことはほとんどできない．」

たとえば，入院患者においては，院内の生活に，常時援助を必要とする．在宅患者にお

いては，医療機関などへの外出を自発的にできず，付き添いが必要である．家庭生活においても，適切な食事を用意したり，後片付けなどの家事や身辺の清潔保持も行えず，常時の援助をもってしても，自発的には行えない．

文献

1) 精神障害者保健福祉手帳の障害等級の判定基準について．平成7年9月12日 健医発第1133号 各都道府県知事宛 厚生省保健医療局長通知 最終改正：平成18年9月29日 障発第0929004号 〈http://www.city.otsu.lg.jp/ikkrwebBrowse/material/files/group/59/51bec747002.pdf〉（2016年7月参照）

第9章

地域の支援体制

A　地域の支援体制

　地域生活を送ろうとする高次脳機能障害者が必要とする支援は，日常生活から訓練，社会参加，住まい，医療，職業・学業と多岐にわたる（図1）．

　生活や社会活動における課題は実践の場で表面化するものも多いため，各専門分野が継続的に，かつ情報交換を密にしながら支援を行う必要がある．

　また，高次脳機能障害は外見上障害が見えにくいため，本人や家族自身も十分に障害ゆえの課題を意識できていないことが多く，本人や家族のニーズを的確に把握し，それぞれの支援を調整していく役割が不可欠である．したがって，入院から在宅もしくは入所施設などへ移行する際には，支援の相談支援機関と十分な情報交換することが必要である[1]．

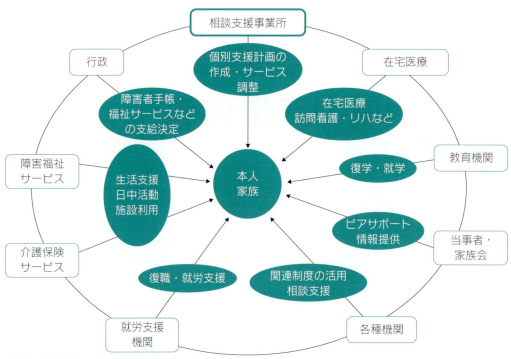

図1　退院後の支援体制

文献
1) 大塚祐子：高次脳機能障害者が活用できる地域の社会資源．J Clin Rehabil 23：p.1042-1051, 2014

B 地域生活に関する支援の相談窓口

01 自治体相談窓口

　福祉事務所・障害福祉管轄課，保健所や保健センターなど，市区町村により相談対応の役割や申請手続きの窓口が異なるため，居住地の市区町村にて，社会福祉サービス利用のための具体的な手続き方法やサービス内容（項目，種類，内容など）を確認することが必須である．

　自治体の主な役割としては，精神保健福祉手帳や障害福祉サービス，自立支援医療などの申請受付・交付手続きなどを担う．なお，高次脳機能障害の診断のある方は，精神保健福祉手帳を取得していなくても障害福祉サービスを受けることができることとなっている．

02 相談支援事業所[1,2]

　相談支援事業所は，障害福祉サービスによる相談支援事業であり，障害のある人が自立した日常生活または社会生活を営むことができるよう，a～eのような相談支援事業を実施している．地域の状況に応じて柔軟な事業形態をとられるようになっており，各市町村によって形態は異なる．障害福祉サービス利用の流れは図1のとおり．

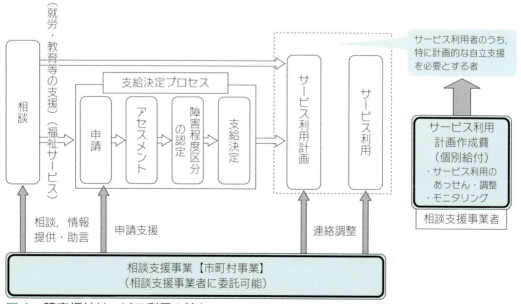

図1　障害福祉サービス利用の流れ

a. 障害福祉サービス等の利用計画の作成（計画相談支援・障害児相談支援）

　サービス等利用計画についての相談および作成などの支援が必要と認められる場合に，障害者（児）の抱える課題の解決や適切なサービス利用にむけて，ケアマネジメントによりきめ細かく支援する（表1）．

表1　計画相談支援・障害児相談支援

相談窓口	市町村（指定特定相談支援事業者，指定障害児相談支援事業者）
事業内容	障害福祉サービスなどを申請した障害者（児）について，サービス等利用計画の作成，および支給決定後のサービス等利用計画の見直し（モニタリング）を行った場合は，計画相談支援給付費または障害児相談支援給付費が支給される．
対象者	○障害者自立支援法の計画相談支援の対象者 ・障害福祉サービスを申請した障害者または障害児であって，市町村がサービス等利用計画案の提出を求めた者 ・地域相談支援を申請した障害者であって市町村がサービス等利用計画案の提出を求めた者 ※介護保険制度のサービスを利用する場合については，障害福祉サービス固有の行動援護，同行援護，自立訓練（生活訓練），就労移行支援，就労継続支援などの場合で，市町村が必要と認める場合． ○児童福祉法の障害児相談支援の対象者 　障害児通所支援を申請した障害児であって市町村が障害児支援利用計画案の提出を求めた者

b. 地域生活への移行にむけた支援（地域移行支援・地域定着支援）

　入所施設や精神科病院などから退所・退院する（した）者，家族との同居から1人暮らしに移行した者，地域生活が不安定な者などが支援を必要とする場合，関連機関と連携し地域移行および地域定着にむけた支援を行う（表2）．

表2　地域移行支援・地域定着支援

相談窓口	指定一般相談支援事業者
事業内容	○地域移行支援 　入所施設に入所している障害者，または精神科病院に入院している精神障害者について，住居の確保その他の地域における生活に移行するための活動に関する相談，地域移行のための障害福祉サービス事業所などへの同行支援などを行った場合は，地域移行支援サービス費が支給される． ○地域定着支援 　居宅で単身などで生活する障害者であって，地域生活を継続していくための常時の連絡体制の確保による緊急時などの支援体制が必要と見込まれる者について，常時の連絡体制を確保し，障害の特性に起因して生じた緊急の事態等に緊急訪問や緊急対応などの各種支援を行った場合は，地域定着支援サービス費が支給される．
対象者	○地域移行支援 ・障害者支援施設等に入所している障害者 ・精神科病院に入院している精神障害者（1年以上の入院者を原則に市町村が必要と認める者） ○地域定着支援 　以下の者のうち，地域生活を継続していくための常時の連絡体制の確保による緊急時などの支援体制が必要と見込まれる者． ・居宅において単身で生活する障害者 ・居宅において同居している家族などが障害，疾病などのため，緊急時などの支援が見込まれない状況にある障害者

次頁につづく．

表2 地域移行支援・地域定着支援（続き）

期間	○地域移行支援 　6ヵ月以内．地域生活への移行が具体的に見込まれる場合には，6ヵ月以内で更新可． ○地域定着支援 　1年以内．地域生活を継続していくための緊急時の支援体制が必要と見込まれる場合には，1年以内で更新可（その後の更新も同じ）．

c. 一般的な相談（障害者相談支援事業）

　障害のある人の福祉に関するさまざまな問題について相談に応じ，必要な情報の提供，障害福祉サービスの利用支援などを行うほか，権利擁護のために必要な援助も行う．

　また，こうした相談支援事業を効果的に実施するために，自立支援協議会を設置し，中立・公平な相談支援事業の実施や地域の関係機関の連携強化，社会資源の開発・改善を推進する（表3）．

表3 障害者相談支援事業

相談窓口	市町村（または市町村から委託された指定特定相談支援事業者，指定一般相談支援事業者）
事業内容	・福祉サービスを利用するための情報提供，相談 ・社会資源を活用するための支援 ・社会生活力を高めるための支援 ・ピアカウンセリング ・専門機関の紹介など ※内容は各市町村によって異なります．
対象者	障害のある人やその保護者など

d. 一般住宅に入居して生活したい場合（住宅入居等支援事業（居住サポート事業））

　賃貸契約による一般住宅（公営住宅および民間の賃貸住宅）への入居を希望しているが，保証人がいないなどの理由により入居が困難な障害のある人に対し，入居に必要な調整などにかかる支援や，家主などへの相談・助言を通じて地域生活を支援する（表4）．

表4 住宅入居等支援事業（居住サポート事業）

相談窓口	市町村（または市町村から委託された指定特定相談支援事業者，指定一般相談支援事業者）
事業内容	・入居支援（物件あっせん依頼，入居契約手続き支援） ・居住支援のための関係機関によるサポート体制の調整
対象者	障害のある人で，賃貸契約による一般住宅への入居を希望しているが，保証人がいないなどの理由により入居が困難な人（ただし，現に入所施設に入所している障害者または精神科病院に入院している精神障害者，グループホームなどに入居している人を除きます）

e. 障害者本人で障害福祉サービスの利用契約などができない場合（成年後見制度利用支援事業）

知的障害者や精神障害者のうち判断能力が不十分な人について，障害福祉サービスの利用契約の締結などが適切に行われるようにするため，成年後見制度の利用促進を図る（表5）．

表5　成年後見制度利用支援事業

相談窓口	市町村（基幹相談支援センター）
事業内容	成年後見制度の申し立てに要する経費（登記手数料，鑑定費用等）および後見人等報酬などの全部または一部を助成する．
対象者	障害福祉サービスを利用しまたは利用しようとする知的障害者または精神障害者であり，後見人などの報酬等必要となる経費の一部について，補助を受けなければ成年後見制度の利用が困難であると認められる者

03　地域包括支援センター[3]

地域包括支援センターは，介護保険事業の一環として，地域住民の心身の健康の保持および生活の安定のために必要な援助を行うことにより，地域住民の保健医療の向上および福祉の増進を包括的に支援することを目的として，包括的支援事業等を地域において一体的に実施する役割を担う中核的機関として設置されている．責任主体は市町村である．基本的には65歳以上の方が対象だが，40～64歳の方のうち，特定疾病（老化が原因とされる病気）により介護や支援が必要とされた方も対象となる．

業務の内容は，以下のとおりである．

a. 包括的支援事業

a. 介護予防ケアマネジメント
b. 総合相談・支援
c. 権利擁護
d. 包括的・継続的ケアマネジメント支援

b. 介護予防支援業務

指定介護予防支援事業として，要支援者のケアマネジメントを実施する．

文献

1) 厚生労働省ホームページ(相談支援事業について)〈http://www.mhlw.go.jp/topics/2005/04/tp0428-1f/07.html〉(2016年7月参照)
2) 厚生労働省ホームページ(障害のある人に対する相談支援について)〈http://www.mhlw.go.jp/bunya/shougaihoken/service/soudan.html〉(2016年7月参照)
3) 厚生労働省ホームページ(地域包括支援センターの手引きについて)〈http://www.mhlw.go.jp/topics/2007/03/tp0313-1.html〉(2016年7月参照)

C 就労・職場復帰に関する支援機関および相談窓口

01 就労関連の相談支援

　障害者の一般就労の機会を広げるとともに，安心してはたらき続けられるよう，就労面と生活面の支援を一体的に支援するため，「障害者就業・生活支援センター」（図1）や，市区町村が設置する「障害者就労支援センター」がある．

　障害者の身近な地域において，雇用，保健福祉，教育などの関係機関の連携拠点として，就業面および生活面における一体的な相談支援を実施する．

　「障害者就業生活支援センター」一覧は以下のとおり．「障害者就労支援センター」は自治体相談窓口に確認するとよい．

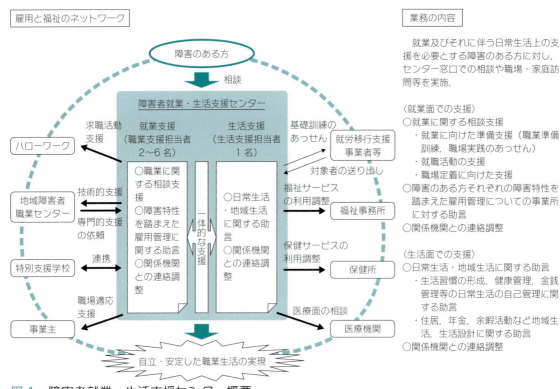

図1　障害者就業・生活支援センター概要
[厚生労働省〈http://www.mhlw.go.jp/file/06-Seisakujouhou-11600000-Shokugyouanteikyoku/0000/26376.pdf〉より引用]

全国の就業・生活支援センター一覧
http://www.mhlw.go.jp/file/06-Seisakujouhou-11600000-Shokugyouanteikyoku/00126

02 ハローワーク

　ハローワークでは，就職を希望する障害者の求職登録を行い，専門の職員・職業相談員が障害の態様や適性，希望職種などに応じて，きめ細かな職業相談・職業紹介・職場適応指導を実施している．職業相談・職業紹介にあたっては，公共職業訓練のあっせん，トライアル雇用，ジョブコーチ支援などの各種支援策も活用している．

　また，障害者を雇用している事業主，雇い入れようとしている事業主に対して，雇用管理上の配慮などについての助言を行い，必要に応じて地域障害者職業センターなどの専門機関の紹介，各種助成金の案内を行っている．また，求人者・求職者が一堂に会する就職面接会も開催している．

　的確な職業紹介を行うにあたって，より専門的な支援などが必要な場合には，地域障害者職業センターにおける専門的な職業リハビリテーションや，障害者就業・生活支援センターにおける生活面を含めた支援を紹介するなど，関係機関と連携した就職支援を行っている．

全国のハローワークの所在案内
http://www.mhlw.go.jp/kyujin/hwmap.html
（厚生労働省ホームページより）

03 地域障害者職業センター

　地域障害者職業センターは，障害者一人ひとりのニーズに応じて，職業評価，職業指導，職業準備訓練および職場適応援助などの各種の職業リハビリテーションを実施するとともに，事業主に対して，雇用管理上の課題を分析し，雇用管理に関する専門的な助言，その他の支援を実施している．

a. 職業準備支援

　就職の希望などを把握したうえで，職業能力などを評価し，それらをもとに就職して職場に適応するために必要な支援内容・方法などを含む，個人の状況に応じた職業リハビリテーション計画を策定．

b. 職業準備支援

ハローワークにおける職業紹介，ジョブコーチ支援などの就職にむかう次の段階に着実に移行させるため，センター内での作業体験，職業準備講習，社会生活技能訓練を通じて，基本的な労働習慣の体得，作業遂行力の向上，コミュニケーション能力・対人対応力の向上を支援する．

c. 職場適応援助者（ジョブコーチ）支援事業

障害者の円滑な就職および職場適応を図るため，事業所にジョブコーチを派遣し，障害者および事業主に対して，雇用の前後を通じて障害特性を踏まえた直接的，専門的な援助を実施する．

d. 精神障害者総合雇用支援

精神障害者および事業主に対して，主治医などの医療関係者との連携のもと，精神障害者の新規雇い入れ，職場復帰，雇用継続のためのさまざまな支援ニーズに対して，専門的・総合的な支援を実施する．

e. 事業主に対する相談・援助

障害者の雇用に関する事業主のニーズや雇用管理上の課題を分析し，事業主支援計画を作成し，雇用管理に関する専門的な助言，援助を実施する．

f. 地域における職業リハビリテーションのネットワークの醸成

障害者就業・生活支援センター，障害者雇用支援センターなどからの依頼に応じ，職業評価等をはじめとする技術的，専門的事項についての援助を実施する．

また，医療，保健，福祉，教育分野の関係機関に対し，職業リハビリテーション推進フォーラムなどを通じて，職業リハビリテーションに関する共通認識を醸成し，地域における就労支援のネットワークを形成する．

g. 地域の関係機関に対する職業リハビリテーションに関する助言・援助などの実施

　障害者就業・生活支援センター，その他の関係機関に対する職業リハビリテーションに関する技術的事項についての助言・援助を行うほか，関係機関の職員などの知識・技術などの向上に資するため，マニュアルの作成および実務研修などを実施する．

　なお，地域障害者職業センターは，公共職業安定所との密接な連携のもとで障害者に対する専門的な職業リハビリテーションを提供する施設として，全国47都道府県に設置されている．

　　全国の地域障害者職業センター一覧
　　http://www.jeed.or.jp/location/chiiki/index.html
　　（独立行政法人　高齢・障害・求職者雇用支援機構ホームページより）

一般の公共職業能力開発施設において職業訓練を受けることが困難な重度障害者等に対して，その障害の態様に配慮した職業訓練を実施

○国立機構営校（2校）

・国が設置し，独立行政法人高齢・障害・求職者雇用支援機構が運営する障害者職業能力開発校
・先導的な職業訓練実施の成果とともに，職業訓練内容，指導技法等を他の障害者職業能力開発校等に提供することにより，障害者職業訓練全体のレベルアップに貢献

■中央障害者職業能力開発校（国立職業リハビリテーションセンター）
■吉備高原障害者職業能力開発校（国立吉備高原職業リハビリテーションセンター）

○国立県営校（11校）

・国が設置し，都道府県に運営を委託

■北海道障害者職業能力開発校　　■宮城障害者職業能力開発校
■東京障害者職業能力開発校　　　■神奈川障害者職業能力開発校
■石川障害者職業能力開発校　　　■愛知障害者職業能力開発校
■大阪障害者職業能力開発校　　　■兵庫障害者職業能力開発校
■広島障害者職業能力開発校　　　■福岡障害者職業能力開発校
■鹿児島障害者職業能力開発校

○県立県営校（6校）

■青森県立障害者職業訓練校　　　■千葉県立障害者高等技術専門校
■静岡県立あしたか職業訓練校　　■愛知県立春日台職業訓練校
■京都府立京都障害者高等技術専門校　■兵庫県立障害者高等技術専門学院

図2　障害者職業能力開発校の概要
[厚生労働省〈http://www.mhlw.go.jp/file/06-Seisakujouhou-11800000-Shokugyounouryokukaihatsukyoku/0000066669.pdf〉より引用]

04 障害者職業能力開発校

　障害のある方を対象とした職業訓練の専門校である障害者職業能力開発校が全国に設置されており，障害に配慮したきめ細かい職業訓練を実施している(図2).

05 障害者総合支援法における就労系障害福祉サービス

a. 就労移行支援事業

i. 利用者・対象者

　一般就労などを希望し，知識・能力の向上，実習，職場探しなどを通じ，適性にあった職場への就労などが見込まれる身体・知的・精神障害者(65歳未満の者)を対象とする．
①企業などへの就労を希望する者
②技術を習得し，在宅で就労・起業を希望する者

ii. サービス内容など

・一般就労などへの移行にむけて，事業所内や企業における作業や実習，適性にあった職場探し，就労後の職場定着のための支援などを実施する．
・通所によるサービスを原則としつつ，個別支援計画の進捗状況に応じ，職場訪問などによるサービスを組み合わせる．
・利用者ごとに，標準期間(24ヵ月)内で利用期間を設定する．

b. 就労継続支援事業A型

i. 利用者・対象者

　就労機会の提供を通じ，生産活動にかかる知識および能力の向上を図ることにより，雇用契約に基づく就労が可能な身体・知的・精神障害者(利用開始時，65歳未満の者)を対象とする．
①就労移行支援事業を利用したが，企業などでの雇用に結びつかなかった者
②盲・ろう・養護学校を卒業して就職活動を行ったが，企業などでの雇用に結びつかなかった者
③企業などを離職した者など，就労経験のある者で，現に雇用関係がない者

ⅱ．サービス内容など

通所により，雇用契約に基づく就労の機会を提供するとともに，一般就労に必要な知識，能力が高まった者について，一般就労への移行にむけて支援する．
- 一定の範囲内で障害者以外の雇用が可能である．
- 多様な事業形態により，多くの就労機会を確保できるよう，障害者の利用定員10人からの事業実施が可能である．
- 利用期間に制限はない．

c．就労継続支援事業B型

ⅰ．利用者・対象者

就労移行支援事業などを利用したが一般企業などの雇用に結びつかない者や，一定年齢に達している者などであって，就労の機会などを通じ，生産活動にかかる知識および能力の向上や維持が期待される身体・知的・精神障害者を対象とする．

①企業などや就労継続支援事業(A型)での就労経験がある者であって，年齢や体力の面で雇用されることが困難となった者
②就労移行支援事業を利用したが，企業など，または就労継続事業(A型)の雇用に結びつかなかった者
③①，②に該当しない者であって，50歳に達している者，または試行の結果，企業などでの雇用，就労移行支援事業や就労継続支援事業(A型)の利用が困難と判断された者

ⅱ．サービス内容など

- 通所により，就労や生産活動の機会を提供(雇用契約は結ばない)するとともに，一般就労に必要な知識，能力が高まった者は，一般就労などへの移行にむけて支援する．
- 平均工賃が工賃控除程度の水準(月額3,000円程度)を上回ることを事業者指定の要件とする．
- 事業者は，平均工賃の目標水準を設定し，実績とあわせて都道府県知事へ報告，公表する．
- 利用期間に制限はない．

文献

1) 厚生労働省ホームページ(障害者の方への施策)
〈http://www.mhlw.go.jp/stf/seisakunitsuite/bunya/koyou_roudou/koyou/shougaishakoyou/shisaku/shougaisha/〉(2016年7月参照)

D 高次脳機能障害に関する相談窓口

01 高次脳機能障害支援拠点機関

　平成25年4月1日から障害者総合支援法(地域社会における共生の実現にむけて新たな障害保健福祉施策を講じるための関係法令の整備に関する法律)が施行され,都道府県は,高次脳機能障害者への支援拠点機関および支援コーディネーターを配置し,高次脳機能障害者に対する専門的な相談支援,関係機関との地域支援ネットワークの充実,高次脳機能障害に関する研究などを行い,適切な支援が提供される体制を整備することや,自治体職員や福祉事業者などを対象に研修を行い地域での高次脳機能障害者支援の啓発と普及を図ることが定められている.

　全国の高次脳機能障害支援拠点機関一覧
　http://www.rehab.go.jp/brain_fukyu/soudan/
　(高次脳機能障害情報・支援センターホームページより)

02 当事者会,家族会

　高次脳機能障害のある方は在宅で生活している場合が多く,日々の生活上の支援のほとんどを家族が担っているのが現状である.当事者である本人だけではなく,家族への精神的なケアや,社会的行動障害への具体的な対応方法など,高次脳機能障害とうまくつきあえるように支援することが重要である.

　同じ経験をした方々は,痛みを共感したり,適切に助言したりすることができるため,当事者の会や家族会を紹介し,ピアカウンセリングの機会を設定することが重要である.同じような障害を抱えた家族や当事者が多数いることを知り,1人ではないと勇気づけられたり,客観的に障害を理解したりすることができるのである.

文献
1) 厚生労働省ホームページ(高次脳機能障害情報・支援センター)〈http://www.rehab.go.jp/brain_fukyu/〉(2016年7月参照)

第10章

小児の
高次脳機能障害

A 小児の高次脳機能障害

01 わが国の小児の高次脳機能障害対策の沿革

　わが国の高次脳機能障害対策は，国立障害者リハビリテーションセンターを中心に全国12ヵ所で，平成13年から5年間にわたる高次脳機能障害支援モデル事業から始まった．一部の拠点機関では，小児の高次脳機能障害支援も含めて検討がなされたが，その後の対策は，成人期の高次脳機能障害ほどすすまなかった．このモデル事業の高次脳機能障害診断基準に，除外項目として，「先天性疾患，周産期における脳損傷，発達障害，進行性疾患を原因とする者は除外する」が含められたため，小児期の診断には，紛らわしさを残すこととなった．国立障害者リハビリテーションセンターでも，中学生以上の高次脳機能障害への対応は行われてきたが，幼児期や小学生への対応が始まるのは平成25年からである．

　このモデル事業では，診断基準ガイドライン，標準的訓練プログラムおよび標準的社会復帰・生活・介護プログラムが開発され，その成果は，高次脳機能障害者支援の手引きとしてまとめられた．小児の高次脳機能障害の支援方法は，基本的にはこの手引きに書かれている内容と同じであるが，発達途上にある小児の診断はより難しく，発達障害が併存する場合，その判断に困る場合が多い．小児では，できる検査も少なく，日常生活や学校生活からの生育歴の情報が重要となる．

　ここでは，幼児期から小学校までの高次脳機能障害に焦点をあてて解説する．

02 小児の高次脳機能障害の行政的取り扱い

　わが国における発達障害の概念は，医学的定義とは別に，行政的な定義がある．発達障害者支援法の施行にあわせて発出された「発達障害者支援法の施行について（文部科学省・厚生労働省事務次官通知平成17年4月）」によれば，この法における発達障害の行政的定義は幅広く，法の対象となる障害は，脳機能の障害であってその症状が通常低年齢において発現するもののうち，ICD-10（疾病及び関連保健問題の国際統計分類）における「心理的発達の障害(F80-F89)」および「小児＜児童＞期及び青年期に通常発症する行動及び情緒の障害(F90-F98)」に含まれる障害であること．なお，てんかんなどの中枢神経系の疾患，脳外傷や脳血管障害の後遺症が，上記の障害を伴うものである場合においても，法の対象とするものである（法第2条関係），としている．

　このように，わが国では，小児の高次脳機能障害は，発達障害者支援法の対象となり，その支援サービスは，精神保健福祉手帳取得対象障害として，児童福祉法や障害者総合福祉法を根拠に受けることができる．

03 小児の高次脳機能障害の特徴

a. 脳機能の障害について

　脳は，解剖学的には，脳幹，小脳，皮質下構造，大脳からなる．脳幹は，生命維持に不可欠な組織で，生きていくための脳機能を担っている．その上の皮質下構造である大脳辺縁系(大脳基底核，古皮質，旧皮質を含む)や小脳は，情動行動の制御に深く関与し，意識のある動的な生命活動を担っている．最上位に位置する大脳は，運動したり，見たり，聞いたり，体の感覚を感じる基本的脳機能を担う部分と記憶したり，注意を集中したり，段取りを考えたりする高次脳機能を担う部分に分かれる．

　成長・発達途上にある小児の脳が，病気や事故などで大きなダメージを受け，基本的脳機能を担う部位に障害が残れば，知的障害，運動障害，視覚・聴覚障害，てんかんなどが残る場合がある．さらに，高次脳機能を担う部位に障害が残る場合が，高次脳機能障害となる．とくに，高次脳機能障害は，後天的に脳に損傷を受けた場合に使われる．それに対して，生まれつき(先天的)の脳の機能障害(代謝性疾患，変性疾患，発達障害など)，出生時の脳損傷で起こる脳性麻痺でも，同じような症状がみられる．また，高機能自閉症，注意欠如多動性障害，学習障害などの発達障害，症状の組み合わせが比較的限定的で，多岐にまたがることはないことが特徴といえる．

b. 小児の高次脳機能障害の原因

　脳損傷は，大きく外傷性と非外傷性に分類される．前者には，幼児期には転倒，転落，虐待によるものが多く，幼児期から学童期前半では，歩行中の交通事故，学童期後半以降は，自転車による交通事故，スポーツ外傷などがある．後者には，幼児期では，溺水，窒息による低酸素脳症，感染症による脳炎や急性脳症が多く，小児期を通じて，脳動静脈奇形やもやもや病による脳血管障害(脳梗塞，脳出血)，脳腫瘍でもみられる．以前は，重症の脳損傷を受けたときに高次脳機能障害が起こると考えられてきたが，最近では頭部打撲による軽い脳震盪などでも，起こりうることがわかってきた．

c. 症　状

　高次脳機能障害の代表的な症状は，「注意障害」，「記憶障害」，「言語障害」，「行動と情緒の障害」，「遂行機能障害」，「易疲労性・意欲の低下」である．原因別にみれば，脳損傷の生じやすい部位があり，それに伴い生じやすい症状がある．たとえば，脳外傷後の高次脳機能障害は，前頭葉が傷害され，記憶障害，注意障害，遂行機能障害，行動と情緒の障害(対人技能稚拙，感情コントロール不良)などがみられやすい．急性脳症後の高次脳機能障害では，後頭葉が傷害され，視覚認知障害がみられやすい．脳出血・脳梗塞で側頭葉に傷害があれば，言語の障害がみられやすい，などの特徴がみられる．

また，高次脳機能障害の症状は重複し複雑にあらわれる．そのうえ，脳の疲労の影響に大きく左右され，「昨日はできていたのに，今日はできない」ことも起こりうる．午後や週の後半は疲労の影響が大きくなる．

　小児の高次脳機能障害の症状は，成人の場合と共通する点は多いが，小児の脳はまだ発展途上にあるため，環境によって症状が異なって見えることに注意する必要がある．また，リハビリの経過は，受傷した時期に獲得していた基本生活能力（摂食・嚥下，運動姿勢，感覚・覚醒，呼吸・循環などの生きるうえでの基本能力），記憶や経験の差が大きく影響する．小児と成人の生活環境を比べれば，小児期の学校生活のほうが，時間ごとに教科が替わったり，教室を替わったりするなど，大人の職場生活に比べ，学校の生活の中での変化が大きいため，ストレスが高まりやすいことも知っておく必要がある．

　小児期の高次脳機能障害の特徴をまとめると，次のようになる．
　1）受傷した年齢や原因によって，状態像が異なる
　2）就学後，障害が目立ってくることが多い
　3）発達に伴い症状が変化する
　4）脳機能が発達途中であるため，症状が変化・改善する可能性が高い
　5）環境によって症状が変化する
　6）二次障害の予防が欠かせない

　とくに，受傷後年月が経つと，受傷の記憶が薄れ，受傷との関連がますます理解されにくくなってしまうことがある．また，高次脳機能障害のある子どもは，苦手な部分はより苦手になっている場合も多い．こうした特徴を押さえて，高次脳機能障害となる前の様子と比較してどのように変わったのか，実態を適切に把握ことが正確な診断に結びつくことになる．

　具体的には，次の「高次脳機能障害の子どものチェックシート」（図1）を使い，実態を把握し，支援方法を考えていくとよい．

04　小児の高次脳機能障害のリハビリテーションの流れ

　病気や事故の急性期の治療を終えると，回復期リハビリを受けるために，別の病院に転院することがある．ここで高次脳機能障害が生じていることが分かった場合には，病院でのリハビリのプログラムに従って治療を受け，家庭や学校に戻っていくことになる．

　一方，治療を終えて日常生活（学校での生活を含む）を始めてから，いろいろな課題が生じて再度受診，入院・通院することになる場合もある．病気やけがは治ったはずなのに，「以前とどこか様子が違う」と，保護者や学校の教員などが気づいて，再度受診することになるケースはかなり多いと思われる．

　ここでは，小児の高次脳機能障害のリハビリテーションの流れを追ってみることにする．

a. 診断のプロセス

　外来でも，入院でも，まず診断・病状の評価を行うことになる．

ぼうっと何もしないでいることが多い	注意障害
すぐに疲れる	
質問への返答が緩慢なことが多い	
一つの活動が続けられず，次々と活動内容が変わっていく	
目についたものを次々と触ったり，ほしがったりする	
与えられた課題に集中して取り組むことが難しい	
会話の途中に，自分が思いついたことを話してしまう	
2つのことを同時にすることが難しい	
学習課題でケアレスミスが多い	
同じ質問や話を何回も繰り返し言う	記憶障害
持ち物を置いた場所を忘れたり，なくしたりする	
日付や日課が分からない	
前回の授業の内容を覚えていない	
昨日の出来事を覚えていない	
実際と異なる話をし，周囲を混乱させてしまうことがある	
話そうとするが言葉が出てこない	言語の障害
話せるがつっかえたりして返答に時間がかかる	
会話時に相手の話す言葉の意味が理解できない	
周囲の状況に関心を示さない	行動と情緒の障害
無気力で促さないと物事に取り組めない	
依存的である	
ちょっとしたことで起こったりイライラしたりする	
自分で計画を立てそのための方法を考え，実際に行動を起こして結果を判断することができない	遂行機能障害
指示が無いと行動できない	
思いついたことを何も考えずに行動する	
あくびをしたり，ぼうっとしたりすることが多い	易疲労性・意欲の低下
少しでも難しいと思うと，集中できなかったりやる気がなくなったりする	

図1　高次脳機能障害の子どものチェックシート

［文献4より引用］

i．病歴の聴取

　小児の場合，保護者から詳細な発達歴，具体的に困っている症状，以前と比べて変わったことは何かを聴取する．

ii．検査の実施

　実際の症状と脳障害の部位が一致しているかどうか確認するために，脳画像検査(CT・MRI)や脳血流検査(SPECT)，脳波検査に加え，神経心理学的検査や行動観察などを行う．必要に応じて，視力検査，視野検査，聴力検査を追加する．

　小児に使える神経心理学的検査は限られるが，全般的な知能を，次のようなものを用いてできる範囲で行うことになる．たとえば，知的機能をみるWISC-Ⅳ，WAIS-Ⅲ(16歳

以上），K-ABC心理教育アセスメントバッテリー，言語機能をみる絵画語彙発達検査，標準失語症検査(SLTA)，言語流暢性検査，注意力をみるtrail making test，記憶力をみる三宅式記銘力検査(言語的記銘力の評価)，ベントン視覚記銘力検査(視覚的記銘力の評価)，Wechsler memory scale(Wechsler記憶検査)，聴覚的注意機能をみるpaced auditory serial addition task，遂行機能をみる慶応版Wisconsin card sorting test(注意や概念の転換の評価)，遂行機能障害症候群の行動評価(BADS)，前頭葉機能検査(FAB)，視覚認知機能をみるFlostig視知覚発達検査などがある．検査の実施や評価は，リハビリスタッフがチームで行うことが望ましい．

iii. 診断とリハビリ

検査がひととおりすみ，高次脳機能障害と診断されると，個々の症状に適したリハビリが行われる．病院では医師を含め，さまざまなリハビリスタッフがチームになり，評価に応じた訓練を行う．リハビリスタッフには，次のような専門職がおり，それぞれの役割を担う．

- 理学療法士(PT)：運動機能の障害がみられない場合でも，姿勢コントロールの力や集中力を養うために，体幹バランス訓練・運動訓練などを行う．また，退院後の学校生活のため体力を向上させる．
- 作業療法士(OT)：注意・集中力・認知機能を高めるために，手工芸などの作業を通した訓練を行う．学校生活を見据えた日常動作訓練を行う．
- 言語聴覚士(ST)：言語評価をし，それに基づいて個々に応じた課題を実施，言語理解や表現の練習をする．
- 臨床心理士：予定を視覚化して提示する，構造化するなどによって環境を整備し，手を貸しながらさまざまな体験を積み重ねさせる．記憶障害に対する学習方法の工夫や補償手段の獲得の支援，問題行動に対するソーシャルスキルトレーニングを行う．また，本人の自覚を促し，周囲の人が症状を正しく理解し，対応できるようにするはたらきかけも行う．

病院に学校があれば，転校して特別支援教育を受けることができる．長期入院する場合，医療ソーシャルワーカー，医師，看護師などに相談するとよい．その場合，上記の専門スタッフに，教員も加わる．

b. 小児のリハビリの考え方・すすめ方

i. 小児のリハビリの基本的考え方

小児は成長し発達する存在である．発達とは，一定の規則・型に従って，一生を通して連続的に進行する変化の過程で，そのすすむ速さは一定ではなく個人差がある．発達の速さの差が生まれる原因としては，遺伝的な個人差，性差，発達過程の環境などが影響する．

1) 発達の規則性を押さえる

　発達には，順序性，方向性，連続性，異速性という規則がある．人間の乳児期の発達で順序性を考えると，「胎児姿勢(魚類，両生類，は虫類)→あごを上げる→肩を上げる→支えて座れる→膝に座ってモノをつかめる→椅子に座る→1人で座る→支えてもらって立つ→家具につかまって立つ→ハイハイする→手を引かれて歩く→家具につかまって立つ→階段をハイハイで上がる→1人で立つ→1人で歩く」といった発達段階を順番どおりに経過していく．発達の順序性の順序が乱れたり，飛躍したりする場合には，発達上の何らかの問題や異常がある場合がある．身体の発達は，頭部から尾部(脚部)にむかって，体幹から末梢の方向へと進行する(発達の方向性)．休止や飛躍がなく，表面的には発達が止まっているように見えたとしても，身体や精神はいつでも変化し続けている(発達の連続性)．身体の部位によって成長の速さが異なる(発達の異速性)．ヒトの発達過程には，生物学的な一貫性(定型発達)と環境や個人の能力に依存する多様性が認められることを意識することが，小児のリハビリを行ううえで重要となる．

2) 身体回復のプロセスを押さえる

　未熟児で生まれた赤ちゃんは，生まれてしばらくは，呼吸や循環が安定しない．呼吸や循環が安定してくると，目を開き，母親の声に反応するようになる．痛みに反応し，優しく触れられると心地よさそうにする．目を開き覚醒している時間が長くなる(感覚・覚醒)．何週かたつと，手足を動かし，姿勢反射が起こるようになる(運動・姿勢)．そして，ほ乳瓶からミルクが飲めるようになり(摂食・嚥下)，病院を退院し，親の保護下で，1人で成長・発達できるようになる．呼吸・循環，感覚・覚醒，運動・姿勢，摂食・嚥下は，ヒトの脳でいえば，間脳，中脳，小脳，脳幹，脊髄の機能に対応する．これらの身体的機能が安定して，大脳の機能である高次脳機能が発揮されるのである．頭部外傷など，脳に大きなダメージを受けたときにも，身体の回復プロセスを押さえておくことが重要である．

3) 子どものリハビリ環境

　小児期のリハビリの目標は，障害の改善・克服だけでなく，児童の健全育成も視野に入る．それを担う機関には，障害像を幅広く見れば，病院だけでなく，児童発達支援センター，学校，児童養護施設なども視野に入る．医療とのかかわりは，その障害種により違いがある．たとえば，知的障害は，診断時に医療とのかかわりが大きくなるが，その後は療育機関や学校の占める割合が高くなる．定型発達の子どもなら自動的に習得できる日常生活機能の自立を療育機関や学校で支援し，学校ではさらにできるだけ多くの学習内容を身につけることが重要となる．脳性麻痺は，先天的な運動や姿勢保持の能力障害であるが，医療的リハビリでは，理学療法や作業療法により日常生活機能の自立をめざすだけでなく，筋力低下や関節の拘縮などの2次障害を予防し，精神運動発達・コミュニケーション・認知機能の遅れも評価することになり，長期的なかかわりとなる．医療は，障害の発見時から，成人期まで，一貫して見ることができる．学校は，精神運動発達・コミュニケーション・認知機能の遅れを発見する場所としても重要である．学校で社会経験を積み，できるだけ多くの学習内容を身につけることが重要なのは，知的

障害と同様である．このように，障害のある子どものリハビリは，地域の社会資源をフルに活用してすすめることが重要となる．

ii．小児のリハビリのすすめ方

もう1つ，リハビリには「段階に沿ってすすめる」というすすめ方がある．つまり，人間のもつ神経心理学的機能の諸要素は，原始的なものからより高度なものまで，階層をなしており，回復には，ある程度順序があると考えられるのである．ニューヨーク大学リハビリテーション医学 Rusk 研究所の脳損傷通院プログラムで用いられている「神経心理ピラミッド」は，前頭葉機能を模式化したものである（第5章参照）．

土台として〈覚醒〉，〈心のエネルギー〉があり，その上に，活動に取り組もうという〈意欲や自己を抑制する力〉，続いて〈注意力や集中力〉，次に〈情報処理の力〉，〈記憶力〉，物事を〈遂行する力〉，最後に，〈自分を客観的に理解する力〉があり，これらは常に下から上に影響を及ぼしていると考える．つまり，記憶力が低下しているからといって，心のエネルギーが低く，すぐ疲れてしまう状態の人に，いろいろな手立てを提案しても，なかなか実行できないことになる．

そこで，病院で行うリハビリは，次のようなことに配慮しながら行われる．①回復の段階に沿ってリハビリをすすめる，②課題は本人の日常生活に結びついた具体的なものを用いる，③本人が混乱しないよう，手がかりの提示や行動のパターン化などによって環境を整える，④日常生活への実用化を念頭に行う，⑤コンピュータやICレコーダー・支援機器など，代替手段の利用にも積極的に取り組む．

リハビリは，退院後は家庭や学校で続けていくものなので，楽しく興味をもって取り組めるプログラムであることが重要である．

05 退院・復学にあたって

リハビリのために入院している子ども達は一定の期間を過ぎると，退院し，家庭や学校に戻っていく．退院と復学が順調にすすむように，本人を含めていろいろな人や機関が準備をし，連携する必要がある．

a．病院の役割

復学にむけて，身体面・能力・高次脳機能などについての再評価を行い，保護者や転出先の保育所・幼稚園，学校に評価の結果を伝える．必要に応じ，転出先の学校に出向いて環境整備などについて確認をすることが望ましい．

b. 本人や保護者の役割

在籍する保育所の保育相談，または幼稚園・学校や教育委員会の教育相談を活用し，本人の状態に適した学校などを選択する．現行の特別支援教育制度では，特別支援学級，特別支援学校などの選択も容易で，症状がよくなれば，通常の学級にも戻れることになっている．外来通院での定期的な評価を通じて，子どもの状態を客観的に理解し，関係諸機関との良好な連携を保つことが重要である．

c. 学校（地元校）などの役割

家族からの聞きとり，病院に訪問しての直接観察，医師や病院スタッフからの情報収集，学習や対応の方法について，病院にある学校の教員から情報を得ることで，現在の子どもの様子を知り，個別の教育支援計画，個別の指導計画を作る．施設整備・人的配置・他児への配慮など，学校の環境を整備する．学校の他の教員と現在の状況や対応方法について情報を共有することが望まれる．

d. 病院にある学校がすること

学習や行動に関する実態と，行ってきた支援の手立てを地元校に具体的に伝える．たとえば，入院中に行ってきた学習の内容，学習面での困難，障害が学習に及ぼす影響，行動面での課題，指導上配慮すべき点，障害や課題に対しての対処の方法などが考えられる．

06 家庭や学校での継続的な支援方法

小児期の脳は発達途中であるため，退院後も，家庭や学校で適切な対応を継続的に行うことで，症状が変化し改善することが期待できる．多くは，発達障害の子どもの支援のノウハウである応用行動分析やTEACCHと共通する部分が多い．それぞれの指導法の基本的考え方は，子どもの問題点を正しく評価し，刺激に対する反応の様子を分析し，その対応方法を学ばせていく方法（応用行動分析）や周囲の状況を，自分の力で理解し，自分に必要な情報を選びだし，適切な行動を行う手段として構造化を行い，安心して落ち着ける環境を作り，注意を集中させ行動をコントロールする方法（TEACCH）を応用するものである．構造化のポイントは，どこで，いつ，何を，どのぐらい，どのように，終わったら次に何をするか，を伝えることである．そのために，スケジュールをわかりやすく提示し，決められた場所に決められたものを置く（物理的構図化），作業する手順が見やすいように提示する（視覚的構造化）．

以下，症状別に具体的な指導方法を例示する．多くの学校で活用されているので，下記の支援方法は理解されやすい．

a. 注意障害への対応

i. 話を聞いていないので，何をしてよいかわからないようにみえる場合

　周囲に注意がそれやすく，話を聞いていないかもしれないし，一斉に話されている場合，自分に話されていると思わなかったりする．座席を前方にして先生の話に注意を払いやすいように配慮したり，個別に声をかけたり，話の内容をメモで渡したりすると伝わりやすい．

ii. 課題に最後まで取り組めなかったり，ケアレスミスが多かったりする場合

　注意の集中が途切れてしまったり，課題をこなすことに追われ焦ってしまったり，細かいことに気を配れなかったりするので，課題の量を減らすと集中して取り組めるようになる．また，取り組む前に注意点を一緒に確認したりすると取り組みやすい．

iii. はさみで線に沿って切ることが難しかったり，定規で直線を引いたり，分度器の細かい目盛を読むことが苦手だったりする場合

　線を太くして見やすくしたり，滑りにくい定規を使ったり，目盛が見やすい道具を使ったりなど，取り組みやすくする工夫も必要である．

b. 記憶障害への支援

i. 前の授業の内容を忘れてしまい，「まだ習っていない」と言う場合

　学校生活では，次々と覚えることが多く，授業の内容をすっかり忘れてしまうこともあるが，ノートを見て確認すると思い出すことが多いことがある．また家庭に協力してもらい，自宅でも復習に取り組むようにしてもらう．繰り返し学習することで覚えられるようになる．

ii. 忘れ物が多くて困る，言って確認したのに忘れてしまっている場合

　口頭で伝えられたことを，すぐ忘れてしまうときは，大事なことはメモに書く習慣をつけるようにする．年齢が行けば，ICレコーダーなどによるボイスメモや携帯電話のメモ機能を使っている人もいる．

iii. 次の授業や日程が分からず，戸惑っている場合

次に何をすべきか分からず行動できないときは，携帯できるスケジュール表があると確認しながら行動できる．スケジュール表には，必要な持ち物を書き込んだり，スケジュール変更を付箋で張ったりして活用できる．慣れるまでは筆箱にメモを入れておき，必要なことをその場でメモできるように練習することも有効である．

iv. 漢字を何度練習しても覚えられない場合

繰り返し書いて練習しても覚えられないときは，練習方法を変えて，「男は田んぼに力」といったように，部首で覚えると覚えやすいことがある．

c. 行動と情緒の障害への支援

i. ちょっとしたことで怒ったり，イライラしたりする場合

高次脳機能障害になる前と性格が変わってしまい，怒りっぽくなることがある．クールダウンできる場所に移動し，落ち着いたら本人の言い分も聞き，本人の気持ちを受け止め，どうすればよいか一緒に話し合っていくとよい．

d. 遂行機能障害への支援

i. 図工の工作で何もせずぼうっとしていたり，始める前から「できない」と言ったりする場合

自分で段取りを立て，すすめていくことが難しいときは，簡単な言葉で手順書を作り，一緒に確認しながらすすめていけるとよい．また「どうせできないから，やりたくない」とあきらめていることもあるので，本人のプライドを尊重しつつ，できることから提示するようにする．

e. 易疲労性への支援

i. 授業中，あくびが多く，やる気がみえない場合

学習に集中すること，周囲にあわせようとすることで，脳が疲労しているときは，あくびとしてあらわれることがある．このほかには，ぼうっとしたり，多弁になったりする子もいる．とくに1日の後半や週の後半に症状が顕著にあらわれる．保健室で休憩したり，

水を飲んだりすることで回復することがある．また本人は疲れているという自覚がないので，様子をみながら，必要に応じて休憩を促すようにする．

07 高次脳機能障害の子どもをもつ家族を支える

　小児期の高次脳機能障害の支援には，とりわけ，家族支援が重要となる．高次脳機能障害の子どもの背景に家族がいること，家族が受傷によってどんな思いでいるかを知り，保護者に共感することで，リハビリがすすむことが多い．後天性の障害である高次脳機能障害の場合，家族は「治るのでは…」と期待していることが多い．急性期から身体的に劇的に回復するので，その後も回復を期待するのは無理もないことである．無理なリハビリを期待し，子どもに過度の期待をかけたり，他の兄弟の寂しい思いをくみとれなかったりすることもある．家族内でも，両親の間に考え方の差が生じ，家族に亀裂が生じる場合もある．支援者は，いつも家族支援を心のどこかに忘れずに置いておく必要がある．

文献
1) 国立障害者リハビリテーションセンター：高次脳機能障害者支援の手引き（改訂第2版）〈http://www.rehab.go.jp/brain_fukyu/data/〉（2016年7月参照）
2) 栗原まな：よくわかるこどもの高次脳機能障害，クリエイツかもがわ，京都，2012
3) 太田令子（編著）：わかってくれるかな，子どもの高次脳機能障害，クリエイツかもがわ，京都，2014
4) 全国特別支援学校病弱教育校長会：高次脳機能障害．支援冊子病気の子どもの理解のために〈http://www.zentoku.jp/dantai/jyaku/h25kouji_nou.pdf〉（2016年7月参照）

NATIONAL REHABILITATION CENTER
FOR PERSONS WITH DISABILITIES

第11章

症例提示

A 脳外傷に対する復職を目標としたリハビリテーションチームアプローチ

　脳損傷者の復職や復学を促進することを目標として，われわれは入院の回復期の段階から復学・就労に類似した環境を作り，機能障害を減じ活動や社会参加を促進することを目標として認知機能や対人技能・障害認識・家族機能の側面に焦点をあてたインターディシプリナリーチーム（「第5章 A．リハビリテーションプログラム」を参照）による訓練プログラムを工夫してきた[1]．認知機能の回復だけではなく患者の障害に対する気づき（awareness）を高め，彼らが受け入れられる環境を作っていくことが包括的リハビリテーションの要点である．外来では，復職にむけて会社上司や産業医に復職の際に留意すべき点を情報提供したうえで試験出社を開始する．しかし社会参加を実現するためには，入院と外来の期間だけでは問題を解決できない場合が多く，医療と福祉，教育現場，職場とが連携し，連続したリハビリテーション体制を継続することが必要となる．

　回復期からの就労にむけた医学的リハビリテーションによって，入院訓練から在宅生活，外来訓練から就労に至った例を提示する．

01 症例

　36歳，男性．金融・保険業務．交通事故でびまん性軸索損傷を受傷した．受傷時の意識障害はGCSで9点（E3V1M5）であり10日間続いた．MRIでは右大脳脚，脳梁・皮髄境界に散在性にT2, FLAIR法で高信号域が認められた．保存的療法で軽快した．

　受傷から6週目にリハビリテーション目的で転院となった．麻痺や失調などの運動機能障害はなく，記憶・注意・遂行機能障害や脱抑制的言動などの社会的行動障害，病識欠如が主体であった．

02 リハビリテーション・プログラム

a. 初期評価

　入院時には医師が患者と家族に脳外傷による症状とこれに対するインターディシプリナリーチームによるリハビリテーション計画を説明した．患者と家族のニーズは復職であった．

　入院から2週間後の日常生活活動や神経心理学的検査による評価結果では（表1），注意の容量・配分の低下を認め，情報量が多くなると即時記憶から低下し，反復による学習効果も限局され，情報処理速度の低下が主症状であった．

　ADLはBI 100, FIM運動項目（A-M）89, 認知項目（N-R）29, 計118で，病棟から訓練室までの移動は自立していた．

　受傷から2ヵ月で認知機能の回復が起こっている段階であること，現状のままで復職した場合，注意障害によるミスが多発する可能性が高いこと，本人と家族の障害に対する理解は十分ではないが，復職に対する意欲は高かった．復職にむけたリハビリテーションの適応があると

表1 日常生活活動および神経心理学的検査

WAIS-III	入院時	就労時
VIQ	82	114
PIQ	86	128
FIQ	82	122
言語理解	86	118
知覚統合	93	123
作動記憶	74	107
処理速度	72	102

WMS-R	入院時	就労時
言語性	90	111
視覚性	104	106
一般的	93	111
注意・集中	81	92
遅延再生	100	121

RBMT（リバーミード行動記憶検査）	入院時	就労時
標準プロフィール	24	24
スクリーニング	12	12

TMT(Trail making Test)(秒)	入院時	就労時
A	104	96
B	102	87

仮名ひろいテスト	入院時	就労時
ひろえた数	28	32
見落とし	2	1
文意把握	良好	良好

BADS	入院時	就労時
総得点	17	24

表2 入院期間内に復職・復学を目標と設定するためのめやす
1) 認知機能の改善が起こっている
2) 訓練や作業に集中して取り組むことができる
3) 本人に復職・復学の意志がある
4) 家族の協力が得られる

判断し，リハビリテーション実施計画をたてた(表2)．

b. リハビリテーションチームメンバーと訓練スケジュール

インターデイシプリナリーチームとその役割，訓練スケジュールを表3，図1に示す．

最初に目的とする訓練室まで単独で行けるかどうかを看護師が遠監視で確認する．訓練時間は密につまったものであり，10分前までに準備をすませ，訓練室まで1人で移動する．日常生活やスケジュール管理に関して定期的に情報交換を行い，患者と家族，看護師，心理療法士とで，月曜の午後に1週間の目標をたて，金曜の午後に1週間の振り返りや外泊にむけての確認を行う．疲れすぎていないか，スケジュールどおりに実行できたかを確認する．実行が困難な場合は訓練内容や時間配分を見直す場合がある．

表3 プログラムAの内容と関連職種

職種	訓練内容	頻度
医師	医学的管理・リハ計画・病状説明	毎日
看護師	スケジュール管理・補償手段や外泊指導	毎日
作業療法士	認知指導・グループ訓練	週4日
理学療法士	身体能力向上・応用動作訓練	週3日
リハ体育	体力・持久力向上・対人技能向上	週3日
臨床心理士	認知指導・グループ訓練	週5日
言語聴覚士	認知指導・グループ訓練	週5日
医療福祉相談士	復職に向けた環境調整	週1日
全職種		
	ケース会議で目標確認	毎週
	家族学習会	1ヵ月に1回

[文献1より引用]

	月	火	水	木	金
9:00					
9:20	心理	心理	心理	心理	心理
9:45					
11:15	作業療法	作業療法（グループ）	作業療法	作業療法	リハ体育
	リハ体育	理学療法	リハ体育	理学療法	理学療法
12:00					
13:00					
13:45	言語療法	言語療法（グループ）	言語療法	言語療法	言語療法
14:30	心理 看護師	個別指導	回診	心理（グループ）	心理・看護師 外泊指導
14:50					
15:15					
15:35		心理	心理	心理	
16:00					

図1 訓練スケジュール

c. 訓練開始から1ヵ月後のケース会議での評価

　日常生活では1人外泊訓練が可能となったが，薬の飲み忘れなどが時にみられることがあった．直接訓練により注意の改善がみられ，課題遂行場面でミスは残存するも，繰り返し確認することで減少し，わからない場合は人に聞くようにもなった．メモリーノートを十分に活用で

きず，適切な対処行動までは至らない．疲労のモニターができず，疲れやすい．全般的な改善がみられていることから，障害に対処できるようになることを目標として，入院での訓練を1ヵ月継続することとした．

妻が出産をひかえていることもあり父親の過度な介入がみられたため，家族指導も平行して行った．

d. 訓練開始から2ヵ月後のケース会議での評価

日常生活，拡大ADLともに自立したが，課題遂行時に聞き誤りが多く，新奇な課題場面では思考が停止し，手順を考えながら取り組む課題では行きづまってもなかなか方略を修正できず，注意や遂行機能の障害が残存した．外来通院が可能なレベル(1人で通院や必要な社会的手続きができる)まで改善した段階で，外来通院プログラムに移行とした．

e. 外来開始から1ヵ月での評価

交通機関の利用や訓練時間を守って通院することは可能であった．予測外の交通アクシデントがあったときに，病院に連絡を入れるなど自分で対処して行動がとれるようになった．疲労が大きいときには自ら休息を入れ，制御ができるようになった．注意障害によるミスは確認作業を繰り返すことでだいぶ減少したが，自ら手順を考えて実行することは相変わらず困難であった．

f. 外来開始から2ヵ月での評価

自分で行動や疲労のモニタリングや情報管理ができるようになったため就労にむけた準備を開始した．職場の上司に残存する症状の情報提供を行い，決められた作業(内勤のみの作業)を時間内に第三者が確認しながらすすめるという方法で，週2日，3時間より試験出社を開始した．週2日は外来訓練で職場での状況，作業のミスに気づき，修正できているかどうかを確認，指導した．

g. 外来開始から3ヵ月での評価

職場でミスがあっても適切に対処できるようになってきたため，職場への出勤を週3～4日に増やした．

h. 外来開始から3ヵ月での評価

週5日勤務で通勤，作業内容に問題がないことを確認したうえで，内勤へと正式復職とした．受傷前はバイクを使った外勤もこなしていたが，安全性の確保のために当面は内勤での作業と制限したうえでの復職とした．入院時と就労時の認知機能を表1に示す．全般的な向上がみられた．

i. 考 察

本症例は，入院と外来で連続した集中的訓練プログラムを行うことによって，元の職場に勤務内容を変更したうえで復職となったものである．現在でも就労を継続している．

本人の復職に対する意欲が高かったことが，密に組まれた訓練スケジュールをこなす動機づけにつながり，認知機能の改善や障害認識，対処方法の取得につながった．入院の段階から「復職」というゴール設定を明確にした訓練プログラムを行うことも相乗的に患者の復職への意欲を高めることにつながったとも考えられる．

訓練の遂行状況や認知機能の変化を，1ヵ月に1回定期のカンファレンスで情報を共有して確認したうえで，次の計画をたてる．

この訓練プログラムは回復期の早期の入院環境の段階から就労に近い環境を作り，その中で起こる問題に気づき対処することに意義がある．しかし診療報酬やマンパワーの限界があり，われわれの施設でも常時行うことはできない．患者や家族が「訓練時間数を増やせばリハビリテーションの効果があがるという誤った認識」に至らないように，それぞれの患者の症状や回復に応じて適宜ゴールの見直しを行うことも必要である．患者の疲労度が増強しないように管理し，家族の理解や協力を得て，空き時間に自習時間を増やす，適切な休養を入れる，運動療法を併用するなどの方法を工夫することが大切である．

試験出社にむけて職場や産業医に情報提供する場合は，残存する機能障害（注意障害など）がどのような場面で出やすいかを説明したうえで作業課題や周囲が作業を確認する支援体制を作る．短時間勤務から開始して，少しずつ作業時間や作業難易度を上げていくなかで遂行度を職場と一緒に確認する．必要に応じてジョブコーチの支援や障害者雇用枠での就労などを考える．

文献

1) 浦上裕子ほか：脳損傷後の高次脳機能障害に対する包括的集中リハビリテーションの効果．Jpn J Rehabil Med **47**：232-238, 2010

B 重複する障害を合併する例

01 肢体不自由

a. 脊髄損傷

　転落などの機転により脳外傷とともに脊髄損傷を受傷する場合がある．この場合，脳外傷による高次脳機能障害の程度に応じて，脊髄損傷のリハビリテーションプログラムを計画する．記憶や注意などの障害が軽度で，知的機能が保たれている場合は移動や移乗の能力は獲得することができる．そのため，脊髄損傷のリハビリテーションのプログラムの中で高次脳機能障害による日常生活の問題が明らかにならずに，地域社会や社会生活の中ではじめて顕在化する場合がある．脊髄損傷による身体機能のリハビリテーションを計画する場合，脳外傷の合併の有無や高次脳機能障害の程度を同時に評価してアプローチの方法を検討する．

i. 症例1（脳外傷による知的機能低下が著明だった症例）

　33歳，女性．交通事故による胸髄損傷（Th6・完全），外傷性脳損傷（びまん性軸索損傷）．完全対麻痺，全般性知的機能低下，発動性低下，幼児化・退行などの社会的行動障害を呈した．

1）リハビリテーションアプローチ

　知的機能低下により環境や指示を理解することが困難なため，両上肢を利用した日常生活活動の訓練が進行しなかった．脊髄損傷のため両足が動かないということを認識することもできず，車椅子の操作を行うこともなかった．そこで理学療法士が，起立台を用いて立位負荷をかけ，「立ちあがっている」という状態を作った．それが「立てない，歩けない」という障害の認識につながり，車椅子駆動を自分で始めるきっかけとなった．作業療法士は上肢を使った作業を本人のペースで実施できるような環境を作った．昼間の活動性と発動性が向上した．

　全般性知的機能低下が著しい場合，標準的リハビリテーションを実施することができない．本人の興味や関心のあることから，適切な運動負荷を選択し，認知課題や作業を遂行することが，活動性や発動性の向上にもつながる．

b. 切断

　事故で下腿骨折や轢断により大腿切断術が施行される場合がある．日常生活動作の向上とともに義足による歩行訓練が中心となるが，義足の装着の手順を覚え管理するためには，記憶・注意・遂行機能が大きな役割をはたす．そのため，脳外傷を併発している場合に切断のリハを

行う場合は，記憶や注意の障害を同時に評価し，認知指導を行うことが重要となる．

i．症例2（遂行機能障害を認めた症例）

66歳，男性．飲酒後電車と接触，左下腿～膝離断．義足作成目的で転院となる．

1) 評価結果

WAIS-III　VIQ 113　PIQ 105　FIQ 110，言語理解 109，知覚統合 97，作動記憶 105，処理速度 107，

RBMT 標準プロフィル 19，スクリーニング 9

BADS総プロフィル 15「平均下」作業を遂行するうえで計画性に乏しく行き当たりばったりの行動であり，展望記憶の障害から併行する課題の一方を忘れることがある．Kohs IQ は 86 であった．

2) リハビリテーションアプローチ

車椅子による日常生活は未経験な部分が多く不安定だった．体力向上，車椅子操作能力向上を目的としたリハビリテーションから，義足を装着した歩行訓練を開始した．しかし義足の装着方法の手順を覚えられず間違え，装着時の注意事項を守れずに装着に30分以上かかった．そのため頭部 MRI を実施したところ，脳挫傷（前頭葉）と正常圧水頭症の所見を認め，脳外傷を併発していたことが判明した．神経心理学的検査では，遂行機能障害が指摘された．自分で装具を装着し管理することに困難が予測されたため，家族に義足の管理をするように指導を行った．

3) 考察

知的機能が保たれていたことから車椅子操作の日常生活活動のリハビリテーションの間には問題がなかったものの，義足の管理，装着を行う場面ではじめて遂行機能障害が明らかになった症例である．脳外傷による遂行機能障害の診断，代償手段の獲得のための指導や，第三者が適切に介入することを指導した．装着の手順を記載しておく，家族が義足の管理を行ない，装着も一部確認することで，日常生活活動は自立した．

ii．症例3（注意障害に対する認知訓練を行った症例）

53歳，男性．自損事故で左下腿開放骨折，左膝蓋骨骨折，脳硬膜下血腫を受傷した．左下腿コンパートメント症候群を合併し大腿切断が施行された．

1) 評価結果

WAIS-III　VIQ 101　PIQ 76　FIQ 89，言語理解 111，知覚統合 81，作動記憶 85，処理速度 72，

RBMT 標準プロフィル 24，スクリーニング 12，

WMS-R　言語性 119，視覚性 94，一般 113，注意・集中 98，遅延再生 96，

仮名ひろいテスト 23個／2分(見落とし34個)文意把握十分.
Audiomotor method 50　反応数50／50，正答率100%，的中率100%，
Trailmaking Test 検査1 109秒，検査2 159秒
　注意の容量，配分，持続の低下がみられた．複数の課題を遂行しようとすると混乱し，時間が長くなるとミスが増えた．記憶障害のために，視覚情報を記銘するうえで反復学習が必要であった．ワーキングメモリーの障害もみられた．

2) リハビリテーションアプローチ

　義足作成，歩行訓練目的で転院となったが，同じ話を何度もする，不注意なミスが多いなど，日常生活の中で記憶や注意の障害が示唆された．神経心理学的検査では，注意の容量・配分の低下が示されたが，知的機能が保たれていたため，病院という保護的な環境では脳外傷による高次脳機能障害であるとの本人の認識が深まらなかった．そのため，義足の訓練と並行して，注意に対する直接的な認知訓練を行った．繰り返し課題を遂行することにより，課題内容に注意をむけながらメモをとるなどの代償手段がとれるようになった．切断に対する障害受容の過程で不安やうつ状態を呈したため支持的に対応した．

3) 考察

　本症例は，知的機能は保たれていたものの，注意障害が，義足の装着訓練の過程で問題となったため，注意に対する直接的な訓練を並行して行った結果，義足を装着する手順が定着し，歩行能力や日常生活活動の向上につながったものと教えられる．
　義足の取り扱い，装着，歩行訓練を行なう過程では，記憶・注意・遂行機能を活用することが必要となる．
　症例1と2が示すように，脳外傷を併発している場合，身体障害のリハビリテーションの過程でしばしば記憶などの障害によってADLの獲得に支障をきたす．早期に診断し，直接訓練に加えて代償手段の指導や家族指導，環境調整を並行して行うことが，日常生活活動全般の向上につながる．

02　視覚障害

　脳外傷により視神経損傷をきたし，後天的に視力を失う場合がある．全盲の場合に視覚障害の生活訓練を導入するためには，まず記憶障害の程度を評価することがポイントとなる．記憶障害は，日常生活活動の遂行状況や聴覚的な課題遂行，情報処理の状況から評価する．記憶障害が重度であると，道順や場所を覚えられず，環境認知の指導や点字の学習訓練を導入することが困難となる．このような場合には，本人に環境認知の訓練を行うことよりも，周囲が誘導する保護的な環境を整備することを選択する．

i. 症例 4(全盲，高次脳機能障害は軽度だが適切に評価・指導することで視覚障害の生活訓練に移行できた症例)

35歳，男性．交通事故により外傷性脳損傷(びまん性軸索損傷)，両眼球破裂による全盲をきたした．麻痺などの運動機能障害はない．

1)症状

聴覚的課題を用いて注意・記憶の評価を行ったところ，記銘力や近時記憶・作動記憶にはやや低下があるものの，代償手段の獲得は十分に可能なレベルであった．

2)評価結果

HDS-R 29/30，MMSE 28/28，Audio motor method 98%，10単語記銘再生 5/10，
WAIS-III VIQ 98，言語理解 104，作動記憶 79，
三宅式記銘検査 有関連 4-8-9，無関連 0-6-4

3)リハビリテーションアプローチ

起居動作，歩行，ADLは自立していた(BI 80，FIM運動項目 77，認知項目 35)．注意やワーキングメモリーの低下は認められたが，軽度であったことから，視覚障害に対する生活技能を獲得するための訓練の導入は可能であった．環境認知ではトイレや洗面所などには迷わずに行けるようになった．歩行は手すり，壁伝いで安定，広場でも直進性は良好であった．洗濯の自立などできる活動を広げた．触覚で硬貨の種類の判別も可能，点字の位置関係や前日学習した内容も覚えていた．視覚障害に対する受け止めも冷静であった．試験外泊で日常生活の状況を確認した．生活においても記銘があいまいになることを代償する手段(アラーム，声かけなど)を指導したうえで視覚障害の生活訓練につなげた．

ii. 症例 5(記憶障害が重度のため環境認知を導入できず，家族に代償方法の指導や環境調整を行って自宅退院とした症例)

47歳，男性．交通事故による左側頭葉脳挫傷，視神経損傷による全盲．保存的に加療され，運動機能障害はない．

1)症状

失見当識(時間・場所)ともに重度，混乱が強く作話が生じる．毎日初対面であると話し，「何故ここにいるのかわからない」，「これから公演を聴きにいく」と言う．短期記憶障害も重度で，数分前の出来事を忘れてしまう．長期記憶もあいまいで，過去の経歴も一部ぬけ落ちたり，日によって異なったりする．注意の容量・配分も低下し，情報量が多くなると焦燥感が強くなり，作業に集中できなくなった．

2）評価

HDS-R 8/30，MMSE 14/22（時間・場所・遅延再生で失点）．

Audio motor method　反応数 54，正反応数 12/50，正反応数 24％，正反応率 22.2％（聴覚的注意のみ施行），

WAIS-III　VIQ 70，言語理解 73，作動記憶 74（言語性課題のみ施行），

三宅式記銘検査 有関連 2-5-3，無関連 0-0-0

3）リハビリテーションアプローチ

日常生活動作は BI 55，FIM 運動項目 52，認知項目 10 であり，更衣・排泄・整容・入浴動作そのものは可能だが，記憶障害や発動性低下のために動作の開始や移行には促しが必要であった．食事をクロックポジションで説明しても理解できず，食べ残しがあり声かけが必要であった．更衣は洋服の前後表裏の確認が不十分であったが，口頭指示を行うことで，ポロシャツを自己修正しながら正しく着られるようになった．環境に慣れることで，自室内の限られた狭い空間であれば，ナースコール，ポータブルトイレの位置などを覚えることができたが，移動が伴うと位置や方向性，目的地の認知が不可能となった．慣れた環境においては，口頭指示や局限的な動作を繰り返すことで在宅生活は可能なレベルとなったが，注意課題や記憶の負荷がかかる訓練になると，焦燥感をおさえることができずに大声をあげることもあった．薬物療法を必要とした（リスペリドン（リスパダール®）3 mg）．家族（叔父，母親）に，高次脳機能障害の症状説明を行い，視覚障害の患者に対する誘導の方法（食事，歩行の誘導の方法）を指導・確認したうえで自宅退院となった．

4）考察

脳外傷後に全盲をきたした 2 症例を提示した．記憶障害の程度が，視覚障害の生活訓練の方法を左右するため，聴覚的な課題を用いて，記憶や注意などの症状の程度を評価し，日常生活の状況を確認する．

症例 4 は，軽度ではあったが注意やワーキングメモリーの低下を認め，最初の段階で評価し，代償手段を指導することによって，視覚障害の環境認知や生活訓練にスムーズに移行することにつながる．

症例 5 は，失見当識や記憶障害が重度であり，空間認知の障害も併発していたため，視覚障害の環境認知の方法を導入することができなかった．そのため，慣れた環境で口頭指示を繰り返すことで第三者の誘導で日常生活を送るようにした．記憶障害が重度な場合，視覚障害を合併すると，患者の混乱は大きい．そのため，患者に記憶や注意の負荷をかけ過ぎないように，安全な誘導を周囲が行うことによって生活活動を維持できるような環境を作る．

精神障害

　脳損傷後に高次脳機能障害のリハビリテーションを計画するときには，a)受傷機転が自殺企図である場合とb)受傷前に内因性精神疾患を合併する場合にはそれぞれ配慮が必要となる．
　a)受傷機転が自殺企図である場合，原因は内因性精神疾患による精神症状の悪化，または心因反応的要因によることが多い．しかし，高次脳機能障害のリハビリテーション目的で病院に転院してくる時期には，急性期の脳外傷によるせん妄や通過症候群は軽快，内因性精神疾患も薬物などでコントロールされている．患者は逆行性健忘で受傷時のことは忘れているが，リハビリテーションの過程で記憶障害が回復し，事故当時のことを一部想起する場合がある．この場合には支持的に話を聞きながら，現在の生活に再適応できるように慎重に対応する．
　b)統合失調症や気分障害などの内因性精神障害を有する症例が脳外傷や低酸素脳症を併発した場合には，受傷前の精神疾患の治療状況，社会適応状態の情報を収集・分析し，内因性精神疾患に対する治療を継続しながら，脳損傷による高次脳機能障害に対するリハビリテーションを行なうことが基本原則である．しかし，受傷・発症前の精神障害と脳損傷による高次脳機能障害とを厳密に区別することは困難であるため，経過をみて，常に両方の影響，両方の側面からのアプローチを継続することが望ましい．

i．症例6(事故当時の記憶が想起される回復過程で生じる心理的不安定に適切に対応することで適応ができた事例)

　15歳，女性(高校1年生)
　精神疾患の既往はない．通学途中，列車とホームの間に仰臥位で倒れているところを発見される．自殺企図の可能性もあったが，なぜその時間にその場所にいたのかは家族もわからない．
　外傷性脳損傷(右前頭葉脳挫傷・びまん性軸索損傷)と診断され，前医では保存的に加療された．逆行性健忘あり，事故前後のことは逆行性健忘のために思い出せない．記憶障害，注意障害(容量・配分低下)，ワーキングメモリーの低下が認められた．

1)評価

　　WISC-III　VIQ 81　PIQ 78　FIQ 77，言語理解 82，知覚統合 77，作動記憶 82，処理速度 80，RBMT 標準プロフィル 21，スクリーニング 9，
　　WMS-R　言語性 105，視覚性 61，一般 94，注意・集中 69，遅延再生 50，
　　仮名ひろいテスト 38個／2分(見落とし5個)文意把握一部可，
　　Audio motor method 50，反応数 50／50，正答率 100％，的中率 100％

2)リハビリテーションアプローチ

　　短期記憶障害，注意の容量・配分低下，ワーキングメモリーや情報処理速度の低下に対して，復学にむけて訓練を行った．複数の情報を整理して計画的にすすめることが必要な作業課題では，わからないことがあると先にすすめず，柔軟に考えることができなかった．記憶障害から前週学習した内容を覚えていない，注意障害と連動したワーキン

グメモリーの低下もみられた．訓練により視覚性注意や配分が改善，見落としは減り，確認や修正ができるようになった．日常生活の中では，「疲れやすい」，「情報量が多くなると処理できない」，「ささいなことで感情の起伏が激しい」などの症状が残存したが，受傷前より疲れやすくなったことを自覚，自主的に勉強するようになり，笑顔がでるようになった．在宅生活に移行，外来から復学となった．学校生活は周囲の配慮があり順調にすすんだが，事故から2年半経過した段階で突然，「事故のときのことが少しずつ思い出されてきた」，「アニメーションのような感じで記憶がつながっていく」，「自然に思い出されてきた」，「周囲の人の声も聞こえるように思い出される」とパニックになり，落ち着かなくなった．家族が症状に早めに気づき学校を休ませ，過去にはふれず事故とは距離をもち，現在の生活を中心に考えるように病院医師と心理療法士が本人と家族に介入を行った．その中で本人が少しずつ新しい生活に対する意欲をとり戻し，少量のベンゾジアゼピン系薬剤のみで症状は軽快した．

3）考察

　脳外傷では，逆行性健忘により受傷時の記憶はあいまいになる．受傷機転が自殺企図であったとしても，本人がその原因を思い出せないことが多い．しかし，本症例のように短期記憶や長期記憶の回復の過程で（本症例は事故から2年半経過した時点で）事故の前後関係から突然記憶がつながり，状況を想起することがある．いつ，どの段階で受傷時のことを思い出すのかは予測できないが，事故の件にはふれず，本人の不安を受け入れていきながら，記憶や注意に対するリハビリテーションを継続する．回復の過程で思い出す徴候があった場合には，心的外傷後ストレス障害に移行しないように現在の生活に適応できるように方向づけることが症状改善につながる．

ii．症例7（発症前から妄想性障害があり，リハの過程で被害関係妄想が増強した．拒薬あり，リハ病棟で管理困難になった例）

　64歳，女性．意識障害で発症．右頚部内頚動脈閉塞による右中大脳動脈領域脳梗塞．保存療法にて軽快，後遺症の感覚障害を伴う左片麻痺・失見当識・記憶障害・注意障害・全般性知的機能低下に対して在宅生活を目標としたリハビリテーションを計画した．

1）評価

　WAIS-III　VIQ 57　PIQ 49　FIQ 49，言語理解 66，知覚統合 50，作動記憶 50，処理速度 52，RBMT 標準プロフィル 5，スクリーニング 2，RCPM 施行不可，HDS-R 13/30，全般性知的機能低下，失見当識，記憶障害が重度で，注意機能も容量・配分の低下が著明で些細な刺激で注意が転導しやすく持続も困難であった．

2）リハビリテーションアプローチ

　こだわりが強く，指示的内容を理解できないことからADLすべてに促し，一部介助が必要であった．知的機能低下，記憶障害から教示課題を理解できず，記銘することも困難であった．1つのことに集中できない，修正できない，多弁で話がそれやすいなど

の注意障害による症状がみられた．注意の改善を目標とした訓練を行った．入院当初は「だまされた」，「夫はお金を持って逃げた」という訴えが多かったが，外泊をすることで落ち着いた．外界の刺激が自分に関連するように思えて外の救急車のサイレンの音で「夫がけがをして入院した」，「死んでしまった」などという訴えが聞かれるようになり，その都度説明を行なうことで落ち着くようになった．しかし，1ヵ月後より「夫が浮気をしている」という妄想から興奮し始め，夜中も確認行動（起き出して確認する）をとるようになり，病棟内管理，訓練継続が困難となったため，夫に病状を説明したうえで，薬物療法を開始した．拒薬があったため，夫の了解のもと，リスペリドン（リスパダール®内用液）をお茶に混ぜて服用させたが，2週間たっても症状は改善しなかった．夫から病歴を聞くと30年前から，同じような妄想があり，近所とうまくつきあえなかったとのことであった．受傷前からある妄想性障害が基盤にあると判断，専門的治療が優先されると考え，精神科病院での治療につなげた．

3）考察

脳損傷後には妄想が生じることがある．記憶や注意の障害により現状を適切に判断できないことが原因の場合は，認知機能の改善とともに消失，または抗精神病薬などの薬物療法で軽快する場合がある．本症例も最初は適切な対応で症状が軽快した．しかし，受傷発症前から存在する精神疾患の悪化と考えられるような妄想行動が出現，拒薬のために訓練継続や病棟内管理が困難となった場合には，早期に診断し，家族に説明のうえ，精神科病院への治療につなげることが望ましい．

04 発達障害

既往に発達障害があって頭部外傷を受傷したような場合，既往歴による行動障害や対人関係の障害と，頭部外傷後の高次脳機能障害とを厳密に分けて説明することが困難な場合が多い．既往の発達障害と外傷後の高次脳機能障害による両方の要因から分析し，優勢な症状に対して必要な支援を検討する．

たとえば，受傷前に自閉症性スペクトラム障害があって，奇妙な非言語的コミュニュケーションを示し，関心や態度が奇抜で，強い知覚過敏と融通のきかない嗜好などによって，対人関係上の著しいぎこちなさを示している患者において，外傷性くも膜下出血，前頭葉脳挫傷によって，記銘力低下・展望記憶の障害・注意障害（容量・配分の低下）をきたした場合，自閉症性スペクトラム障害に対する就労支援の中に，メモをとる・複数のことの同時処理をしない・先を見通した行動計画を周囲がたてるなどの高次脳機能障害に対するリハビリテーションの方法を組み入れていくことも社会復帰を考えるうえでは重要である．

索引

和文

ア行

アイデンティティ 133
荒木の分類 9
アルコール関連性障害 187
アルコール離脱 188

医学的診断基準 88
医学的リハビリテーションプログラム 109
意識障害の評価 25
意思決定 51
依存的行動 50
一酸化炭素中毒 15
一般的評価法 113
易疲労性 285
意欲低下 90, 188, 295
意欲発動性の低下 49
医療ソーシャルワーカー 288
インターディシプリナリーチーム 112, 113

うつ 21, 185
運転 199
運動発達年齢検査 166
運動メニュー 168
運動療法 185

応用歩行動作 165
オリエンテーションカード 138

カ行

絵画語彙発達検査 288
介護給付 253
介護認定審査会 257
介護保険制度 257
介護保険法 257
概日リズム睡眠—覚醒障害 190
外出練習 169
回想 26
外側辺縁系回路 30
外的補助具 32
海馬記憶系 15
外泊訓練 196
外泊指導 140
カウンセリング 141
拡大日常生活尺度 229
家族会 282
家族学習会 202
家族支援 194
家族指導 194
活動 108
環境因子 108
環境調整 32, 185
喚語困難 57
感情 135
　——交流法（FFGW） 142
　——コントロール 135
観念運動失行 61
観念失行 61
カンファレンス 112

記憶 236
　——機能 134
　——障害 26, 70, 122, 131, 285
　——分類 26
器質性人格障害 188
気づき 139, 296
機能性健忘 9
機能性尿失禁 196
機能適応法 45
気分 135
　——安定薬 182
　——障害 184
基本生活能力 286
記銘 26
逆行性健忘 29, 138
急性硬膜下血腫 11
急性播種性脳脊髄炎（ADEM） 18
行政の高次脳機能障害診断基準 88
強迫性障害 187
居宅介護 205
居宅サービス 257
居宅サポート事業 273
拒薬 190
筋緊張の亢進 101

空間的操作失行 61
くも膜下出血 14
グループ訓練 122
訓練等給付 253

慶應版 Wisconsin card sorting test 288
計画相談支援 272
軽度脳外傷 20
幻覚 189
健康 108
　——管理 195
　——関連 QOL 113
言語障害 285
言語性記憶 29
言語聴覚士 126, 288
言語流暢性検査 288
見当識障害 138
健忘失語 60
健忘症候群 26

抗 NMDA 受容体脳炎 17, 31
公共交通機関 122
攻撃性 46, 189
後見 261
高次視知覚機能障害 97
高次脳機能障害支援拠点機関 282
高次脳機能障害支援モデル事業 2, 284
高次脳機能障害者の追跡調査 6
高次脳機能障害診断基準 8
高次脳機能障害の子どものチェックシート 286
高次脳機能障害標準的訓練プログラム 2
高次脳機能専門外来 247
高次脳機能評価入院 233, 242
構成失行 61
向精神薬 182
厚生労働省編一般職業適性検査（GATB） 117, 238
構造化面接（SIGH-D） 89
行動 51
　——性無視検査日本版（BIT） 77, 117
行動と情緒の障害 285
抗認知症薬 190
硬膜外血腫 11
コース立体組み合わせテスト 117
ゴールマネジメント訓練（GMT） 45
国際生活機能分類（ICF） 108

固執　50
個人因子　108
個別的アプローチ　135
コミュニケーション　199
孤立感　143

サ行

在宅生活　115
　　——指導　140
再認　26
作業療法　117
　　——士　288
錯語　57
作動記憶　28
詐病　22
参加　108

視覚失認　62
視覚障害　303
視覚性記憶　29
視覚の評価　216
視覚背側路　62
視覚腹側路　62
弛緩性麻痺　101
自己管理　138
自己教示　38
　　——法　45
自己抗体介在性急性可逆性辺縁体脳炎　17
自己効力感　136
自己認識　136
自己免疫性脳炎　16, 31
自殺企図　306
施設サービス　258
施設入所支援　206
肢体不自由　301
疾患特異的評価表　113
失語　57
　　——症　95, 126
失行　60
　　——症　96, 130
失語失行　57
実車による評価　217
失名辞失語　60
失認　62
　　——症　130
自転車　199
自動車　199
　　——損害賠償責任保険　248
自分史年表　138
社会参加　115

社会生活実態調査　6, 140
社会適応　143
社会的行動障害　48, 49
住宅入居等支援事業　273
集団的アプローチ　142
集団認知訓練　142
就労移行支援　205
　　——事業　280
就労移行支援のためのチェックリスト　239
就労継続支援事業A型　280
就労継続支援事業B型　281
就労準備性　238
手段的ADL　111
障害支援区分　254
障害児相談支援　272
障害者基本計画　251
障害者基本法　250
障害者就業・生活支援センター　276
障害者就労支援センター　276
障害者職業能力開発校　280
障害者総合支援法　253
障害者相談支援事業　273
障害の自己認識　92, 122
上行性脳幹網様体賦活系　24
症状性を含む器質的精神障害　50
症状理解　199
情動　51
　　——コントロールの障害　49
　　——処理　51
　　——不安定　188
衝動性　46
情報処理　236
初回面接　134
職業訓練　115
　　——プログラム　109
職業リハビリテーション　235
自立訓練　205, 206
自立支援医療　206, 253
神経心理学的検査　133
神経心理ピラミッド　137, 290
心身機能　108
身体構造　108
心的外傷後ストレス障害（PTSD）　9, 21, 187
心理教育　133
心理的安定　143
心理的葛藤　199
心理的混乱　143
心理的サポート　141
心理的反応　141
心理評価　133

心理療法　133
　　——士　133
心理療法的介入　141

遂行機能障害　40, 82, 132, 285
　　——質問票（DEX）　43, 93
　　——症候群の行動評価（BADS）　82, 117, 288
睡眠—覚醒障害群　189
ストレス　199
ストレッチ　165, 168

生活介護　205, 206
生活訓練　115, 205, 206, 230
　　——プログラム　109
生活健忘チェックリスト　73
生活リズムの調整　185
精神障害者保健福祉手帳　252, 263
精神症状　104
精神保健福祉法　247, 252
成年後見制度　206, 261
　　——診断書　248
　　——利用支援事業　274
脊髄損傷　301
切断　301
セルフコントロール　136
セルフモニタリング　136
前向性健忘　29
前頭前野　41
前頭葉　41
　　——機能検査（FAB）　85, 288
　　——背外側部　52
前頭連合野の背外側部　3
前脳基底部　31
全般性注意　34
せん妄　184
全盲　303, 304

躁　186
想起　26
装具療法　102
走行動作　165
喪失感　141
相談支援　253
　　——事業所　271
側頭葉連合野　4

タ行

退院支援　194
退院指導　194
体験的気づき　136

代償手段　45, 138, 199
対処方法　138
対人関係　50, 122, 143
大脳白質　4
大脳皮質　3
　――連合野　3
体力維持　198
体力測定　166
体力低下　165
脱抑制　46
田中ビネー知能検査V　134
短期記憶　27
単純性ヘルペス脳炎　16

地域安定支援　272
地域移行支援　272
地域障害者職業センター　277
地域包括支援センター　274
地域密着型サービス　258
知覚型視覚性失認　63
知的気づき　136
知的機能　134
遅発性低酸素性白質脳症　15
着衣失行　62
注意障害　77, 132, 285
注意の持続性　34, 35
注意の選択性　34, 36
注意の転換性　34, 36
注意の配分性　34, 36
注意の容量　35
長期記憶　28
超皮質性運動性失語　59
超皮質性感覚性失語　60
重複する障害　301
陳述記憶　28

通所介護　205
通所リハ　205

デイケア　205
定型抗精神病薬　190
デイサービス　205
低酸素脳症　15
適正相談　211
テストバッテリー　134
てんかん　184
伝導失語　60
展望記憶　29, 30, 139

頭蓋咽頭腫　20
動機づけ　51
道具使用障害　61

当事者会　282
東大脳研式記銘力検査　70
頭頂連合野　4
頭部外傷の分類　9

ナ 行

内因性精神障害　306
内側辺縁系回路　30

日常生活自立支援事業　206
日本語版 COGNISTAT　134
日本版 Wechsler 記憶検査（WMS-R）　74
日本版リバーミード行動記憶検査（RBMT）　73
任意後見制度　261
認知課題　137
認知訓練　185
認知行動療法的アプローチ　136
認知症　21
認知セルフケア　156

脳炎　16
脳梗塞　13
脳挫傷　10
脳実質外発生腫瘍　19
脳実質内腫瘍　19
脳出血　12
脳腫瘍　19
脳卒中うつスケール（JSS-D）　89
脳卒中感情障害（うつ・情動障害）スケール同時評価表（JSS-DE）　89
脳卒中後うつ病（PSD）　88
脳動静脈奇形　15

ハ 行

白質の可塑性　5
箱作りテスト　86
長谷川式簡易知能評価スケール　117
発達障害　308
発話の障害　57
浜松式仮名ひろいテスト　80
バランス機能低下　165
バランス能力検査　166
ハローワーク　277
パントマイム失行　61

非陳述記憶　29
非定型抗精神病薬　190
びまん性軸索損傷（DAI）　10

びまん性脳挫傷　10
非薬物的介入　182, 185
評価法　100
標準言語性対連合野学習検査（S-PA）　71
標準高次動作性検査（SPTA）　96
標準高次視知覚検査（VPTA）　97
標準失語症検査（SLTA）　95, 288
標準注意検査（CAT）　78
標準的プログラム　232

不安感　135
フィードバック　135
復学　115, 168, 207
副作用　104, 191
復職　115, 168, 207
服薬管理　195
物質関連障害　184
振り返り　138

ヘルペス脳炎　31
扁桃体情動系　15
ベントン視覚記銘検査（BVRT）　71

方向性注意　34
法廷後見制度　261
訪問介護　205
歩行動作練習　165
保佐　261
保持　26
補助　261
補装具の支給　253
発作　103

マ 行

末梢性睡眠時無呼吸症候群　190

道順カード　138
三宅式記銘力検査　70, 288

メタ記憶　29, 30
メモリーノート　122

妄想　189
模擬グループ　143
もやもや病　15

ヤ 行

薬物療法　181

有効血中濃度　104
要介護状態　257
要介護認定　257
要支援状態　257
抑うつ感　135
抑うつ障害群　89
予測的気づき　136

ラ行

理学療法　165
　――士　288
リハビリテーション体育　171
リハビリテーションチームアプローチ　112
臨時適正検査　211
臨床心理士　288

連合型視覚性失認　63
連合線維束　4
連想　26

ワ行

ワーキングメモリー　28

欧文

Broca 失語　59
CADASIL（cerebral autosomal dominant arteriopathy with subcortical infarcts and leukoencephalopathy）　13
DSM-5 精神疾患の診断・統計マニュアル　181
FAM（functional assessment measure）　93
FIM（functional independence measure）　93
Flostig 視知覚発達検査　288
GCS（Glasgow Coma Scale）　25
Hamilton うつ病尺度（HAM-D）　89
IADL（手段的 ADL）　111
ICD-10（精神および行動の障害）　8, 50
JCS（Japan Coma Scale）　25
K-ABC 心理教育アセスメントバッテリー　288
modified stroop test 日本語版　80
MOS Short-Form 36-Item Health Survey（SF-36）日本語版　114

NPI（neuropsychatric inventory）　92
paced auditory serial addition task　288
Papez の回路　15, 30
PCRS（patient competency rating scale）　92
POMS2　135
QOL　113
Rey 聴覚言語学習検査（RAVLT）　76
Rey の複雑図形検査（ROCFT）　74
STAI　135
timed up and go test（TUG）　167
trail making test（TMT）　79, 288
Wechsler memory scale（Wechsler 記憶検査）　288
Wechsler 児童知能検査（WISC-Ⅳ）　134, 287
Wechsler 成人知能検査（WAIS-Ⅲ）　134, 287
Wernicke 失語　60
Wisconsin card sorting test（WCST）　84
Yakovlev の回路　15, 30

国立障害者リハビリテーションセンター
社会復帰をめざす高次脳機能障害リハビリテーション

2016年11月25日　発行

編集者　飛松好子, 浦上裕子
発行者　小立鉦彦
発行所　株式会社　南　江　堂
　　　〒113-8410　東京都文京区本郷三丁目42番6号
　　　☎(出版) 03-3811-7236　(営業) 03-3811-7239
　　　ホームページ http://www.nankodo.co.jp/
　　　　　　　印刷・製本　横山印刷
　　　　装丁　夜久隆之(Amazing Cloud Inc.)

Occupational Rehabilitation for Persons with Higher Brain Dysfunction
© Nankodo Co., Ltd., 2016

定価は表紙に表示してあります.　　　　　　　　Printed and Bound in Japan
落丁・乱丁の場合はお取り替えいたします.　　　ISBN978-4-524-26496-4

本書の無断複写を禁じます.
JCOPY 〈(社)出版者著作権管理機構 委託出版物〉
本書の無断複写は，著作権法上での例外を除き，禁じられています．複写される場合は，そのつど事前に，(社)出版者著作権管理機構(TEL 03-3513-6969, FAX 03-3513-6979, e-mail: info@jcopy.or.jp)の許諾を得てください．

本書をスキャン，デジタルデータ化するなどの複製を無許諾で行う行為は，著作権法上での限られた例外(「私的使用のための複製」など)を除き禁じられています．大学，病院，企業などにおいて，内部的に業務上使用する目的で上記の行為を行うことは私的使用には該当せず違法です．また私的使用のためであっても，代行業者等の第三者に依頼して上記の行為を行うことは違法です．

編集
岩谷　力
飛松　好子

障害と活動の測定・評価ハンドブック

改訂第2版

■ 機能からQOLまで ■

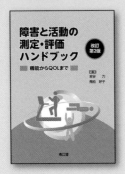

障害に対する考え方の変化を踏まえ，リハビリテーションの現場で必須となる機能障害度分類や能力・社会参加・QOLの評価法を解説したハンドブック．今改訂では，ロコモ25，JHEQをはじめ，初版以降に信頼性が確立してきた測定法・評価を新たに追加．各測定法・評価の構成概念，測定・評価の実際，測り方などを提示し，背景を理解したうえで実践にも活用できる一冊．

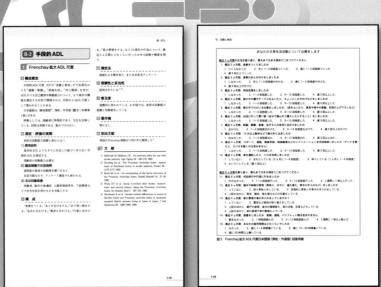

■A4判・274頁　2015.11.
ISBN978-4-524-26945-7
定価（本体5,600円+税）

定価は消費税率の変更によって変動いたします．
消費税は別途加算されます．

南江堂　〒113-8410　東京都文京区本郷三丁目42-6（営業）TEL 03-3811-7239　FAX 03-3811-7230